NEUE ALLGEMEINMEDIZIN

HERAUSGEGEBEN: R. N. BRAUN, F. H. MADER

Springer

Berlin
Heidelberg
New York
Barcelona
Hong Kong
London
Mailand
Paris
Singapore
Tokyo

F.H.Mader   H.Weißgerber

Der Assistenzarzt in der Allgemeinpraxis

Handbuch für Praxisinhaber,
Assistent und Famulus

Mit 23 Abbildungen, 27 Tabellen und 23 Übersichten und Anlagen

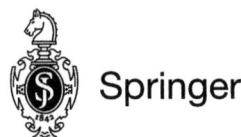 Springer

Dr. med Frank H. Mader
Facharzt für Allgemeinmedizin
Lehrbeauftragter für Allgemeinmedizin
Technische Universität München
Talstraße 3
D-93152 Nittendorf

Dr. med. Herbert Weißgerber
Facharzt für Allgemeinmedizin
Badearzt, Sportmedizin
Römerstraße 41
D-93077 Bad Abbach

Dieses Buch basiert auf: Mader F.H (1983) Der Assistenzarzt in der Kassenpraxis. Ein Ratgeber für den Praxisinhaber und seine ärztlichen Mitarbeiter. Kirchheim-Verlag, Mainz.

ISBN-13:978-3-540-64577-1   e-ISBN-13:978-3-642-72239-4
DOI: 10.1007/978-3-642-72239-4

Die Deutsche Bibliothek – CIP-Einheitsaufnahme

Mader, Frank H.:
Der Assistenzarzt in der Allgemeinpraxis : Handbuch für Praxisinhaber,
Assistent und Famulus / Frank Mader ; Herbert Weißgerber. – Berlin ; Heidelberg ; New York ;
Barcelona ; Hongkong ; London ; Mailand ; Paris ; Singapur ; Tokyo : Springer, 1998
  ISBN-13:978-3-540-64577-1

Satz und Repro: Cicero Lasersatz, Dinkelscherben

SPIN: 10682066   19/3133 - 5 4 3 2 1 0 – Gedruckt auf säurefreiem Papier

Gewidmet

unseren Frauen
Lia und Christl

aus der Erfahrung und Zusammenarbeit
mit jenen 65 Kolleginnen und Kollegen,
die aus unseren ländlichen Allgemeinpraxen
in mehr als 31 Jahren als tüchtige
Allgemeinärzte hervorgegangen sind.
Zwei davon sind heute unsere Praxispartner.

»Die einzige Alternative zum gut aus- und
weitergebildeten Allgemeinarzt ist der noch besser aus-
und weitergebildete Allgemeinarzt.«
(ROBERT N. BRAUN)

Geleitwort

Der Deutsche Ärztetag hat im Mai 1997 in Eisenach ein neues Curriculum für die fünfjährige Weiterbildung zur Allgemeinmedizin beschlossen. Hierdurch soll eine gute Berufserfahrung der nächsten Hausärztegeneration sichergestellt werden.

Derzeit werden in Bund und Land die politischen Bemühungen intensiviert, für diese verbesserte fünfjährige Weiterbildung in Allgemeinmedizin eine ausreichende Zahl von Weiterbildungsstellen in Praxis und Klinik verfügbar zu machen.

Ich hoffe, daß hierdurch nicht nur das Interesse, sondern auch die Möglichkeiten für eine größere Zahl von jungen Kollegen steigen, eine Weiterbildung in Allgemeinmedizin zu absolvieren.

Mader und Weißgerber haben auf dem Gebiet der Allgemeinmedizin bereits eine Reihe von erfolgreichen Publikationen vorgelegt. Ihr neuestes Werk »Der Assistenzarzt in der Allgemeinpraxis« wendet sich an Praxisinhaber, Assistenten und Famuli, an einen Leserkreis also, der sich mit den Problemen auseinandersetzen muß, die mit der Einarbeitung in das Gebiet Allgemeinmedizin in der Praxis zusammenhängen.

Dieses Buch kommt mit dem rechten Inhalt zur rechten Zeit. Ich wünsche ihm viel Erfolg und eine weite Verbreitung.

Achim-Uesen, September 1998

Dr. med. Klaus-Dieter Kossow
Facharzt für Allgemeinmedizin
Vorsitzender des Berufsverbandes
der Allgemeinärzte Deutschlands –
Hausärzteverband – e.V. (BDA)

Einführung

Seit dem Jahr 1994 ist in sämtlichen 18 Landesärztekammern Deutschlands die vom 97. Deutschen Ärztetag in Köln beschlossene Weiterbildungsordnung für Allgemeinmedizin in Kraft. Ab diesem Zeitpunkt ist die Ausübung vertragsärztlicher (ehemals kassenärztlicher) Tätigkeit in der Bundesrepublik Deutschland an den Nachweis einer abgeschlossenen Weiterbildung einschließlich erfolgreich bestandener Facharztprüfung gebunden.

Derzeit gilt als Niederlassungsvoraussetzung in der Allgemeinmedizin eine abgeschlossene, curriculare dreijährige Weiterbildung in Klinik und Praxis, wobei maximal $1^1/_2$ Jahre Weiterbildungstätigkeit in einer Allgemeinpraxis möglich ist. Die vom 100. Deutschen Ärztetag in Eisenach 1997 verabschiedete, jedoch zum Zeitpunkt der Drucklegung – außer in Mecklenburg-Vorpommern – noch nicht in Kraft getretene Weiterbildungsordnung für Allgemeinmedizin sieht sogar eine maximal dreijährige Weiterbildung in einer allgemeinmedizinischen Praxis vor.

In den nächsten Jahren werden schätzungsweise zwischen 2000 und 6000 Jungärzte das allgemeinmedizinische Curriculum in Klinik und Praxis durchlaufen. Diese Zahlen könnten eher nach oben tendieren, wenn man zugrunde legt, daß in den nächsten 10 Jahren eine überdurchschnittlich hohe Zahl von Allgemeinärzten aus Altersgründen die Praxis aufgibt.

Die Weiterbildung in der Allgemeinpraxis wird also für den jungen Arzt[1] gleichermaßen wie für den Praxisinhaber zunehmend an Bedeutung gewinnen. Vor diesem Hintergrund werden die speziellen Weiterbildungsvorschriften, die Stellenknappheit an den Kliniken, auf seiten des Jungarztes der Wunsch nach mehr Praxisnähe oder auf seiten des Praxisinhabers die Absicht zu kollegialer Zusammenarbeit oder späterer Praxisübergabe die verschiedensten Fragen aufwerfen.

In diesem Buch werden alle arzt- und vertragsarztrechtlichen Fragen, alle wirtschaftlichen, steuerlichen, vertrags- und tarifrechtlichen, versicherungsrechtlichen und organisatorischen Aspekte erschöpfend behandelt, die für ein Beschäftigungsverhältnis in der Praxis eines niedergelassenen Arztes von Belang sind. Die zahlreichen Vertragsmustertexte, Organisationshilfen, Vergütungstabellen und Checklisten sollen beiden Vertragspartnern den Umgang im Praxisalltag erleichtern. Ausführlich beschrieben werden die wissenschaftlichen Grundlagen der Allgemeinmedizin.

---

[1] In allen Texten des Buches steht das Wort »Arzt« immer für »Ärztin/Arzt«; entsprechendes gilt für »Assistenzärztin/Assistenzarzt«.

Einen weiteren Schwerpunkt des Buches nehmen die *Seminarweiterbildung* für den Assistenzarzt, vor allem aber konkrete Hinweise für eine erfolgreiche *Facharztprüfung* auf der Basis einer angstfreien und bewährten Prüfungstechnik ein.

Aus der jahrzehntelangen Erfahrung der Autoren wurden über »100 goldene Tips« für Praxisinhaber und Assistent von der Anstellung bis zur praktischen Zusammenarbeit zusammengestellt.

Wegen der großen Bedeutung für die medizinstudentische Ausbildung des künftigen Allgemeinarztes wurden auch die Famulatur in der Allgemeinpraxis sowie die Absolvierung des praktischen Jahres (PJ) und die Tätigkeit eines Arztes im Praktikum in einer Allgemeinpraxis im Hinblick auf Organisation und spezifische Tätigkeiten dargestellt.

Dieses Buch – *Ratgeber für Praxisinhaber, Assistent und Famulus. Von der Anstellung bis zur Facharztprüfung* – basiert in wesentlichen Teilen auf einem »Vorgängerwerk« (1983) von Frank Mader: *Der Assistenzarzt in der Kassenpraxis* (Kirchheim-Verlag, Mainz).

Vor allem die Angaben über DM-Beträge unterliegen erfahrungsgemäß fortlaufenden Entwicklungen, so daß dem Leser empfohlen wird, diese im Einzelfall auf ihre Aktualität zu überprüfen. Die Autoren haben dennoch nicht auf solche Zahlenangaben verzichtet, damit das Buch durch seine Anschaulichkeit dem Leser einen alltagsgerechten Zusatznutzen bringt. Besonders ausführlich wurden Binnengliederung und Sachverzeichnis des Buches gestaltet, um einen raschen und sicheren Zugriff zu ermöglichen. Zahlreiche Vor- und Nachverweise innerhalb des Textes ermöglichen es dem Benutzer, gezielt bei den entsprechenden Kapiteln nachzuschlagen.

Speziell zur Vorbereitung auf die Facharztprüfung wird auf das Lehrbuch desselben Autorenteams *Allgemeinmedizin und Praxis. Anleitung in Diagnostik und Therapie. Mit Fragen zur Facharztprüfung*«[1] verwiesen, das eine systematische und komplexe Zusammenschau von Theorie und Praxis der Allgemeinmedizin bietet.

Die Verfasser danken Herrn Dr. Enzo Amarotico (Bayerische Landesärztekammer) sowie Herrn Lutz Hammerschlag, Frau Monika Nicke (Marburger Bund) und Herrn Hartwig Ziemer (Verlag Kirchheim) für zahlreiche Anregungen und Korrekturen. Für das Geleitwort gilt der Dank Herrn Dr. Klaus-Dieter Kossow, Vorsitzender des Berufsverbandes der Allgemeinärzte Deutschlands – Hausärzteverband – e.V. (BDA). Besonders bedanken wir uns bei Frau Anna Jäger (Institut für Praxisforschung im BDA), Herrn Victor P. Oehm und seinen Mitarbeitern (Abt. Planung, Copy-Editing und Herstellung) im Springer-Verlag, vor allem aber bei Frau Maria Schmidmeier, die in fünfjähriger mühevoller und geduldiger Sekretariatsarbeit dieses Projekt wesentlich gefördert hat.

September 1998   Frank H. Mader/Nittendorf (über Regensburg)
                                   Herbert Weißgerber/Bad Abbach

---

[1] Mader FH, Weißgerber H (1999) Allgemeinmedizin und Praxis. Anleitung in Diagnostik und Therapie, 3. Aufl. Springer, Berlin Heidelberg New York Tokyo.

Inhaltsverzeichnis

Abkürzungsverzeichnis

ÄApprO	Approbationsordnung für Ärzte
AiP	Arzt im Praktikum
AOK	Allgemeine Ortskrankenkasse
ApprO	Approbationsordnung
ArbZG	Arbeitszeitgesetz
Ärzte-ZV	Zulassungsverordnung für Ärzte
AVG	Altersversorgungsgesetz
AVW	Ärztliches Versorgungswerk
BAG	Bundesarbeitsgericht
BÄK	Bundesärztekammer
BAT	Bundes-Angestelltentarifvertrag
BDA	Berufsverband der Allgemeinärzte Deutschlands – Hausärzteverband – e.V. (BDA)
BfA	Bundesversicherungsanstalt für Arbeit
BG	Berufsgenossenschaft
BGB	Bürgerliches Gesetzbuch
BGBl	Bundesgesetzblatt
BGH	Bundesgerichtshof
BGW	Berufsgenossenschaft für Gesundheitsdienst und Wohlfahrtspflege
BMV-Ä	Bundesmantelvertrag/Ärzte
BOÄ	Berufsordnung Ärzte
BSG	Bundessozialgericht
EBM	Einheitlicher Bewertungsmaßstab
EStG	Einkommensteuergesetz
FDA	Fachverband Deutscher Allgemeinärzte (FDA)
GG	Grundgesetz
GSG	Gesundheitsstrukturgesetz
KBV	Kassenärztliche Bundesvereinigung
KSzhG	Kündigungsschutzgesetz
KV	Kassenärztliche Vereinigung
LAG	Landesarbeitsgericht
LSG	Landessozialgericht
MA	Medizinalassistent
MuWO	(Muster-)Weiterbildungsordnung
MV-Ä	Bundesmantelvertrag – Ärzte
PJ	Praktisches Jahr
PKV	Private Krankenversicherung
RVO	Reichsversicherungsordnung
SGB	Sozialgesetzbuch
StGB	Strafgesetzbuch
TdL	Tarifgemeinschaft deutscher Länder
VKA	Vereinigung kommunaler Arbeitgeber
WO	Weiterbildungsordnung
ZAV	Zentralstelle für Arbeitsvermittlung

1 Gedanken zur Beschäftigung eines Weiterbildungsassistenten

Der Facharzt für Allgemeinmedizin nimmt im Rahmen der Primärversorgung der Bevölkerung spezifische Aufgaben wahr; damit er diese kompetent erfüllen kann, muß er sich nach seinem Medizinstudium ebenso umfassend vorbereiten wie jeder andere Spezialist. Für den Allgemeinarzt erfolgt eine solche curriculare mehrjährige Weiterbildung in Klinik und Praxis.

Was den Weiterbildungsabschnitt in der Praxis betrifft, kommen für den angehenden Facharzt für Allgemeinmedizin neben den Allgemeinpraxen auch die Praxen von niedergelassenen Ärzten anderer Fachgebiete als Weiterbildungsstätte in Frage.

Zahlreiche Überlegungen in organisatorischer, finanzieller oder zwischenmenschlicher Hinsicht, aber auch bisweilen nur die Unkenntnis des Kassenarztrechtes[1] hindern manchen Praxisinhaber, in seiner Praxis einen Weiterbildungsassistenten zu beschäftigen.

1.1 Notwendigkeit einer spezifischen Weiterbildung in der Allgemeinpraxis

Verschiedene Deutsche Ärztetage hatten in den 70er und 80er Jahren lebhaft über die Notwendigkeit diskutiert, das Fachgebiet Allgemeinmedizin im Interesse einer qualifizierten ärztlichen Versorgung gleichberechtigt neben den übrigen Gebieten in der Weiterbildungsordnung zu installieren. Der Deutsche Ärztetag 1992 in Hamburg verabschiedete schließlich eine neue (Muster-)Weiterbildungsordnung (MuWO) für die Weiterbildung zum Allgemeinarzt, die erstmals auch einen 240stündigen Kurs in Theorie und Praxis der Allgemeinmedizin als sog. »Seminarweiterbildung« vorsieht (vgl. Kap. 10).

Der Facharzt für Allgemeinmedizin ist also für die Aufgaben im Rahmen der hausärztlichen Versorgung durch seine spezifische Weiterbildung in besonderem Maße auch dadurch qualifiziert, daß er über die Hälfte seiner (derzeit) mindestens 3jährigen Weiterbildungszeit außerhalb der Klinik – also in den Praxen niedergelassener Ärzte – absolviert (Tabelle 1).

---

[1] Im folgenden wird der traditionsreiche Begriff *»Kassenarzt«* gleichlautend mit dem Begriff *»Vertragsarzt«* allein oder in ähnlichen Wortzusammensetzungen im selben Sinn verwendet, obwohl die Gesetzgebungstexte mit Einführung des Sozialgesetzbuches (SGB) seit dem Jahr 1989 nur noch von *»Vertragsarzt«* sprechen.

Tabelle 1. Reguläre Zeiten und Mindestzeiten in den Kerngebieten für die einzelnen Weiterbildungsabschnitte in der Allgemeinmedizin

Fach	Weiterbildungsstätte	Weiterbildungszeit – regulär	– mindestens
Allgemeinmedizin	Praxis	18 Monate	12 Monate
Innere Medizin	Klinik[a]	12 Monate	12 Monate
Chirurgie	Praxis oder Klinik	6 Monate	3 Monate
Seminarweiterbildung	Ärztekammer	240 Stunden	

[a] Im Stationsdienst.

Während die Weiterbildung in Krankenhäusern und Kliniken vorwiegend die *diagnosenorientierte klassische klinische Krankheitenlehre* vermittelt, kann das *problemorientierte* und *patientenzentrierte* Denken und Handeln des künftigen Allgemeinarztes am besten in der Allgemeinpraxis selbst geschult und erworben werden.

Treffend schreibt Peter Kirch, Vorsitzender des Verwaltungsrates der Allgemeinen Ortskrankenkasse (AOK), in »AOK im Dialog«: »*Mit Sicherheit ist es die Weiterbildung zum Facharzt für Allgemeinmedizin, die am ehesten für die Wahrnehmung hausärztlicher Versorgungsfunktionen qualifiziert*« [53].

Funktion und Eigenständigkeit der Allgemeinmedizin sind heute gesundheitspolitisch, innerhalb der Ärzteschaft und innerhalb der Hochschulen weitgehend anerkannt. Die Abgrenzbarkeit des Faches zu anderen Gebieten ist nicht mehr Gegenstand der Diskussion.

1.1.1 Die hausärztliche Versorgung

Das Gesundheitsstrukturgesetz (GSG), das zum 01.01.1993 in Kraft getreten ist, sieht in der vertragsärztlichen Versorgung erstmals 2 unterschiedlich definierte Bereiche vor:
Nach § 73 Abs. 1 SGB V gliedert sich die vertragsärztliche Versorgung in
– die hausärztliche und
– fachärztliche Versorgung.

1.1.1.1 Rechtliche Grundlagen

Die Abgrenzung in einen *hausärztlichen* und in einen *fachärztlichen Versorgungsbereich* ist rechtens. Dies hat das Bundessozialgericht (BSG) in 3 Urteilen letztinstanzlich entschieden. Das BSG trennt scharf zwischen *Berufsausübung* und *vertragsärztlicher Tätigkeit*. Seine Argumentationskette:

– Die Aufteilung der vertragsärztlichen Versorgung ist verfassungsgemäß.
– Die Gesetzgebungskompetenz des Bundes, die Struktur der vertragsärztlichen Versorgung zu regeln, ergibt sich aus Artikel 74 Abs. 1 Nr. 12 GG. § 73 Abs. 1 SGB V dient der Sicherstellung der vertragsärztlichen Versorgung, indem er die Leistungserbringer bestimmten Versorgungsbereichen zuordnet.
– Das Ziel des Gesetzgebers ist nicht eine Neugliederung des Arztberufs zur Schaffung neuer Berufsgruppen. Vielmehr schließt seine Regelung an die berufsrechtliche Gliederung der Arztberufe an.
– Ein Verstoß gegen Artikel 12 Abs. 1 GG liegt (im Fall des klagenden Internisten) nicht vor: »Die an der hausärztlichen Versorgung teilnehmenden Internisten ohne Teilgebietsbezeichnung können im wesentlichen weiterhin alle internistischen Leistungen erbringen. Sie werden lediglich von einigen spezialisierten Leistungen aus dem Bereich der Inneren Medizin ausgeschlossen«[1] (BSG, 6. Senat, Urteile vom 18.06.1997, Az.: 6 RKa 58/96; 6 RKa 63/96; 6 RKa 13/97).

Die *hausärztliche Versorgung* beinhaltet nach § 73 Abs. 1 SGB V insbesondere
1. die allgemeine und fortgesetzte ärztliche Betreuung eines Patienten in Diagnostik und Therapie bei Kenntnis seines häuslichen und familiären Umfeldes;
2. die Koordination diagnostischer, therapeutischer und pflegerischer Maßnahmen;
3. die Dokumentation, insbesondere die Zusammenführung und Bewertung und Aufbewahrung der wesentlichen Behandlungsdaten, Befunde und Berichte aus der ambulanten und stationären Versorgung;
4. die Einleitung oder Durchführung präventiver und rehabilitativer Maßnahmen sowie die Integration nichtärztlicher Hilfen und flankierender Dienste in die Behandlungsmaßnahme.

An der hausärztlichen Versorgung nehmen teil
– Ärzte für Allgemeinmedizin und Ärzte ohne Gebietsbezeichnung.
– Kinderärzte und
– Internisten ohne Teilgebietsbezeichnung können wählen, ob sie an der hausärztlichen oder fachärztlichen Versorgung teilnehmen.

Ziel der gesetzlichen Regelung ist es, der hausärztlichen Versorgung neben der fachärztlichen Versorgung jenen Stellenwert einzuräumen, der im Grundsatzbeschluß der Ärzteschaft (sog. »Blaues Papier«, vgl. 1.1.1.2) immer wieder gefordert worden ist [15].

---

[1] Das BSG betrachtet offensichtlich auch den sog. »K.o.-Katalog« als rechtsgültig, welcher für hausärztlich tätige Internisten ab dem 01.01.2003 bestimmte fachärztliche Leistungen nicht mehr vorsieht

1.1.1.2 Tätigkeitsfeld des Hausarztes

Immer häufiger wird heute im berufs- und gesundheitspolitischen Zusammenhang vom *Hausarzt* gesprochen, wenn es um eine rasche, preiswerte und kompetente ärztliche Versorgung der Bevölkerung geht.

Merke:

Die Bezeichnung *»Hausarzt«* ist nicht geschützt; sie beschreibt lediglich die sozialrechtliche Funktion im ambulanten Versorgungssystem (§ 73 SGB V). Dagegen beschreibt die Gebietsbezeichnung *»Allgemeinarzt«* das Produkt des allgemeinärztlichen Weiterbildungscurriculums gemäß der Weiterbildungsordnung. Dieser Arzttyp ist in Zukunft als Hausarzt tätig.

Die Grundlage für das Fundament des hausärztlichen *Arbeitsfeldes* leitet sich her aus
– dem gesetzlichen Rahmen (insbesondere Sozialgesetzbuch V),
– der inhaltlichen Beschreibung im Sinne eines Qualitätsstandards
  (s. oben),
– dem gesundheitspolitischen Programm der deutschen Ärzteschaft
  (s. unten).

Diese Grundlage ist zugleich auch die Basis für die Definition des *Berufsbildes* »Allgemeinarzt« [66].

Mit der Definition des *Arbeitsfeldes* wird die hausärztliche Leistungsebene beschrieben, was sowohl die persönlich erbrachten hausärztlichen Leistungen als auch die technische Ausstattung der Praxen (vgl. 8.5.3) betrifft. Dieselben Parameter beschreiben zugleich auch die Inhalte der *Bildungsebene,* zumindest in ihren praktischen Anteilen. Jede Weiterbildungsordnung (vgl. 3.2) muß daher in ihrem Curriculum auch die *Aufgabenstellung der Allgemeinmedizin im Versorgungssystem* berücksichtigen [66].

Konsequenterweise und in Erfüllung der gesetzlichen Vorgaben hat sich der 97. Deutsche Ärztetag in Köln in seinem *»Gesundheitspolitischen Programm der Deutschen Ärzteschaft«* ausgiebig u. a. mit dem Hausarzt, insbesondere dem Allgemeinarzt – im Gegensatz zum Spezialisten – befaßt [34].

»Die hausärztliche Versorgung hat insbesondere folgende Leistungen sicherzustellen:
– die allgemeine und fortgesetzte ärztliche Betreuung eines Patienten in Diagnostik und Therapie bei Kenntnis seines häuslichen und familiären Umfeldes einschließlich der dazu erforderlichen Präsenz;
– die Notfallversorgung;
– die Veranlassung diagnostischer, therapeutischer und pflegerischer Maßnahmen sowie ihre Koordination;

– die Dokumentation, insbesondere Zusammenführung, Bewertung und Aufbewahrung der wesentlichen Behandlungsdaten, Befunde und Berichte aus der ambulanten stationären Versorgung;
– die Einleitung oder Durchführung präventiver und rehabilitativer Maßnahmen;
– die Integration nichtärztlicher Hilfen und flankierender Dienste in die Behandlungsmaßnahmen.

Hierauf hat sich die hausärztliche Versorgung zu konzentrieren« (Kap. 8.3, Abs. 5).

»Durch die Weiterbildungsordnung muß ein den Versorgungsbelangen entsprechendes, nach Fachgebieten etc. gegliedertes hausärztliches und spezialärztliches Leistungsspektrum definiert und gegenüber der Bevölkerung transparent gestaltet werden. Ein derart strukturiertes Versorgungsangebot entspricht den Bedürfnissen der Patienten und sichert die wirtschaftliche Verwendung der Mittel« (Kap. 8.3, Abs. 6).

»Eine bessere Aufgabenverteilung zwischen Hausärzten und Spezialärzten in der ambulanten ärztlichen Versorgung ist schrittweise zu realisieren. Die freie Arztwahl ist dabei aufrecht zu erhalten. Der unmittelbare Zugang des Patienten zu dem in freier Praxis niedergelassenen Spezialisten muß auch in Zukunft erhalten bleiben. Bei der Wahl eines Hausarztes durch den Patienten sollte die Inanspruchnahme von Spezialisten und Angehörige anderer Heilberufe durch den Hausarzt koordiniert werden. Dies erfordert eine umfassende Dokumentation aller für die hausärztliche Betreuung eines Patienten notwendigen Befunde beim Hausarzt« (Kap. 8.3, Abs. 7).

Und die wohl wesentlichste Aussage in diesem sog. *»Blauen Papier«* lautet:

»... Der Allgemeinarzt ist in erster Linie auf die Funktion des Hausarztes vorbereitet, er kann in umfassender Weise die gesundheitliche Betreuung des einzelnen und der Familie übernehmen und eine unkoordinierte, gleichzeitige Inanspruchnahme mehrerer Ärzte vermeiden, die nicht nur medizinisch oft sinnlos, sondern häufig auch unwirtschaftlich ist« (Kap. 18.5).

Der 99. Deutsche Ärztetag in Köln bekräftigte 1996 erneut, *»daß die hausärztliche Versorgung in Zukunft in erster Linie durch Fachärzte für Allgemeinmedizin erfolgen soll. Die hausärztliche Versorgung von Kindern durch Fachärzte für Kinderheilkunde bleibt davon unberührt.«* Der Vorstand der Bundesärztekammer wurde von diesem Ärztetag aufgefordert, *»sich dafür einzusetzen, daß sowohl im Berufsrecht, in der Weiterbildung wie auch im Sozialversicherungsrecht (SGB V) eine klare Unterscheidung der fachärztlichen Aufgaben zukünftiger Internisten und der hausärztlichen Aufgaben zukünftiger Allgemeinärzte auf hohem Niveau ihren Niederschlag findet und daß die Weiterbildungsmöglichkeiten für Allgemeinmedizin in Krankenhäusern und Praxen qualitativ und quantitativ verbessert werden.«*

1.1.2 Normativer Anspruch des Krankenhauses

Der Medizinstudent lernt auf der Hochschule die Methodik der speziali-
stisch-wissenschaftlichen Medizin kennen. Die Universitätskliniken vermitteln ihm die Systematik der diagnoseorientierten »klassischen« klinischen Krankheitenlehre. Jedoch bereits während seiner Weiterbildung
wendet der angehende Arzt pragmatisch – weil man es so von ihm ver-
langt – eine stark reduzierte Krankenhaus-Routinediagnostik an *(erste
unbewußte Umwandlung)* (Abb. 1).

Aufgrund der Handlungszwänge in der eigenen Praxis schränkt der neu
niedergelassene Arzt wiederum unbewußt das vom Krankenhaus her
gewohnte Vorgehen zu einem noch stärker reduzierten Status praesens
ein *(zweite unbewußte Umwandlung)*. – Ebenfalls unbewußt bilden sich
ihm schließlich aufgrund vieler guter und schlechter Erfahrungen mehr
oder weniger funktionsgerechte, problemorientierte Routinen für seinen
Bedarf im Praxisalltag *(dritte unbewußte Umwandlung des Denkens und
Handelns)* [10].

Ähnlich sieht der Allgemeinarzt E. Sturm im Krankenhaus eine eigenen
Welt mit eigenen Regeln und Gesetzen. Dort wird der junge Arzt mit Handlungsanweisungen vertraut gemacht, die sich bei definierten Krankheits-
bildern bewährt haben. Diese Regeln werden an den Hochschulen gelehrt
und an den Krankenhäusern praktiziert; sie bilden eine einheitliche wissenschaftliche Grundlage ärztlichen Handelns. Gravierende Abweichun-
gen werden als »Kunstfehler« bezeichnet.

Einem solchen *Sozialisationsprozeß* – Identifikation mit der Wissenschaft des Fachs und mit der Funktion des Krankenhauses – kann sich
nach Sturm kein Assistenzarzt entziehen. Er wächst in das medizinische
Wertsystem um so stärker hinein, je länger er im Krankenhaus tätig ist
[107].

1.1.3 Einübung in die Rolle als künftiger Hausarzt

Die Erfahrung zeigt, daß die problemorientierten Methoden in Diagnostik
und Therapie, die der Allgemeinarzt zur Ausübung seiner Funktion
benötigt, nicht immer dieselben sind, die er als Student während des
Studiums und als Assistenzarzt in der krankheitenorientierten klinischen
Weiterbildung erlernt hat.

Die *Rolle des Hausarztes* als Vertrauter des Patienten wird der angehende Allgemeinarzt am besten während der Weiterbildungszeit in einer
Allgemeinpraxis kennenlernen können. An einen solchen Hausarzt kann
sich der Ratsuchende als erste Instanz wenden. Der Allgemeinarzt ist
auch in Notfällen gut erreichbar, seine Vertretung ist sichergestellt, sein
Leistungsspektrum breit; er beschränkt sich nicht auf ein Organsystem,
eine bestimmte Altersgruppe oder ein Geschlecht, er arbeitet mit den
Spezialisten in Klinik und Praxis zusammen und koordiniert die einzelnen
ärztlichen Bemühungen im meist langzeitgerichteten Betreuungsprozeß.

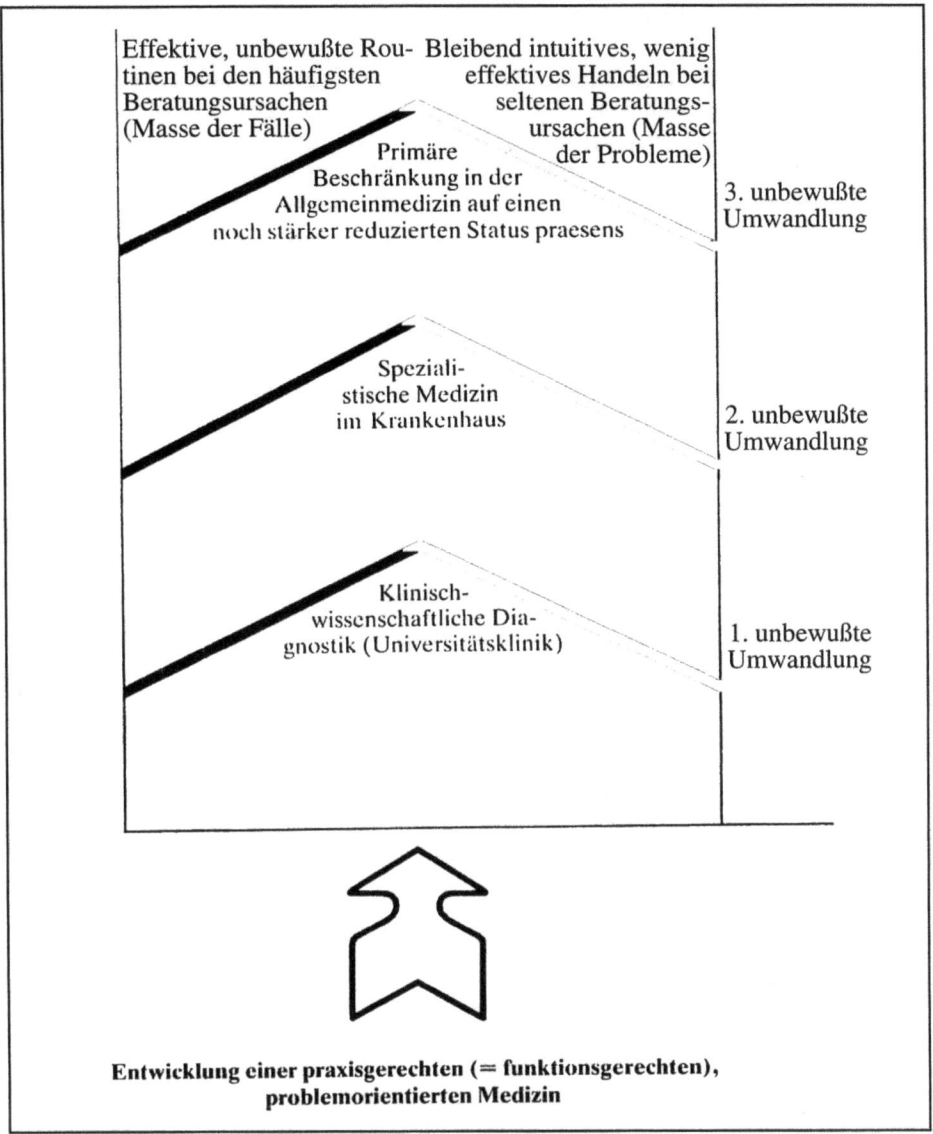

Abb. 1. Der Weg zu einer funktionsgerechten allgemeinmedizinischen Diagnostik. Darstellung der vorwissenschaftlichen, üblichen Entwicklung von der »kompletten« spezialistischen (unten) zur spezifisch-allgemeinärztlichen (oben) Diagnostik. (Nach [10])

Neben dem Erwerb von praktischen Kenntnissen und Erfahrungen ist für den Jungarzt die Allgemeinpraxis vielleicht auch ein Anlaß, sich erstmals auch mit den Grundlagen der Theorie des eigenen Faches vertraut zu machen (vgl. 9.3.1).

1.1.4 Interkollegiale Aufgabe

Mitentscheidend für die Qualität der künftigen Ärzte für Allgemeinmedizin wird es sein, wie weit die niedergelassenen Kollegen bereit sind, den Nachwuchs in ihren Praxen aufzunehmen und qualifiziert weiterzubilden. Mögen vielfach auch finanzielle oder persönliche Gründe gegen die Beschäftigung eines Assistenten in der eigenen Praxis sprechen, ist die Weiterbildung des Nachwuchses dennoch eine *Gemeinschaftsaufgabe* von großer Wichtigkeit und hohem *Standesanspruch.*

Eine solche Herausforderung an die gesamte Gruppe der Allgemeinärzteschaft ist nicht nur für den langfristigen Fortbestand des Gebietes in freiberuflicher Ausübung von Bedeutung, sondern auch unerläßlich für einen hohen Standard in der Versorgung der Bevölkerung an der ersten ärztlichen Linie.

1.2 Voraussetzungen und Merkmale von Weiterbildungspraxen

Die frühere »Deutsche Akademie der Praktischen Ärzte« (heute: »Akademie für Allgemeinmedizin«) definierte bereits 1971:

Weiterbildungspraxen

Diese sind Praxen, in denen der zur Weiterbildung ermächtigte niedergelassene Arzt einen in der Weiterbildung befindlichen Kollegen als Assistent beschäftigt.

Lehrpraxen

Diese sind ärztliche Praxen, in denen Studenten während des Studiums in Einzel- und Gruppenunterweisungen mit gewissen Problemen der Medizin durch niedergelassene Ärzte vertraut gemacht werden.

Praxisinhaber, die eine Weiterbildungspraxis führen wollen, benötigen als Voraussetzung eine *Befugnis* (vgl. 4.1), die wiederum an die Voraussetzung einer bestimmten Praxis- und Organisationsstruktur gebunden ist.

Der Vorstand der Bundesärztekammer (BÄK) hat auf Empfehlung der Deutschen Akademie der Praktischen Ärzte und der Ständigen Konferenz Ärztliche Weiterbildung den Landesärztekammern mit Rundschreiben vom 28.05.1971 empfohlen, die Befugnis zur Weiterbildung in der Allgemeinmedizin von bestimmten Voraussetzungen abhängig zu machen:

1. Der befugte Arzt muß selbst Allgemeinarzt sein.
2. Er muß eine 5jährige[1] Tätigkeit in eigener Praxis absolviert haben.

---

[1] In einzelnen Landesärztekammern genügt bereits eine mindestens eineinhalbjährige Tätigkeit.

3. Er muß die persönlichen Qualifikationen zur Weiterbildung besitzen.
4. Seine Praxis soll eine mittlere Größe[1] haben.
5. Das behandelte Krankengut soll breit gestreut sein.
6. Die Praxis muß über ausreichende Räume verfügen, insbesondere auch für den in der Weiterbildung befindlichen Arzt.
7. Es muß eine ausreichende Praxisausrüstung (Instrumente, Apparate, Bibliothek) vorhanden sein.
8. Der Arzt muß ausreichend über ärztliches Hilfspersonal verfügen.
9. Es muß eine ausreichende Dokumentation sichergestellt sein.

Inzwischen haben sich einige Voraussetzungen geändert und werden von Kammer- zu Kammerbereich durchaus recht unterschiedlich interpretiert; dennoch lassen sich erfahrungsgemäß bestimmte Merkmale zusammen-fassen, die für eine Praxis die Beschäftigung eines Weiterbildungsassi-stenten sinnvoll bzw. unzweckmäßig erscheinen lassen (Tabelle 2).

> **Beachte:**
>
> Nach der MuWo Allgemeinmedizin von 1997 ist eine Weiterbildung sogar in 18 von 41 Gebieten bei einem niedergelassenen Arzt möglich.

Tabelle 2. Merkmale, die eher für oder gegen die Führung einer Weiterbildungspraxis sprechen. (Nach [71])

Für	Gegen
Mittlere bis große Praxis	Wenig Behandlungsfälle
Breites Leistungsspektrum	Sog. Außenseiterpraxen
Viele Hausbesuche bei akut und chronisch Kranken	Geringe Hausbesuchstätigkeit
Gemeinschaftspraxen	Ein-Mann-Praxis ohne Angestellte
Landpraxen, Stadtpraxen mit hohem Ausländeranteil	Überwiegend Privatpatienten oder Psychotherapie
Praxen mit nachfolgender Praxisübergabe	Praxisaufgabe
Ausreichend Räume, mindestens 2 Sprechzimmer	Fehlende Räumlichkeiten
Aufgeschlossenheit, pädagogisches Geschick, kollegiale Zusammenarbeit	Mangelnde Kooperationsfähigkeit, Ablehnung einer Lehrpraxistätigkeit durch den Partner des Praxisinhabers

---

[1] Für Bayern wird üblicherweise als untere Grenze der Praxisgröße eine Fallzahl von 700/ Quartal (Privatpatienten werden in dieser Berechnung nicht berücksichtigt) zugrunde gelegt.

Der angehende Allgemeinarzt kann sich (ausschließlich der Allgemeinmedizin selbst) nach Erhalt seiner Approbation im Rahmen der (Muster-)
Weiterbildungsordnung von 1993 in 13 von insgesamt 41 Gebieten bei
einem niedergelassenen Arzt weiterbilden (vgl. Tabelle 6 in Abschn. 3.2.3).

1.3 Weiterbildungsengpässe

Obwohl die Weiterbildung in der Allgemeinmedizin in zahlreichen Fächern
sowohl in der Klinik als auch in der Praxis absolviert werden kann (vgl.
Tabellen 1, 3 und 4), bestehen erfahrungsgemäß für die Jungärzte nicht
unerhebliche *Stellenengpässe.*
Besonders schwierig ist es, in Universitätskliniken und Häusern hoher
Versorgungsstufen eine Stelle zu bekommen, die – bedingt durch die
Weiterbildungsordnung – von vornherein nur auf ein paar Monate begrenzt
sein soll. Nicht selten greifen die Stellenbewerber zu einer List und »flun-
kern« den Verwaltungsleitern und Klinikchefs Interesse an einer langfristigen Beschäftigung vor, wobei sie verschweigen, Arzt für Allgemeinmedizin
zu werden. Zudem haben sich die Modelle der sog.»*Wechselassistenten-
stellen*« bei den Ärztlichen Leitern nur selten großer Zustimmung erfreut
(z. B. sog. »Hessen-Modell«), obwohl sich verschiedene Meinungsträger
im ärztlichen und gesundheitspolitischen Raum für solche Lösungen eingesetzt hatten.
Was die klinischen Weiterbildungsabschnitte angeht, so ist der angehende Allgemeinarzt heute weitgehend auf die kleineren Häuser der
Grundversorgungsstufe und v. a. auf Privatsanatorien, Kuranstalten und
Rehakliniken angewiesen. Nicht selten fallen die Stellen in belegärztlichen
Einrichtungen – wegen ihrer Praxisnähe eine sinnvolle und beliebte
Weiterbildungsstätte – dem bundesweiten Bettenabbau zunehmend zum
Opfer.
Auch die Weiterbildungsmöglichkeiten in der Praxis niedergelassener
Ärzte sind in einem gewissen Maße beschränkt: zwar scheint es zahlenmäßig genügend Weiterbildungspraxen zu geben, die bei den Landesärztekammern gemeldet sind, andererseits sind im konkreten Bewer-
bungsfall nur wenige Praxisinhaber tatsächlich auch bereit, einen Assistenzarzt bei sich zu beschäftigen. Die Überlegungen sind dabei nicht nur
wirtschaftlicher Art (vgl. Kap. 5), sondern sind auch von Befürchtungen um
eine mögliche Konkurrenz durch Neuniederlassung in der Nachbarschaft
getragen (vgl. 6.4.3). 1996 gab es in den alten und neuen Bundesländern
zusammen ca. 36.800 niedergelassene Fachärzte für Allgemeinmedizin
und Praktische Ärzte. Davon besitzen schätzungsweise 3000 eine Befugnis zur Weiterbildung in der Allgemeinmedizin. Zudem gibt es einige wenige niedergelassene Spezialisten, die ebenfalls eine Befugnis zur Weiterbildung in der Allgemeinmedizin besitzen.
Die Zahl der effektiv für eine regelmäßige Vermittlung in Frage kommenden Weiterbildungspraxen wird jedoch noch viel kleiner, wenn all jene
Praxen ausscheiden, die nur deswegen einen Antrag auf Befugnis und

Genehmigung gestellt hatten, um in einem konkreten Einzelfall (beispielsweise Nachfolgepraxis oder Gründung einer Gemeinschaftspraxis) die formellen Voraussetzungen für eine Anerkennung von Weiterbildungszeiten zu schaffen. Nach unseren Kenntnissen ist dies bei dem weitaus überwiegenden Teil der Antragsteller der Fall.

In den neuen Bundesländern kann das Angebot an Weiterbildungspraxen in der Allgemeinmedizin nur als katastrophal bezeichnet werden. In Mecklenburg-Vorpommern und Brandenburg beispielsweise lassen sich die Weiterbildungspraxen an einer einzigen Hand abzählen.

Im Bereich der Landesärztekammer Bayerns beschäftigen nur ca. 22% von 1300 befugten Weiterbildern in der Allgemeinmedizin tatsächlich auch einen Weiterbildungsassistenten. Bei einer Erhebung des Berufsverbands der Allgemeinärzte Deutschlandes – Hausärzteverband – e.V. (BDA) im Jahr 1996 ergab sich, daß von 730 befragten deutschen Hausärzten 90,9% in ihrer Praxis keine Stelle für angehende Allgemeinärzte anbieten. Von den Praxen, die einen Weiterbildungsassistenten beschäftigten, befand sich der Löwenanteil in ländlichen Gebieten bzw. in einer Kleinstadt (Abb. 2). Offenbar können es sich Großstadtpraxen kaum noch leisten, einen Assistenten zu beschäftigen, oder sie sind aufgrund ihres höheren

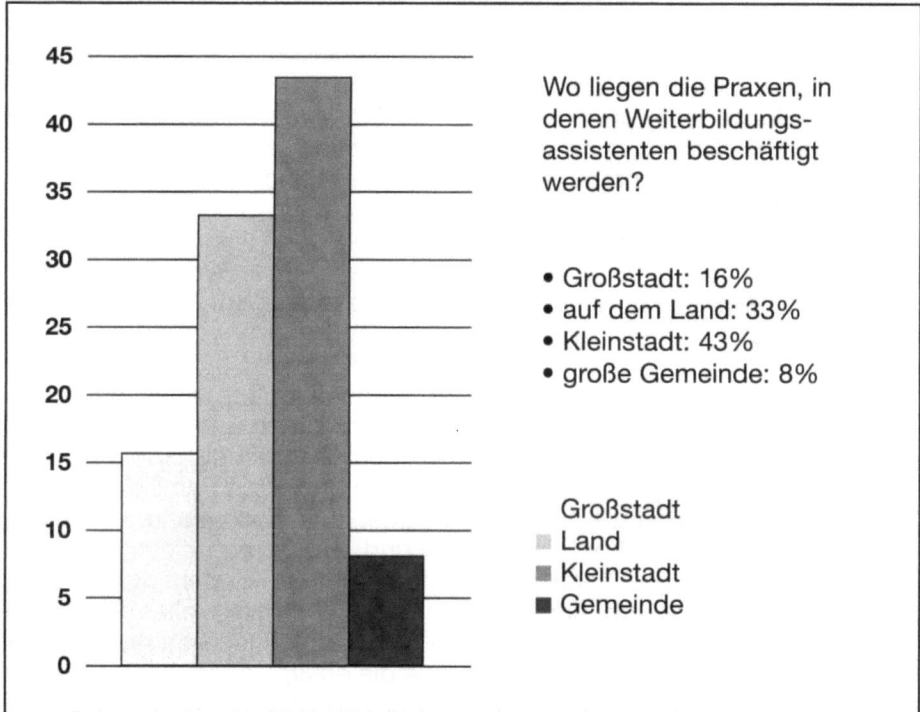

Abb. 2. Prozentuale Verteilung der Allgemeinpraxen mit Weiterbildungsassistenten in Abhängigkeit von der Lage der Praxis. (Nach Gesellschaft für Gesundheitsökonomie und -management, Hamburg 1997)

Spezialisierungsgrades für angehende Allgemeinärzte nicht so interessant.

Angesichts der Erhöhung der Mindestweiterbildungszeit in der Allgemeinmedizin auf 5 Jahre wird sich dieser Engpaß noch verstärken.

Aber auch auf seiten des Jungarztes scheinen sich gewisse Schwierigkeiten bei der Stellenfindung dadurch zu ergeben, daß sie offensichtlich in zunehmendem Maße weniger mobil sind.

1.4 Erfahrungen aus der Sicht eines Praxisinhabers

Die Beschäftigung eines in Weiterbildung zum Facharzt befindlichen Kollegen läßt sich freilich nicht nur unter organisatorischen und finanziellen Gesichtspunkten sehen. Zahlreiche Praxisinhaber, die bereits einen Assistenzarzt beschäftigt hatten, werden die Erfahrungen des Dortmunder Allgemeinarztes Dr. Feld bestätigen:

»Bei entsprechender vorheriger Weiterbildung und entsprechendem Geist des Kollegen bzw. der Kollegin kann eine erfreuliche Mitarbeit und Hilfe bereits nach einigen Tagen veranschlagt werden. Unter solchen Voraussetzungen liegen die Schwerpunkte der Weiterbildung nicht nur beim weiterbildenden Praxisinhaber, sondern er kann den Weiterzubildenden in bezug auf Praxisorganisation und Apparatewesen weitgehend an sein Hilfspersonal verweisen. Im Umgang mit den Patienten hinsichtlich Beratung und Behandlung genügen dann meist leichte Führung und Überwachung seitens des Praxisinhabers, wodurch dann auch das Vertrauen der Patienten zum Assistenten von vornherein wesentlich größer ist, als wenn man sich bei einem frisch Examinierten noch um die Propädeutik des Umgangs mit kranken oder ratsuchenden Menschen verschiedenen Alters und Geschlechts, unterschiedlicher Intelligenz und Bildung, grundverschiedener Stellung u. ä., und das noch in schnellem Szenenwechsel, kümmern muß«.

Aus der eigenen Erfahrung der Autoren, die beide in Gemeinschaftspraxen arbeiten und die in den letzten 30 Jahren zusammen über 60 Assistenten in der allgemeinmedizinischen Weiterbildung beschäftigt hatten, läßt sich ergänzen, daß zum größten Teil der Kollegen und ihren Familien ein überaus herzliches Verhältnis bestanden hatte, das noch Jahre nach dem Ausscheiden aus der Praxis andauerte und im Rahmen eines »Assistentenstammtisches« gleichsam institutionalisiert ist. Zudem konnten die Praxisinhaber fast durch jeden Assistenten manch wertvollen Tip vermittelt bekommen, der inzwischen zum festen diagnostisch-therapeutischen Standard unserer Praxen gehört. Gerade die *epikritischen Gespräche* machen häufig den Reiz einer Beschäftigung von Weiterbildungsassistenten aus.

Freilich können in Einzelfällen manche Begegnungen zu einer erheblichen *emotionellen Belastung* führen: beispielsweise im Falle jenes

Kollegen, der 3 Tage vor Dienstantritt seinen Termin mit fadenscheinigen Argumenten platzen ließ, oder jener Assistent, der konsequent trotz mancher Ermahnung täglich eine Viertelstunde zu spät in der Praxis erschien, oder jene Kollegin, die 3 Tage lang unentschuldigt ihrer Arbeit fernblieb.

Der Praxisinhaber wird sich grundsätzlich daran gewöhnen müssen, nach Art einer Krankenhausverwaltung ein exaktes und langfristig *vorausplanendes Management* zu entwickeln, das bedeutet:

– keine übereilten Beschäftigungszusagen (z.B. bevorstehender eigener Urlaub, Kongreß);
– langfristig geplante Terminabsprachen;
– geruhsames gegenseitiges Kennenlernen – vielleicht auch unter Einschluß der Familien;
– vertragliches Festhalten der Vereinbarungen.

Schließlich muß der Praxisinhaber davon ausgehen, daß er einen Assistenzarzt in der Weiterbildung zum Facharzt beschäftigen wird und keinen routinierten Praxisvertreter (vgl. 4.3), der selbständig und ohne Aufsicht des Praxisinhabers die ganze Praxis »schmeißt«. Im übrigen verbietet das Kassenarztrecht die Beschäftigung eines Assistenten zum Zweck, die eigene Praxis auszuweiten.

Feld [31] steht mit seiner Meinung nicht allein, daß »ein Weiterbildungsassistent keinen einzigen Patienten mehr in die Praxis bringt«. Seine Erfahrung sei viel mehr, daß es immer zunächst einen kleinen Rückgang in der Praxisfrequenz gibt, der sich im 2. oder 3. Weiterbildungsmonat wieder reguliert.

> **Merke:**
> Ein Assistenzarzt zur Weiterbildung wird nie eine Art billiger Vertreter sein.

Der Assistenzarzt in der Praxis ist meist ein jüngerer Kollege, der oft über eine beachtliche klinische Weiterbildung verfügt, dem zwar die spezifisch praxisrelevanten Kenntnisse und Fertigkeiten fehlen, der jedoch nach der ersten Phase der Einarbeitung eine spürbare Entlastung für den Praxisinhaber bedeuten kann:

Beispielsweise bei belegärztlicher Tätigkeit, bei Routinehausbesuchen, bei der Durchführung zeitaufwendiger Untersuchungen (Belastungs-EKG, Schellong-Test, Jugendarbeitsschutzuntersuchungen usw.), bei wissenschaftlicher Tätigkeit oder berufspolitischer Verpflichtung des Praxisinhabers. Besonders dankbar aber wird eine solche Entlastung empfunden, wenn der Praxisinhaber sich einmal den Luxus gönnen und einen fieberhaften Infekt drei Tage lang richtig im Bett auskurieren kann.

1.5   Erfahrungen aus der Sicht von Assistenzärzten

Damit die maximal 18monatige Weiterbildungszeit in der Allgemeinpraxis den jungen Kollegen nicht unvorbereitet trifft, ist es dringend empfehlenswert, schon während der ersten Tätigkeit im Krankenhaus sich nach einer Weiterbildungsstelle in einer geeigneten Allgemeinpraxis umzusehen. Häufig behandeln die Assistenzärzte an der Klinik eine solche allgemeinmedizinische Weiterbildungszeit als lästiges Anhängsel, an das unmittelbar danach die Niederlassung in eigener Praxis vorgesehen ist.

Wer von den Jungärzten sein Berufsziel »Allgemeinarzt« jedoch schon frühzeitig vor Augen hat (und nicht kurzfristig und eher aus Verlegenheit »in die Allgemeinmedizin hineinschlittert«), der wird wesentlich neugieriger, gezielter und motivierter seine Weiterbildungszeit in der Allgemeinpraxis antreten.

Gelegentlich merkt man allerdings zu spät, daß die anvisierte Weiterbildungsstelle schon langfristig vergeben ist.

Die meisten Anregungen für die Einrichtung der eigenen Praxis erhält man während seiner Weiterbildungszeit bei einem niedergelassenen Kassenarzt. Leider ist mancher junge Arzt bereits vor Antritt einer Assistentenstelle in der Kassenpraxis mit einem medizinisch-technischen Händler vertraglich fest gebunden. Daher 2 Tips von W. Kümpel [60], einem ehemaligen Weiterbildungsassistenten von uns, an seine Konassistenten:

Tips:

– Legen Sie nach Möglichkeit Ihre Weiterbildungszeit in der Praxis möglichst nicht an das Ende Ihrer Weiterbildung; Sie können so ohne den terminlichen Druck der bevorstehenden Niederlassung Ihre Praxisein- und -ausrüstung in Ruhe planen. Zudem werden Sie nach Rückkehr an die Klinik manche Schwerpunkte Ihrer klinischen Weiterbildung anders sehen und sich unter dem Eindruck des erlebten Praxisalltages spezielle Kenntnisse und Fertigkeiten im Hinblick auf Ihre künftige Kassenarzttätigkeit gezielter aneignen.
– Binden Sie sich so lange nicht an einen medizinisch-technischen Händler oder Praxiseinrichter, solange Sie nicht einige Zeit in einer Weiterbildungspraxis absolviert haben!

Eine der ersten Erfahrungen, die ein ausgeschiedener Klinikassistent in der Allgemeinmedizin macht, ist die, daß er vollständig unerfahren im Umgang mit dem Rezeptblock ist, insbesondere was Packungsgrößen und Dosierung der zu verordnenden Medikamente angeht.

Der Assistent tut gut daran, sich dem Praxisstil des Weiterbilders anzupassen. Großartige Therapiepläne, welche der altbewährten Therapierichtung des Praxisinhabers entgegenstehen, sollten in der relativ kurzen Praxisassistenz nicht vermittelt werden, auch wenn mitunter nicht mehr nach der neuesten Klinikmeinung therapiert wird. Die Patienten würden nur unnötig verunsichert werden. In gemeinsamen Gesprächsstunden, die möglichst nach der Sprechstunde eingerichtet werden sollten, bleibt dann Zeit genug, daß auch einmal der Praxisinhaber vom Assistenten aktuelle Informationen erhält und so beide voneinander lernen können.

Wichtige Hinweise und Tips zu Fragen der Praxisorganisation und zur instrumentellen Ausstattung sowie zur Arbeitsplatzbeschreibung erhält der Assistent nicht selten bei einem gemütlichen Gespräch mit den Arzthelferinnen.

Außerhalb der Sprechstunde bei den Hausbesuchen kann die Arbeitsteilung zwischen den beiden Ärzten genauso funktionieren wie in der Praxis. Ob bei akutem oder chronischem Erkrankungsfall, der Assistent lernt im Hause des Patienten stets Wichtiges dazu, nämlich sich im Milieu des Patienten zurechtzufinden und auch hier, ohne große technische Apparaturen, vernünftige Medizin zu betreiben.

Sicher ist es auch angebracht, einen Bereitschafts- oder Notfalldienst an einem Mittwochnachmittag oder an einem Wochenende mitzumachen. Hier lernt man v. a., sich richtig zu verhalten, wenn es Neuland zu betreten gibt. Der Assistent hat dabei Gelegenheit, sich eine zweckmäßig ausgestattete Arzttasche für Haus- und Notfallbesuche zusammenzustellen, die er von nun an nicht mehr aus dem Auto nehmen will [60].

Zahlreiche weitere – teilweise recht persönliche – Überlegungen und Informationen finden sich in Kap. 13 »100 Goldene Tips für Praxisinhaber und Assistent«.

2 Die Ausbildung zum Arzt

Jeder Medizinstudent sollte sich heute – mehr als früher – über den Gang seines Studiums (*Ausbildung*) rechtzeitig und umfassend informieren. Einerseits stehen dem künftigen jungen Arzt im Rahmen der *Weiterbildung* äußerst vielfältige Möglichkeiten der Spezialisierung offen, andererseits wird diese Generation von Ärzten in besonderem Maße gezwungen sein, ihr Berufsziel auch an den gegenwärtigen und zu erwartenden finanz- und gesundheitspolitischen Bedingungen des »Gesundheitsbetriebes« in Klinik und Praxis zu orientieren.

Aus zahlreichen Gesprächen mit Medizinstudenten haben die Autoren immer wieder herausgehört, daß nahezu allen von ihnen ein Spezialgebiet in der späteren Berufsausübung vorschwebt, sei es wegen der vermuteten wissenschaftlichen und praktischen Überschaubarkeit des Faches, sei es wegen der angeblich geringeren zeitlichen Beanspruchung, sei es wegen des vermeintlich höheren Prestiges, das dieses Fach angeblich in der Bevölkerung genießt – oder sei es auch nur wegen der erwarteten höheren Einkünfte. Je länger ein Arzt im Beruf steht und je erfahrener er im Lauf seiner Tätigkeit geworden ist, um so mehr wird er jedoch bestätigen, daß man in jeder Form der Berufsausübung, die von Engangement und solider Fachkenntnis geprägt ist, sowohl sein Fach »im Griff« haben als auch über ein beachtliches Prestige verfügen kann – und das obendrein noch bei zufriedenstellenden Zeitressourcen und bei befriedigendem Einkommen.

2.1 Medizinstudium

Die *Reichsgewerbeordnung* des Jahres 1869 ermöglichte eine reichseinheitliche Ausbildung zum Arzt. Sie bestimmte unter anderem, daß der Arzt zur Niederlassung allein der Approbation bedarf (und keiner weiteren Befähigungsnachweise) und daß die Approbation den Arzt berechtigt, sich an jedem Ort des Deutschen Reiches niederzulassen. Erst 1883 wurde die erste reichseinheitliche Prüfungsverordnung erlassen. Die Prüfungsordnung von 1901 brachte als wichtigste Neuerung die Einführung des *PJ*.

Am 13.12.1935 wurde die *Reichsärzteordnung* erlassen, die an der durch die Gewerbeordnung geschaffenen Niederlassungsfreiheit festhielt. Die Neufassung der *Bestallungsordnung* von 1939 verkürzte unter dem

Eindruck der Kriegsereignisse die Studiendauer auf 10 Semester. Die Bestallungsordnung vom 1.4.1954 verlängerte als wesentliche Neuerung das Praktische Jahr (2 Jahre Tätigkeit als *Medizinalassistent* – statt bis vor dem Krieg 1 Jahr als *Medizinalpraktikant*) und setzte die Ausbildung auf 7$^1/_2$ Jahre herauf.

Am 1.1.1970 ist eine neue *Bundesärzteordnung* in Kraft getreten. Sie löste die bis dahin gültige BÄO vom 2.10.61 nicht in vollem Umfang ab, brachte aber wesentliche Neuerungen, v. a. in der Neuregelung der Ausbildung zum Arzt:

– Wiedereinführung des Begriffes *Approbation* anstelle *Bestallung*.
– Abschaffung des Medizinalassistentenstatus nach einer Übergangszeit.
– Einteilung des Medizinstudiums in 6 Studienjahre (statt bisher 11 Semester).
– Ersatz der Pflichtvorlesungen durch Praktika.
– Einführung schriftlicher Prüfungen nach dem Multiple-choice-Verfahren (lediglich im 3. Abschnitt der ärztlichen Prüfung neben einem schriftlichen auch ein mündlicher Teil, sog. Kollegialprüfung).

§ 4 BÄO legt nur die Grundsätze der Neuregelung fest und ermächtigt den Bundesminister für Gesundheitswesen, durch eine Rechtsverordnung des Bundesrates in einer *Approbationsordnung für Ärzte (ÄApprO)* die Mindestanforderungen an das Studium einschließlich der praktischen Ausbildung sowie alle weiteren Einzelheiten zu regeln. Diese ApprO ist am 28.10.1970 ergangen und am 1.10.1972 in Kraft getreten.

Die inhaltliche Ausgestaltung des Medizinstudiums setzt die Definition des Ausbildungszieles voraus. Gerade aber ein solches *Ausbildungsziel* fehlte in der Approbationsordnung von 1970. Die ApprO vom 21.7.1987 sah erstmals als Ausbildungsziel die Vermittlung jener *»grundlegenden medizinischen, fächerübergreifenden und methodischen Kenntnisse ... sowie praktische Fertigkeiten und psychische Fähigkeiten ... sowie der geistigen und ethischen Grundlagen der Medizin«* vor, derer es bedarf, *»um in Prävention, Diagnostik, Therapie und Rehabilitation von Gesundheitsstörungen unter Berücksichtigung der psychischen und sozialen Lage des Patienten und der Entwicklungen in Wissenschaft und Umwelt und Gesellschaft eigenverantwortlich und selbständig handeln zu können«.* Diese Ausbildung *»vermittelte die Fähigkeit zur Weiterbildung...«.*

Dagegen sieht die gegenwärtig zur Diskussion stehende Neuordnung der Approbationsordnung als Studienziel den »am Ende des Studiums zur Weiterbildung befähigten Arzt, der eigenverantwortlich, aber *nicht* selbständig tätig ist.«

Dies ist zugleich einer der Gründe, weswegen das Bundesministerium für Gesundheit zusammen mit der betreffenden Sachverständigengruppe eine tiefgreifende Neuordnung des Medizinstudiums in Angriff nehmen möchte. Die grundlegende Konzeption geht dabei von folgenden Vorgaben aus:

– die Zahl der Medizinstudenten muß angemessen sein, d. h. sie darf die Ausbildungsmöglichkeit nicht überschreiten;

– die Einteilung Vorklinik/Klinik wird abgeschafft und statt dessen das Studium in 2 Abschnitte von je 5 Semestern aufgeteilt. Das PJ im 11. und 12. Semester soll bestehen bleiben;

– das »alte Denkschema« der einzelnen Fächer soll durch »Stoffgebiete« ersetzt werden;

– im 2. Abschnitt (6.–10. Semester) erfolgt die Einführung in die 4 Hauptstoffgebiete: Allgemeinmedizin, operativer Bereich, nichtoperativer Bereich, Nervenheilkunde, zu dem fächerübergreifende Bereiche wie Gesundheitsversorgung hinzukommen;

– die Ausbildung im Medizinstudium bedarf an jeder medizinischen Fakultät einer sinnvollen Planung und Organisation; das erfordert entsprechende Studienordnungen und Studienpläne mit Schaffung spezieller Studienbüros und Studiendekanate;

– außeruniversitäre Krankenhäuser und andere geeignete Einrichtungen (z. B. Praxen niedergelassener Ärzte) sind soweit wie möglich in den Hochschulunterricht einzubeziehen;

– das Studium soll sich an den Erfordernissen der Praxis ausrichten, wobei die praktische Ausbildung und der Praxisbezug verstärkt werden sollen.

Zur Vermittlung des Stoffes kommen verschiedene Unterrichtsformen in Betracht wie Seminare, Kurse, praktische Übungen und Tutorials.

Definitionen:

Seminar

Das Charakteristikum eines Seminars ist die Vertiefung und wissenschaftliche Auseinandersetzung mit dem Ausbildungsstoff unter aktiver Beteiligung der Teilnehmer. An einem Seminar sollten höchstens 20 Studierende teilnehmen.

Kursus

Veranstaltung, die z. T. als Vorlesung, z. T. als praktische Übung stattfindet.

Praktische Übung

Eigenständige Bearbeitung von praktischen Aufgaben durch die Studierenden unter Anleitung. Bei einer praktischen Übung mit Patienten sollen bei Patientenuntersuchungen höchstens 2, bei Patientendemonstration höchstens 6 Studierende teilnehmen. Bei einer praktischen Übung ohne Patienten sollten höchstens 12 Studierende teilnehmen.

Tutorial

Die teilnehmenden Studenten lösen die vorgegebenen Aufgaben (Problemstellung) selbständig in der Gruppe (v. a. Fallbeispiele, fächerübergreifende Probleme oder primärmedizinische Aufgaben). Ihnen stehen dafür vorbereitete Materialien (z. B. Skripten), weiterführende Literatur und andere Medien (Computerprogramme, Videos etc.) zur Verfügung. Der Dozent (»Tutor«) leitet die Gruppe bei der Lösung der Aufgaben an (Herausarbeiten der Fragestellung, Verwendung weiterführender Literatur, Zusammenfassung der Ergebnisse etc.). Im Gegensatz zum Übungs- oder Praktikumsleiter hat der Tutor nicht die Rolle des Fachexperten, der Kenntnisse oder Fertigkeiten vermittelt. Das Tutorial soll eigenständiges, problemorientiertes Arbeiten einüben. Es dient u. a. der Übung und Stärkung der klinischen und wissenschaftlichen Problemlösungsfähigkeit. An einem Tutorial sollen höchstens 8 Studierende teilnehmen.

2.2 Famulatur

Famulaturen[1] sind Zeiten einer praktischen Ausbildung während des Medizinstudiums, abzuleisten in den Semesterferien.

Ziel der Praxisfamulatur

Die Famulatur hat allgemein den Zweck, den Medizinstudenten (meist der klinischen Semester) mit den ärztlichen Werken in öffentlichen Stellen, in Einrichtungen des Arbeitslebens, in freier Praxis und im Krankenhaus vertraut zu machen.

Bei einer Praxisfamulatur soll der Famulus Gelegenheit haben, Anamnese zu erheben, am ärztlichen Gespräch mit den Patienten und an Hausbesuchen teilzunehmen und sich mit der technischen Einrichtung vertraut zu machen.[2]

Die *Famulatur in der Allgemeinpraxis* wird heute von den Studenten offensichtlich nur in beschränktem Umfang angenommen: So hatten im Untersuchungsjahr 1992 von den insgesamt 692 Studierenden an der Medizinischen Fakultät der Ludwig-Maximilian-Universität München nur 77 eine Famulatur bei Allgemeinärzten absolviert. Die Praxislage spielt dabei statistisch keine signifikante Rolle [52] (Tabelle 3).

---

[1] Der Begriff »Famulatur« hat im Laufe der Jahrhunderte viele Bedeutungsänderungen erfahren. So war damit früher nicht nur die medizinische Famulatur gemeint, vielmehr handelte es sich ganz allgemein um einen freiwilligen Dienst eines Lernenden gegenüber seinem »Lehrherrn«. Diese entlohnte oder nur durch freie Kost und Unterkuft honorierte Hilfstätigkeit wurde ursprünglich auch als Famulatur bezeichnet [52]. Laut Zedlers Universallexikon aus dem Jahre 1735 ist ein Famulus »ein Dienstbote, nichts anders als ein freyer Mensch, welcher um einen gewissen Lohn oder auch ohne denselben, jedoch auf des Herren Kosten freywillig dienet«.

[2] Merkblatt über die Ableistung der Famulatur nach § 7 ÄApprO«. Regierungspräsidium Dresden – Sächsisches Landesprüfungsamt für Medizin und Pharmazie, Februar 1996.

Tabelle 3. Zahl der famulierenden Studenten in Allgemeinpraxen (in Abhängigkeit von der Praxislage) [52]

Studenten	Praxislage
24	Dorf
18	Kleinstadt
35	Großstadt
77	Summe

Der Bundesminister für Jugend, Familie und Gesundheit erließ – gestützt auf § 14a BÄO – 2 Verordnungen zur Änderung der ApprO: Die 1. Verordnung vom 21.5.1975 bestimmte im wesentlichen, daß eine Famulatur nicht mehr nur in einer ärztlichen Allgemeinpraxis oder in einer Gemeinschaftspraxis, sondern in jeder ärztlichen Praxis abgeleistet werden kann. Außerdem können Auslandsfamulaturen, soweit sie den Erfordernissen der ApprO entsprechen, angerechnet werden.

Die 2. Verordnung vom 24.2.1978 brachte im wesentlichen eine Reduzierung der Ausbildungszeit während des PJ von bisher 52 Wochen auf 48 Wochen, eine Verlängerung der Regelstudienzeit (inklusive Prüfungszeit für den 3. Abschnitt der ärztlichen Prüfung) auf 6 Jahre und 3 Monate, eine Verlängerung der Famulaturtätigkeit von 2 auf 4 Monate, die Heraufsetzung der Bestehensanforderungen in der schriftlichen Prüfung von 50% auf 60% sowie die Einführung eines ökologischen Stoffgebietes und der Allgemeinmedizin in den 2. Abschnitt der ärztlichen Prüfung.

Die niedergelassenen Ärzte haben stets begrüßt, daß die ApprO die Möglichkeit vorsieht, die Famulatur in einer ärztlichen Praxis abzuleisten. Damit werden die Studenten in einem frühen Stadium mit dem ärztlichen Alltag, der Betreuung der Bevölkerung, »hautnah« vertraut gemacht. Koch u. Kahlke fanden bei der Untersuchung von Tagesfamulaturen bei Hamburger Ärzten heraus, daß über 90% der Ärzte die Gegenwart eines Famulus nicht als hinderlich erlebt hatten [55].

In einem Merkblatt der Bayerischen Landesärztekammer aus dem Jahr 1974 zur Famulatur in der Allgemeinpraxis heißt es: »Der Famulus soll den Kranken außerhalb des Krankenhausmilieus kennenlernen. Dabei ist wichtig, daß der Famulus auch das Milieu des Patienten sowohl in der Familie wie am Arbeitsplatz und in der Freizeit kennenlernt.«

Regelmäßig wird der Student bei der Famulatur in einer ärztlichen Praxis auch einen Einblick in den organisatorischen Ablauf einer Arztpraxis gewinnen. Das ist auch der Grund, warum manche Ärztekammern und Kassenärztlichen Vereinigungen die Bemühungen von Kollegen fördern, Famulaturstellen in Praxen zur Verfügung zu stellen.

Die Tätigkeit als *Famulus im Ausland* ist anrechenbar. Vor Antritt der Auslandsfamulatur empfiehlt sich jedoch eine vorherige Rückfrage bei der Universität oder dem Landesprüfungsamt.

2.2.1 Organisation

Schriftlicher Vertrag

Die Famulatur[1] ist ein Teil des medizinischen Studiums. Daraus ergibt sich, daß zwischen dem Arzt und dem Famulus kein Arbeitsverhältnis besteht. Das schließt jedoch nicht aus, daß eine *schriftliche vertragliche Vereinbarung* zwischen dem niedergelassenen Arzt (oder den niedergelassenen Ärzten einer Gemeinschaftspraxis) und dem Famulus getroffen wird. Dadurch werden die Rechte und Pflichten der Vertragspartner klar abgegrenzt [88].

Zu Recht empfiehlt die Bundesärztekammer eine schriftliche Absprache zwischen Praxisinhaber und Famulus über
– Art und Zeit der Tätigkeit in der Praxis,
– Teilnahme an Hausbesuchen sowie
– Tätigkeiten bei Notfällen – ggf. bei Nacht.

Grundsätzlich sollte der Famulus an den regelmäßigen Sprechstunden und den erforderlichen Hausbesuchen teilnehmen. Nur so kann er die Tätigkeit eines niedergelassenen Arztes kennenlernen. Ferner kann in der vertraglichen Vereinbarung festgelegt werden, ob der Famulus bei der Familie des Praxisinhabers wohnt und dort verköstigt wird.

Haftpflicht und Haftpflichtversicherung

Der Verband der Haftpflichtversicherer hat gegenüber der Bundesärztekammer folgende Meinung vertreten: Jede ärztliche *Haftpflichtversicherung* deckt jegliche Ansprüche gegenüber dem Arzt und dem von ihm beschäftigten Personal ab. Der Famulus gehört auch zum ärztlichen Hilfspersonal. Er ist daher grundsätzlich im Rahmen der von dem niedergelassenen Arzt abgeschlossenen Haftpflichtversicherung versichert. Im Rahmen der Haftpflichtversicherung kommt es nicht auf das Bestehen eines Arbeitsverhältnisses im Sinne des Arbeitsrechtes an. Entscheidend ist vielmehr allein die tatsächlich ausgeübte Tätigkeit [88].

> **Merke:**
>
> Die ärztliche Berufshaftpflichtversicherung des Praxisinhabers deckt auch die persönliche Haftpflicht des Famulus – ohne weitere Formalitäten [96].

Die Tatsache, daß der Famulus bei sämtlichen Verrichtungen unter ständiger Anleitung, Aufsicht und Verantwortung des ausbildenden Arztes tätig

---

[1] Zur Organisation einer Famulatur in der Allgemeinpraxis vgl. ausführlich: F.H. Mader: Handbuch der ärztlichen Berufsplanung. 2. Aufl. Hartmannbund-Verlag Bonn, 1982.

wird, entbindet ihn nicht von der rechtlichen Verantwortung für sein eigenes Handeln. Verwechselt der Famulus z. B. eine Spritze und kommt der Patient dadurch zu Schaden, so ist er nach § 823 BGB schadenersatzpflichtig; darüber hinaus macht er sich wegen fahrlässiger Körperverletzung (§ 230 StGB) strafbar. Daneben tritt die Haftung des ausbildenden Arztes, wenn er das Fehlverhalten des Famulus durch Mängel in der Organisation und Beaufsichtigung ermöglicht oder erleichtert hat [96].

Krankenversicherung

Grundsätzlich erübrigt sich der Abschluß einer besonderen *Krankenversicherung* für die Zeit der Famulatur: der Famulus ist während des Studiums gesetzlich gegen Krankheit versichert [88]. Ebenso besteht keine Versicherungs- und Beitragspflicht in der gesetzlichen Renten- und Arbeitslosenversicherung; insoweit gilt gleiches wie für Studenten des PJ (s. dort).

Auch gegen *Berufskrankheiten* und *Arbeitsunfälle* ist der Famulus durch die Berufsgenossenschaft versichert. Während der Tätigkeit in der ärztlichen Praxis gilt er als Hilfskraft des Praxisinhabers [88]. Der Famulus ist lediglich nach Ablauf des Jahres auf dem zugesandten Fragebogen der BG für 4 Wochen mit 1/12 Beschäftigten zu melden.

> **Merke:**
>
> Der Praxisinhaber sollte die Tätigkeit des Famulus sowohl der Berufsgenossenschaft als auch seiner Haftpflichtversicherung anzeigen.

Vergütung

Da sich der Famulus in der Ausbildung befindet und die Tätigkeit im Rahmen der Approbationsordnung ableisten muß, ist die Zahlung einer *Vergütung* nicht zwingend vorgeschrieben.

> **Tip für den Praxisinhaber:**
>
> Erkundigen Sie sich bei der für Sie zuständigen Kassenärztlichen Vereinigung oder Ärztekammer, ob und ggf. in welcher Höhe Zahlungen üblich sind. Ferner ob und ggf. in welcher Höhe die Körperschaften Unterstützungen an den Praxisinhaber leisten, wenn er einen Famulus beschäftigt [88].
>
> In jedem Fall sollten Sie, wenn Sie beabsichtigen, einen Famulus zu beschäftigen, *vor* Vertragsabschluß die Frage der Zahlung einer Beihilfe klären. Damit schließen Sie spätere Differenzen aus.

Zeugnis

Ein Zeugnis über die abgeleistete Famulatur ist auf einem vorgeschriebenen Formblatt vom »Famulusvater« auszustellen (Abb. 3). Den Vordruck erhält man bei der betreffenden Landesärztekammer oder bei den Bezirksstellen der KV.

2.2.2 Akzeptanz durch den Patienten

Wie empfinden Patienten die Anwesenheit von Studenten in der ärztlichen Sprechstunde?

Einen entsprechenden Fragebogen beantworteten 278 zufällig ausgewählte Patienten in 6 britischen Allgemeinpraxen nach ihrem Arztbesuch. 190 Patienten waren in Praxen, in denen Studenten hospitierten.

Die weitaus meisten Patienten hatten in dieser Frage eine positive oder neutrale Einstellung. Nur 8 Patienten (3%) waren gegenüber einer studentischen Anwesenheit negativ eingestellt. Eine positive Einstellung hatten 56% der Patienten in jenen Praxen, in denen Studenten hospitierten und 41% der Patienten aus den Praxen ohne Studenten. 3 Patienten (1%) meinten, die Anwesenheit von Studenten könne die Qualität der Konsultation beeinträchtigen, 17% bemerkten dagegen eine Verbesserung. Die große Mehrheit der Befragten maß dem Geschlecht der Studenten keine Bedeutung bei; unter denen, die Bedenken hatten, waren deutlich mehr Frauen als Männer (17 bzw. 5%) [21].

Beachte:

In der Regel sind die Patienten mit der Anwesenheit eines Famulus einverstanden.

Viele Patienten begrüßen dies sogar und sehen sich in ihrer Patientenrolle bestätigt, wenn an ihnen ein bemerkenswerter Befund demonstriert wurde, wie E. Sturm schon vor vielen Jahren beobachtet hatte [106]. Eine Medizinstudentin berichtet in ihren Famulaturerlebnissen, wie geduldig sich die Patienten hatten doppelt untersuchen lassen und wie bereitwillig sie ihre Krankheiten demonstrierten [116].

Tip:

Um die Akzeptanz des Famulus bei seinen Patienten zu steigern, könnte der »Famulusvater« die Notwendigkeit der Anwesenheit des Studierenden vielleicht mit der Bemerkung herausstreichen: *»Das ist Ihr späterer Arzt«.*

Zeugnis

über die Tätigkeit als Famulus

Meike Gaßmann
Der/ die Studierende der Medizin ....
       21.01.1971   Münchberg
geb. am: .... in ....

ist nach bestandener Ärztlicher Vorprüfung
      19.02.1998   08.03.1998
vom .... bis ....

in der unten bezeichneten Einrichtung unter meiner Aufsicht und Leitung als Famulus tätig
gewesen. Während dieser Zeit ist der/ die Studierende vorzugsweise mit Tätigkeiten auf dem
Gebiet
      Allgemeinmedizin
....

beschäftigt worden.

Die Ausbildung ist unterbrochen worden

vom .... bis ....

- nicht unterbrochen worden -

    Weitschau   08.03.1998
..............................., den ....

Dr. med. Detlev Durchblick
Facharzt für Allgemeinmedizin
Flinker Weg 4
91302 Weitschau
68/302

....
Bezeichnung der Einrichtung
(bei öffentlicher Dienststelle Siegel)

....
Unterschrift des (der)
ausbildenden Arztes/Ärzte

Abb. 3. Zeugnis nach Anlage 7 der Approbationsordnung für Ärzte (ÄApprO) über die
Tätigkeit als Famulus

Ein niedergelassener Allgemeinarzt, der seit 20 Jahren an der medizinischen Hochschule Hannover auch als Lehrbeauftragter wirkt, betont in einem Bericht:

»Ich kann in all den Jahren meiner Lehrtätigkeit keinen Patienten nennen, der aufgrund der Anwesenheit von Studierenden die Praxis gemieden hätte. Ich spreche keinen Patienten persönlich darauf an, ob er sich zu einer Lehrveranstaltung zur Verfügung stellen möchte, sondern hänge einen Aufruf in das Wartezimmer, auf den uns die Patienten von sich aus ansprechen möchten. Die Liste der Bewerber ist stets so groß, daß ich 2 Semester im voraus planen und Termine vergeben kann und auch eine gute Auswahl habe, um die Krankheiten aller Körperbereiche darstellen zu können.«

Zum Angebot der Praxishospitation bei diesem Kollegen gehören ebenfalls Anamnese, Untersuchung, Klassifizierung und Differentialdiagnostik. Hinzu kommt noch eine allgemeine Einführung in die Funktion der Praxis.

Patienten, die sich für solche zusätzlichen Betreuungsmaßnahmen freiwillig bereit erklären, empfinden nach Aussagen des Kollegen die Kontakte mit Studierenden als eine weitere Betreuungsmaßnahme, sie fühlen sich noch stärker mit der Praxis verbunden, weil sich dadurch auch der Hausarzt mehr mit ihnen befaßt als mit anderen Patienten, zumindest aus ihrer Sicht [100].

Zu einem etwas anderen Ergebnis kam eine Studie aus den USA. Hier famulierten Medizinstudenten im 3. Ausbildungsjahr 2 Wochen lang in einer mit 6 Internisten besetzten Ambulanz einer Universität in Pennsylvania. 199 Patienten wurden befragt, 194 hatten geantwortet: Gut der Hälfte der Befragten war es gleichgültig, ob Studenten anwesend waren (56%). Immerhin ein Drittel der Patienten wollte lieber den Arzt allein sehen, und etwa 10% bevorzugten die Gegenwart eines Studenten während des ärztlichen Gesprächs.

Bei der körperlichen Untersuchung wünschten 25% die Anwesenheit von Arzt und Student, 25% die des Arztes allein, während es der Hälfte der Befragten gleich war. Die Hälfte der Patienten wünschte zumindest einen Teil der Zeit ohne Gegenwart eines Studenten. 76% der Befragten hatten keine Bedenken, persönliche Informationen einem Studenten zu eröffnen. 28 bzw. 25% hatten das Gefühl, mehr bzw. weniger Aufmerksamkeit in Gegenwart eines Studenten zu bekommen [103].

Beachte:

Die Patienten sollten auf die Anwesenheit eines Studenten vorbereitet werden, und sie sollten auch Gelegenheit zu einem Gespräch unter vier Augen erhalten.

2.2.3 Erlebniswelt

Die Vorteile einer Famulatur in der Allgemeinpraxis, die sich für den Studenten ergeben, faßte einmal ein langjährig niedergelassener Landarzt, dem viele Studenten in seiner Praxis über die Schulter gesehen hatten, zusammen:

> *Wenn der Medizinstudent nicht gerade das Kind eines Arztes ist, lernt er bei seiner Famulatur erstmals die Medizin »an der Basis« kennen. Er erlebt dabei eine Vielzahl von Krankheitsbildern, die an der Universität nie vermittelt werden können. Er sieht dabei auch die vielen Möglichkeiten, die in einer gut geführten Praxis in Diagnostik und Therapie gegeben sind. Außerdem lernt er erstmals nicht nur eine Krankheit, sondern den kranken Menschen kennen. Nicht die Krankheit im Menschen, sondern der Mensch in seiner Krankheit ist das zentrale Problem, besonders in der Allgemeinpraxis. Dazu kommt die Konfrontation mit dem Milieu des Kranken in seiner Familie, am Arbeitsplatz, in der Freizeitgestaltung und anderes mehr« [7].*

In derselben Weise äußerte sich rund 20 Jahre später ein Medizinstudent, als er in einer allgemeinmedizinischen Zeitschrift ausführlich seine Beobachtungen und Eindrücke über eine Famulatur niederschrieb:

> *Da ich selbst die Gelegenheit hatte, meinen Famulusvater im Rahmen seiner allgemeinmedizinischen Vorlesung an der Technischen Universität in München zu hören, und da in der augenblicklichen Diskussion um das Gesundheitsstrukturgesetz sehr viel von Kostensenkung, Minutenmedizin und Honorarverkürzung bei niedergelassenen Ärzten die Rede war, wollte ich meine Praxisfamulatur in einer typischen Landarztpraxis antreten. Eine solche Gelegenheit ergab sich bei meinem Famulusvater in dessen Landpraxis, 13 km westlich einer ostbayerischen Großstadt. Ich hatte dabei eine ähnliche Tätigkeit wie in den vorangegangenen Klinikfamulaturen vor Augen, wo ich z. T. eigenständig unter Aufsicht Patienten betreut hatte, um den Umgang mit ihnen von der kompletten Anamneseerhebung über die Festlegung der Diagnose bis hin zur Entwicklung eines Therapieschemas zu üben, neue Untersuchungstechniken zu verbessern und schließlich typische Krankheitsbilder, wie sie sich im Lehrbuch finden, zu sehen.*
>
> *Was kann man als Famulus in einer Allgemeinpraxis tun?*
> *Zuerst einmal ist für den krankenhausgeprägten Medizinstudenten wie mich der Arbeitsablauf in einer Allgemeinpraxis sehr ungewohnt. Es*

kommt hier auf effektives und zeitsparendes Arbeiten an, wobei nicht immer jeder Patient vom Arzt gesehen werden muß, die Helferinnen sehr viel vorbereiten und der Ablauf nicht gleich durchschaubar ist. Daher ist es schwierig, für sich selbst ein sinnvolles Betätigungsfeld zu finden, wie Anamnese erheben (die vollständige Anamnese ist für den Umgang mit den meisten Beratungsursachen ohnehin nicht notwendig), Verbände machen, kleine Wunden versorgen oder Blutdruck messen. Diese Tätigkeiten werden oft nebenher sehr schnell vom Arzt selbst bzw. den Helferinnen erledigt. Solche Fertigkeiten sollte der Medizinstudent zweckmäßigerweise im Krankenhaus einüben, wo obendrein genügend Zeit für ausführliche Erklärungen zur Verfügung steht.

Die wirklich interessanten Dinge aus der Praxis erfährt man, wenn man im Sprechzimmer dem Gespräch zwischen Arzt und Patient beiwohnt und so die Methode der Informationsgewinnung und -verarbeitung bis hin zur Behandlung des Patienten erfassen kann; dabei kann man als Famulus kleine Handreichungen erledigen. Später hat man dann die Möglichkeit, die betreffenden Patientenkarten mit ihren meist eindrucksvoll langen Krankengeschichten zu studieren.

Das meist nur Minuten dauernde Gespräch mit kurzer Untersuchung der beschwerdebereitenden Region bezieht sich i. allg. auf das aktuelle Leiden des meist bekannten Patienten; kurze Fragen zu längerdauernden Erkrankungen des Patienten oder eines Familienmitgliedes (das vielleicht nicht anwesend ist) betreffen meist die Weiterverordnung von Medikamenten. Die Inhalte des Gespräches schienen mir eher banal, das Ergebnis unbefriedigend (Fieberpatient mit Bauchschmerzen: »... abwarten und schwarzen Tee trinken ...«), manchmal jedoch überraschend eindeutig (Anmeldung zur Koloskopie), was ich anfangs nicht auf unterschiedliche Gesprächsinhalte zurückführen konnte. Erst später fiel mir auf, daß das Vorwissen des Arztes aus früheren Beratungen über Monate hinweg ein entscheidendes Kriterium war.

Dann wiederum: Eine 13jährige mit Unterbauchschmerzen, die einer Appendizitis ähnelten. Das Mädchen machte auf mich keinesfalls einen besonders kranken Eindruck; es folgte jedoch eine sofortige stationäre Einweisung unter der Beschreibung »Schmerz im rechten Unterbauch«, was mich ziemlich erstaunte. Der Ernst der Situation war offensichtlich an mir vorübergegangen, da für mich kein schweres Krankheitsbild vorzuliegen schien.

Abwartendes Beobachten des Falles ohne vorschnelle Festlegung auf eine vermeintliche »Diagnose« ist vielleicht das der klinischen Routine am weitesten entgegenstehende Merkmal des hausärztlichen Vorgehens, jedoch ein diagnostisch wegweisendes, weil damit die zeitliche Entwicklung einer Krankheit genau erfaßt und die Einordnung erleichtert wird. Andererseits hat man immer zu beachten, daß der Patient nicht durch einen unerkannten, abwendbar gefährlichen Verlauf zu Schaden kommt.

Diese Herangehensweise war mir bis dahin nicht geläufig, es fiel mir jedoch jetzt in der Praxis auf, daß im Krankenhaus immer irgendeine Diagnose oder Richtung bereits im Raum stand (vorgegeben durch Formulierungen auf dem Einweisungsschein oder durch Anweisungen des Notarztes), die es zu bestätigen oder auszuschließen galt.

Ich versuchte daraufhin, die Beratungsgespräche auf Schlüsselwörter hin abzuklopfen, die mir einen Hinweis auf die genaue Erkrankung geben konnten. Es war ziemlich unergiebig. Aus manchen Gesprächen ließ sich für mich nicht immer eindeutig festlegen, was dem Patient nun wirklich fehlte. Um so überraschender war für mich dann die Treffsicherheit des Arztes: Das war wohl hauptsächlich seiner Erfahrung, seinem »klinischen Blick« zuzuschreiben. Von den »typischen« Symptomenkomplexen aus Lehrbüchern erkannte ich nur wenige, die Ausnahme war da eher die Regel.

Was habe ich mitgenommen?

Alles in allem war diese Famulatur eine angenehme und lehrreiche Abwechslung innerhalb des Medizinstudiums, die viele Reize bot. Ich habe viele Patienten gesehen, vom Kleinkind bis zum Pflegebedürftigen, die verschiedensten Erkrankungen, vom banalen Schnupfen und Insektenstich bis hin zum schwerkranken Tumorpatienten, der nur noch palliativ behandelt wird; darüber hinaus lernte ich auf den zahlreichen Hausbesuchen das familiäre Umfeld der Patienten kennen. Da kann man sich selbst nicht so gut im weißen Kittel verstecken wie im Krankenhaus, man ist direkter dem Patienten »ausgesetzt«.

Von langweiliger Routine konnte in dieser gutausgestatteten Gemeinschaftspraxis mit Ultraschall, Röntgen, kleinem chirurgischen Behandlungsraum, physikalischer Therapie, proktologischer Sprechstunde etc. keine Rede sein, der Patient wird also im wörtlichen Sinne rundum betreut. Ich habe es sehr genossen, langjährige Patientengeschichten in einem neuen Zusammenhang zu erleben, was mein Verständnis von Arztsein sehr bereichert hat« [37].

Solche Famulaturerlebnisse können durchaus prägend im Hinblick auf die spätere Berufswahl sein, wie einem Dankschreiben eines anderen Famulus am Ende seiner Famulatur zu entnehmen ist:

»Ich bedanke mich für die Möglichkeit zu dieser Famulatur. Dieser Monat hat mich meinem zukünftigen Beruf nähergebracht als ein Großteil meines Studiums an der Universität. Ich habe miterlebt, was von einem Arzt gefordert wird und vor welche menschlichen und organisatorischen Probleme er gestellt ist.

Erstmals habe ich kennengelernt, was eigentlich Allgemeinmedizin bedeutet. Dieses Fach ist in meinem Studium weitgehend ausgeklammert. Meine Famulatur hat mir gezeigt, daß Krankheiten häufig nicht 'pharmakologisch' geheilt werden können, sondern nicht selten familiäre und psychische Probleme als Ursache haben. Darüber schweigen aber unsere Lehrbücher.
Ich bedanke mich für die Kollegialität und Integration in den Praxisbetrieb. Und ich bedanke mich für das gute Essen, das schöne Zimmer und die nette Atmosphäre. Ihr Famulus U. W.«

2.2.4 Tätigkeiten

Für die Tätigkeit des Famulus in der Praxis gilt der Grundsatz: Injektionen, Infusionen und Blutentnahme sind Eingriffe, die zum Verantwortungsbereich des Arztes gehören. Der Arzt kann mit der Durchführung dieser von ihm angeordneten Maßnahmen sein medizinisches Assistenzpersonal beauftragen, soweit es über die notwendigen Fähigkeiten verfügt und die Art des Eingriffes nicht sein persönliches Handeln erfordert.

Der Jurist Narr weist darauf hin, daß ein Famulus *keine* selbständige Tätigkeit ausüben darf; vielmehr muß die Aufsicht des Arztes ständig sichergestellt sein, da eine Famulatur rein zu Ausbildungszwecken und nicht zur Mitarbeit in der Praxis vorgesehen ist.

Der Arzt bleibt in jedem Fall für die Anordnung und die ordnungsgemäße Durchführung der Eingriffe verantwortlich. Er darf daher die Durchführung nur solchen Hilfskräften übertragen, die in der Punktions- und Injektionstechnik besonders ausgebildet sind und von deren Können und Erfahrungen er sich selbst überzeugt hat [88].

Merke:

Bevor der Praxisinhaber einen Famulus beauftragt, im Einzelfall eine Injektion vorzunehmen, muß er sich zunächst über die besondere Ausbildung, das Können und die Erfahrungen des Medizinstudenten vergewissern!

Die Tätigkeit des Famulus soll sich auf die ganze Breite der Praxis beziehen:
- Teilnahme am *ärztlichen Gespräch*[1] als wichtigstes Kommunikationsmittel zwischen Patient und Arzt (Gemäß der Richtlinien von KV und Ärztekammer muß das Einverständnis des Patienten eingeholt werden!).

---

[1] In einer Untersuchung von 77 Famulanten in Allgemeinpraxen wurde der weitaus größte Teil von 68 Famuli vom Arzt bereitwillig in das Sprechzimmer mitgenommen, 9 dagegen blieb der Zutritt verwehrt [52].

Hierzu empfiehlt sich der Aushang eines entsprechenden Plakates (Abb. 4).

– Teilnahme bei den *Hausbesuchen*, um das soziale Milieu der Patienten (»Soziotop«) kennenzulernen. Wegen der besonderen Aktualität sollen auch Nachtbesuche und der ärztliche Notfalldienst mitgemacht werden.

– *Anamnesen* und *klinische Befunde* soll der Famulus bei ausgewählten Fällen in einem eigenen Raum selbständig erheben und das Ergebnis dem Praxisinhaber vorlegen.

– Der Famulus soll Gelegenheit haben, das *medizinisch-chemische Labor* in der Indikationsstellung, in der technischen Erbringung und in der Auswertung kennenzulernen.

– Indikationsstellung und Anwendung von Geräten für die *physikalische Therapie* sollen erörtert und gezeigt werden.

– Die Grundbegriffe der *EKG-Diagnostik* sollen vermittelt werden.

– Die Bedeutung und der Ablauf der *präventiven Untersuchungen* sollen aufgezeigt werden.

– Erste, *lebensrettende Maßnahmen*, wenn sie anfallen, sind von besonderer Bedeutung.

– Zum Abschluß eines jeden Tages sollte ein Gespräch stattfinden, in dem alle offenen Fragen beantwortet werden *(»epikritisches Gespräch«)*. [Bayerische Landesärztekammer, Merkblatt »Famulatur in der Praxis«].

In dieser Allgemeinpraxis
arbeitet gegenwärtig ein
Medizinstudent als Famulus
im Rahmen der gesetzlich geregelten
Ausbildung zum Arzt.

Wenn Sie als Patient
ein ärztliches Gespräche unter
vier Augen wünschen,
sagen Sie bitte in der Anmeldung
rechtzeitig Bescheid.

Herausgeber: Berufsverband der Allgemeinärzte Deutschlands – Hausärzteverband e.V. (BDA)

Abb. 4. Wartezimmeraushang zur Ankündigung eines Famulus, herausgegeben vom Berufsverband der Allgemeinärzte Deutschlands – Hausärzteverband – e.V. (BDA). [Zu beziehen gegen Voreinsendung von DM 5,– in Briefmarken über: Institut für Praxisforschung (PRAFO) im BDA, Talstraße 5, 93152 Nittendorf, Fax 09404/1857]

Mit den Tätigkeiten eines Famulus während seiner Famulaturzeit befaßt sich ausführlich M. Jochum in seiner Dissertation »Die Famulatur in der Allgemeinpraxis« [52]: So durften 36 von 76 Studierenden »immer«, 32 »manchmal« und 8 »nicht« selbständig arbeiten und regelmäßig wiederkehrende Tätigkeiten am Patienten eigenverantwortlich durchführen. 14 Studierenden wurden »immer« Befunde aus apparativ-technischen Untersuchungen (EKG, Labor, Blutausstrich) zur selbständigen Beurteilung und Auswertung vorgelegt, 46 »manchmal« und 17 »nicht«. 57 von 77 verneinten die Frage, ob sie vorwiegend nichtärztliche Tätigkeiten verrichten mußten (z. B. Befunde tippen, Telefondienst etc.), sie fühlten sich also durchaus nicht als »billige Hilfskraft« ausgenützt. 42 durften »immer« an Hausbesuchen teilnehmen, 25 »manchmal« und 10 »überhaupt nicht«. Der Anteil derjenigen, die immer mit auf Hausbesuche fahren durften, war in der Landpraxis mit 20 von 24 weitaus am größten. 23 konnten »immer« an Notfalleinsätzen teilnehmen, 20 »manchmal«, 33 jedoch »nicht«. Allerdings nahm die »freudige Teilnahme an Notdiensteinsätzen« in den einzelnen befragten klinischen Semestern mit zunehmender Semesterzahl deutlich ab.

54 Famuli glaubten, während ihrer Famulatur »manchmal« prüfungsrelevantes Wissen erworben zu haben, 12 bzw. 11 dagegen meinten, dies sei »immer« bzw. gar »nicht« der Fall gewesen. Famuli, welche die Famulatur in den höheren klinischen Semestern abgeleitet hatten, glaubten etwas häufiger, prüfungsrelevantes Wissen während der Famulatur erworben zu haben. 23 Studenten nahmen »immer« an, praxisrelevantes Wissen erworben zu haben, 25 glaubten, dies sei nur »manchmal« der Fall gewesen, nur 5 waren der Ansicht, sie hätten »nie« praxisrelevantes Wissen erwerben können.

Der überwiegenden Mehrheit von 73 Studierenden ist durch eine solche Famulatur das Berufsbild des Allgemeinarztes deutlicher geworden, nur 3 Studenten verneinten dies. Interessanterweise stieg die positive Änderung der Einstellung der Studenten gegenüber der Allgemeinmedizin mit dem Alter des Arztes, bei dem die Famulatur absolviert wurde, stetig an.

Beachte:

Je mehr die Famuli an Hausbesuchen teilnehmen können, desto »positiver« sehen sie auch ihre Einstellung zur Allgemeinmedizin nach der Famulatur an [52].

2.2.5 Praxishospitation

Eine Famulatur (vgl. 2.2) ist inhaltlich von einer *Praxishospitation* und wiederum von *Ausbildungspraktika* im Rahmen des obligaten »Kurses der Allgemeinmedizin« während des Medizinstudiums zu unterscheiden.

An einigen Universitäten wird für diesen Kurs die Möglichkeit angeboten, in einzelnen Allgemeinpraxen »Schnuppertage« zu absolvieren, um den Studenten die Möglichkeit zu bieten, einmal für einen oder zwei Tage dem Praktiker »auf die Finger zu schauen«.

Während es sich bei der Praxishospitation und den Ausbildungspraktika um Veranstaltungen der Universität handelt, ist das weiterbildungsbegleitende Seminar (vgl. Kap. 10) eine Veranstaltung der Landesärztekammern.

Aufgabe des Praktikums

Die Aufgabe des Praktikums ist es, bekannte und unbekannte Stoffgebiete durch die Art der methodischen Verbindung zwischen ihren Elementen zu einer Systematik des allgemeinmedizinischen Tätigkeitsfeldes aufzubauen [17].

Aufgabe der Seminarweiterbildung

Ziel der Seminarweiterbildung (vgl. Kap. 10) ist es, die Teilnehmer anzuleiten, das erworbene Wissen nach bestimmtem, in der allgemeinärztlichen Praxis vorgegebenem Muster selektiv zu steuern. Verbindende Aufgabe von Praktikum und Kursus ist die Hinführung der Kursteilnehmer zu einem allgemeinärztlichen Verhalten durch eine gemeinsame und gleiche Zielsetzung bei unterschiedlicher Funktion im Ausbildungssystem.

Die unterschiedlichen Funktionen von Praktikum und Kursus sollen möglichst durch ein einheitliches Gesamtkonzept verbunden sein, ihre unterschiedliche Schwerpunktsetzung in Praktikum und Kurs zeigt Übersicht 1.

Beachte:

1. Im Praktikum Allgemeinmedizin werden medizinische Kenntnisse vorausgesetzt und nicht neu vermittelt.

2. Im Praktikum geht es nicht um die Vermittlung von Wissen, sondern darum, durch Erleben allgemeinmedizinisches Handeln zugängig zu machen.

3. Durch ein Praktikum können die Studenten bestenfalls gründlich neugierig auf das Fach Allgemeinmedizin gemacht werden [2].

Übersicht 1. Beispiele für unterschiedliche Schwerpunktsetzungen in Praktikum und Seminarweiterbildung. (Nach [17])

Praktikum	**Seminarweiterbildung**
– Musterfälle für das Lernen an modellhaften Situationen erarbeiten.	– Umsetzung eigener Erfahrungen in der Praxis in konkretes diagnostisches/therapeutisches Handeln.
– Systematik unter dem Gesichtspunkt der Einführung in hausärztliche Problemstellung für Studenten aller Fachgebiete. Das Stoffangebot muß daher auch von Studenten mit anderen Berufswünschen gedanklich nachvollzogen werden.	– Systematik des Stoffes aus der Perspektive der konkret wahrgenommenen hausärztlichen Versorgungstätigkeit.
– Differenzierung des Unterrichtsstoffes unter dem Gesichtspunkt, einzelne Elemente herauszulösen, um ihren individuellen Stellenwert im Tätigkeitsgebiet der hausärztlichen Versorgung herauszuarbeiten.	– Aggregation unterschiedlicher hausärztlicher Leistungselemente mit dem Ziel, den Patienten ein qualitativ höheres Leistungsangebot zu geben, als es durch die einzelnen Leistungselemente allein erbracht werden kann.

2.2.5.1 Lehrärzte

Eine weitere spezielle Form der Ausbildung für Medizinstudenten ist der Unterricht in *akademischen Lehrpraxen durch Lehrärzte* und *Lehrbeauftragte für Allgemeinmedizin*.

Die *Zielsetzung* dabei ist, »mit Hilfe der aufgeführten Prinzipien und Kriterien die Effektivität der allgemeinmedizinischen Lehre zu erhöhen und dem Selbstverständnis als Lehrer der Allgemeinmedizin Ausdruck zu geben« [26].

Anforderungen an einen Lehrarzt

Die Abteilung bzw. das Institut für Allgemeinmedizin der Universität Düsseldorf und der Universität Frankfurt haben ausführlich die Anforderungen an einen Lehrarzt sowie die Anforderungen an eine akademische

Lehrpraxis aufgrund ihrer langjährigen Erfahrungen beschrieben. In ähnlicher Weise haben auch die Lehrbeauftragten der Universität Marburg ein spezielles »Modell Marburg« entwickelt.

– Ein »Lehrarzt für Allgemeinmedizin« muß als Facharzt für Allgemeinmedizin eine ausreichend große Zahl von Patienten in eigener Praxis regelmäßig betreuen und das breite Betreuungsspektrum der ambulanten Krankenversorgung anbieten, für das er und seine Praxis die notwendigen fachlichen, technischen und personellen Voraussetzungen haben.
– Ein Lehrarzt muß sich für eine Mindestzeit zur Zusammenarbeit mit der Abteilung/dem Institut für Allgemeinmedizin für die Durchführung von Blockpraktika verpflichten, um die notwendige organisatorische Kontinuität zu sichern.
– Er muß regelmäßig an den didaktischen Fortbildungen und Seminaren der Abteilung/des Instituts teilnehmen, damit die didaktischen und inhaltlichen Vorgaben entsprechend den gemeinsam festgelegten Zielkriterien für den Unterricht strukturiert und evaluierbar an die Studierenden vermittelt werden. Die Struktur dieser Fortbildungen ist an die gleichberechtigte Arbeit von »Qualitätszirkeln mit Experten« angelehnt. (Beispiele: Universitäten Düsseldorf, Frankfurt)

2.2.5.2 Lehrpraxis

Lehrpraxen[1] bieten analog den akademischen Lehrkrankenhäusern den Studierenden die Möglichkeit, Erfahrungen über die Gründe für die Primärinanspruchnahme zu sammeln und daraus resultierende Betreuungsstrategien kennenzulernen.

Die Allgemeinpraxis als Lernort strukturiert dabei den spezifischen Lernprozeß im Fach Allgemeinmedizin durch ihren direkten und umfassenden Praxisbezug. Die Kursstunden und Blockpraktika in den Allgemeinpraxen als Anteil des Kurses Allgemeinmedizin eröffnen eine adäquate Möglichkeit, neben den Erfahrungen in der Klinik die ambulante Betreuung zu erleben. Sie sind nicht durch einen Unterricht z. B. in universitären Polikliniken ersetzbar [48].

Eine »akademische Lehrpraxis« muß 1. personell, 2. räumlich, 3. apparativ, 4. organisatorisch, 5. hinsichtlich der Patientenzusammensetzung und 6. des Leistungsspektrums so ausgestattet sein, daß eine den Anforde-

---

Die Ärztekammer Nordrhein erhebt keine berufsrechtlichen Bedenken, wenn in den Praxen von niedergelassenen Ärzten ein Hinweis erfolgt, daß es sich bei der Praxis um eine Lehrpraxis der medizinischen Fakultät einer Hochschule handelt. Eine solche Information ist zulässig und dient auch dem Informationsinteresse der Patienten. Dies bestätigte der Präsident der Ärztekammer Nordrhein, Professor Dr. med. Jörg-Dietrich Hoppe, mit Schreiben vom 4.3.1998 an die Vorsitzende der Vereinigung der Hochschullehrer und Lehrbeauftragten für Allgemeinmedizin e.V., Frau Professor Dr. Waltraut Kruse.

rungen der Approbationsordnung, des Gegenstands- und Lehrstoffkatalogs Allgemeinmedizin entsprechende Ausbildung der Medizinstudenten in Kleingruppen und Blockpraktika erfolgen kann.

Zu 1: Der Praxisinhaber muß Lehrarzt oder Lehrbeauftragter für Allgemeinmedizin sein.

Zu 2: Es müssen genügend Räume/Unterrichtseinheiten vorgehalten werden, um je nach Kursorganisation und Studentenzahl bei wöchentlicher Durchführung des Kurses die Ausbildung in bis zu 3–4 Studentengruppen mit in der Regel 3 Studenten am Patienten und/oder mindestens 2 wöchigen Blockpraktika zu ermöglichen.

Zu 3: Die apparative Ausstattung muß den allgemeinmedizinischen Standards entsprechen (z. B. Labor, Lungenfunktionsmessung, EKG, Belastungs-EKG, Gefäßdopplersonographie, 24-h-Blutdruckmessung, Sonographie, kleine Chirurgie, physikalische Therapie, ggf. zusätzliche Schwerpunktdiagnostik-Therapie), oder es muß organisatorisch gewährleistet sein, daß diese Diagnostik zeitnah durchgeführt werden kann, ggf. auch im Verbund mit anderen Fachkollegen.

Die Lehrpraxis sollte über geeignete Lehrmittel verfügen (z. B. Flipchart, Overheadprojektor, Diaprojektor).

Zu 4: Es muß vom Praxisablauf gewährleistet sein, daß im Semester einmal wöchentlich und/oder in Form der mindestens zweiwöchigen Blockpraktika ein Studentenunterricht in der vorgesehenen Form in der Praxis stattfinden kann.

Den Studenten muß ermöglicht werden, in der zur Verfügung stehenden Zeit problemorientiert (d. h. auch mit Anleitung zum Selbststudium) einen praxisnahen Überblick über die allgemeinmedizinische Tätigkeit zu erlangen.

Zu 5: Die Zusammensetzung des Patientenklientels muß so beschaffen sein, daß genügend allgemeinmedizinisch relevante Problemfelder wie umfassendes Altersspektrum, Multimorbidität, Langzeitbetreuung chronisch Kranker, Geriatrie, Familienmedizin und Prävention in den Studentenunterricht einbezogen werden können. Daneben kann der fachliche Schwerpunkt der Praxis dargestellt werden.

Zu 6: Das Leistungsspektrum muß umfassen: die primärärztliche Funktion einschließlich Sieb- und Notfallfunktion, die haus- und familienärztliche Funktion mit regelmäßiger Hausbesuchstätigkeit, die soziale Integrationsfunktion, die Gesundheitsförderung einschließlich Vorsorgeuntersuchungen, die Koordinations- und Kooperationsfunktion sowie die psychosomatische Grundversorgung. (Düsseldorf, Frankfurt)

Über die apparative Ausstattung der allgemeinmedizinischen Lehrpraxis äußert sich N. Donner-Banzhoff kritisch: »Gefäßdoppler, 24-h-Blutdruckmessung, Sonographie usw. zum Kriterium zu machen, halten wir für abwegig. Dies ist gerade nicht der Kern und Sinn der Allgemeinmedizin! Wir sollten nicht versuchen, Spezialisten mit deren Waffen zu schlagen. Wir werden einen apparativ orientierten Internisten auf seinem Gebiet nicht beeindrucken können, was immer wir tun« [26].

In diesem Zusammenhang erinnert der Autor an einen Gedanken von Ian McWhinney:

»Alle medizinischen Fächer definieren sich entweder durch eine *Krankheit* (bzw. Gruppen von Krankheiten) oder durch eine *Technologie*. Die Allgemeinmedizin ist deshalb einzigartig, weil sie sich über eine *Beziehung* definiert.«

Eine dermaßen anspruchsvolle, qualitätsorientierte Anforderung an die akademischen Lehrpraxen und die Lehrärzte für Allgemeinmedizin muß auch ihren Preis haben, d. h. eine gewisse, wenn auch eher symbolische Vergütung (z. B. durch das Kultusministerium) für die Bemühungen und Belastungen des Praxisinhabers.

Letztlich entscheidend für die Qualität der allgemeinmedizinischen Lehre ist jedoch nicht »das Geld«, auch nicht ein formales Regelwerk, sondern – wie Donner-Banzhoff bemerkt – der Enthusiasmus, die fachliche Kompetenz, die Fähigkeit zur Vermittlung, die Fähigkeit zum Vorbild wie auch zur Selbstkritik. Solche Modelle können sicherlich nicht sämtliche Qualitätsprobleme in der Lehre lösen. Entscheidend ist vielmehr, daß sie im alltäglichen Lehrbetrieb mit Leben gefüllt werden.

S. Häussler [39] weist auf einen interessanten Aspekt einer Lehrpraxistätigkeit hin: Durch den Kontakt mit der Universität verändere sich die Praxis; der Lehrpraxisinhaber wird durch die Studierenden ständig über die Weiterentwicklung der Medizin informiert, wodurch sich eine deutliche Leistungsverbesserung entwickelt.

2.3 Das praktische Jahr (PJ)

Die Approbationsordnung aus dem Jahr 1970 enthält – im Gegensatz zur früheren *Bestallungsordnung* – keine Ausbildungszeit mehr in Form einer Medizinalausbildungszeit (»MA-Zeit«).

Die 48wöchige Ausbildung während des *PJ* – früher auch *Internatsjahr* genannt – verfolgt diese Ziele:
- intensive Unterrichtung am Krankenbett,
- Kontrolle und Kritik des theoretisch Erlernten durch Vertiefung und Erweiterung der erworbenen Kenntnisse und Fähigkeiten sowie des ärztlichen Denkens und Handelns,
- Entscheiden und Handeln aufgrund eigener Einsicht,
- schrittweise Übernahme ärztlicher Verantwortung,
- Erlernen der Regeln ärztlichen Verhaltens,
- Erkennen der eigenen Grenzen.

Die Ausbildung soll zu 60% aus Routinearbeit auf den Krankenstationen und zu 40% aus Unterrichtsveranstaltungen sowie Eigenstudium bestehen. Nach Einführung in die Station in Gegenwart von Angehörigen der medizinischen Assistenzberufe sollen die PJ-Studenten lernen:
- selbständige Patientenbetreuung (Anamneseerhebung, Diagnostik, kritische Reflexion der erhobenen Befunde und Indikationsstellung zur Therapie),

– Fall- und Routinebesprechung,
– arzneitherapeutische Besprechung,
– klinisch-pathologische Demonstrationen,
– Laboratoriumsuntersuchungen und apparative Diagnostik.

Zur praktischen Ausbildung gehören ferner die Teilnahme am Nachtdienst (maximal 2mal im Monat) sowie am Wochenenddienst (maximal einmal im Monat). Unterrichtsveranstaltungen wie Kolloquien und Fallseminare sowie Lehrvisiten und Patientenvorstellungen dienen der Vertiefung praktischer und theoretischer Kenntnisse. Eine Vergütung für die im PJ geleistete Arbeit wird bisher nicht gezahlt, Urlaub ist nicht vorgesehen; dagegen können Fehlzeiten bis zu 20 Ausbildungstagen angerechnet werden, ohne daß diese dann nachgeholt werden müssen [49].

Das PJ ist Bestandteil des insgesamt 6jährigen Medizinstudiums mit Ausbildungscharakter und Ausbildungsanspruch. Es ist nicht möglich, Teile dieser Ausbildung im PJ in der Praxis niedergelassener Ärzte, auch nicht in der Allgemeinmedizin, zu absolvieren.

Dagegen können Teile des PJ auch im Ausland absolviert werden. Selbstverständlich ist hierüber ebenfalls ein Zeugnis beizubringen (Abb. 5).

Personen, die die ärztliche Prüfung nach § 3 Abs. 1 Satz 1 Nr. 4 bestanden haben, erhalten auf Antrag eine auf die Tätigkeit als Arzt im Praktikum (§ 3 Abs. 1 Satz 1 Nr. 5) beschränkte *Erlaubnis*. Diese Erlaubnis darf nur widerruflich und bis zu einer Gesamtdauer der Tätigkeit erteilt werden, deren es zum Abschluß der Ausbildung bedarf.

2.4   Der Arzt im Praktikum (AiP)

Das 5. Gesetz zur Änderung der Bundesärzteordnung (BÄO) vom 14.03.1985 sah erstmals die Einführung eines *Arztes im Praktikum (AiP)* vor.

Diese 2jährige *Praktikumsphase* sollte in der Vorstellung ihrer geistigen Väter (Marburger Bund, Bundesärztekammer, Bundesministerium für Jugend, Familie und Gesundheit) dazu dienen, die real vorhandenen praktischen Ausbildungsdefizite während des 6jährigen Medizinstudiums zu kompensieren und v. a. »die Gefahr der Einführung einer Pflichtweiterbildung von mehreren Jahren« [49] zu verhindern.

Eine solche Pflichtweiterbildung war jedoch von den berufspolitischen Vertretern der Allgemeinmedizin seit vielen Jahren schon immer wieder lautstark gefordert worden. Insbesondere bekämpfte der Fachverband Deutscher Allgemeinärzte (FDA) die Einführung der 2jährigen AiP-Zeit erbittert: »Eine solche AiP-Zeit verlängert unnötig die ärztliche Ausbildung, blockiert Stellen in Klinik und Praxis für die Weiterbildung, ist kostenaufwendig für den Gesetzgeber und wird niemals eine gezielte postgraduale qualifizierte *Weiterbildung* in einem bestimmten Fach, besonders nicht im Fachgebiet Allgemeinmedizin, ersetzen... Jede Praxisphase ist und bleibt integraler Bestandteil der *Ausbildung* zum Arzt«.

Bescheinigung
über die praktische Ausbildung in der Krankenanstalt
(Praktisches Jahr)
Certificate concerning practical training (final year)

Der/die Studierende der Medizin —
The Student of Medicine . .WOLFGANG ALOISIUS BLANK. . . . .

Geburtsdatum — born . .25.05.1965. . . . . in KOELN_WEIDENPESCH . . . .

hat regelmäßig an der unter meiner Leitung in der unten bezeichneten Kli-
nik/Krankenanstalt durchgeführten Ausbildung teilgenommen. Die Ausbildung erfolgte auf der Abteilung für —
has regularly participated in the following institution, under my supervision
and guidance in the training in

. . . . GENERAL SURGERY . . . .

Dauer der Ausbildung   von . . . .   bis . . . .
Duration of Training   from .11.08.92 . . .   to .30.11.92 . . .

Fehlzeiten: nein/wenn ja   von . . . .   bis . . . .
Interruptions: no/xxxx   from . . . .   to . . . .

( ) Die Krankenanstalt ist zur Ausbildung bestimmt worden von der Hochschule —
The Hospital, the training has been located in, is Teaching Hospital of
the Medical Faculty of the University of

. . . . 1992 -11- 30 . . . .
(x) Die Ausbildung ist an einer Krankenanstalt der Hochschule durchgeführt worden. —
The training has been located in the University Hospital of the Medical
School.

. . . .UMTATA . . , den — the .30.11.92 . . . .

SENIOR MEDICAL SUPERINTENDENT
UMTATA HOSPITAL
UMTATA GENERAL HOSPITAL
Name der Anstalt
Name of the Institution

PROF E.L. MAZWAI
Siegel oder Stempel
Seal
HEAD DEPT SURGERY.

Abb. 5. Bescheinigung über die praktische Ausbildung der Krankenanstalt (PJ).
Certificate concerning practical training (final year), University of Transkei

Letztlich wurde dann doch eine 18monatige AiP-Zeit in der Bundesärzteordnung festgeschrieben. Dadurch sollte – ergänzend 6 Monate *Vorbereitungszeit* in einer kassenärztlichen Praxis – der sofortige ungebrem-
ste Zugang zur kassenärztlichen Tätigkeit als (nicht weitergebildeter)
Praktischer Arzt ermöglicht werden.

Damit die zusätzliche *Ausbildungsphase* als Arzt im Praktikum (AiP) von
allen Betroffenen abgeleistet werden kann, wurde sie vom Gesetzgeber
zeitlich vor die Approbation gelegt, wobei durch die Erteilung einer
Erlaubnis zur Ausübung von ärztlichen Tätigkeiten sichergestellt wurde,
daß die Absolventen dieser Phase bereits als *Ärzte* tätig sind.

Die von den Bundesländern akzeptierte Berufsfeldbeschreibung hält
folgerichtig fest, daß es sich bei den Ärzten im Praktikum um *Ärzte* handelt, die *Berufsanfänger* sind und keineswegs – wie man sich vielleicht
manchmal denken möchte – Mediziner, die man zu nichts gebrauchen
könnte.

Während der Praktikumsphase übt der junge Kollege ärztliche Tätigkeiten aus und kann allgemeine ärztliche – nicht zu verwechseln mit: allgemeinärztliche (!) – Erfahrungen sammeln. Dabei wird er nicht nur fachlich, sondern auch menschlich oft stark gefordert. Das setzt großen Einsatz und das Pflichtbewußtsein von Anfang an voraus.

Die *Erlaubnis* nach § 10 Abs. 4 der Bundesärzteordnung (BÄO) zur
vorübergehenden Ausübung des ärztlichen Berufes (Abb. 6) gilt ausschließlich für eine insgesamt 18monatige Tätigkeit als Arzt im Praktikum
(AiP), die nur in *abhängiger* Stellung abgeleistet werden kann; sie berechtigt nicht zur Niederlassung oder zu anderen eigenverantwortlich-selb-
ständig ärztlichen Tätigkeiten.

Der Erlaubnisinhaber läßt sich Beginn und Ende von Tätigkeiten als Arzt
im Praktikum vom Anstellungsträger bescheinigen (Abb. 7).

Die AiP-Phase hat sich jedoch trotz anfänglicher Ablehnung mittlerwei-
le durchgesetzt. Die Befürchtungen, daß nicht genügend AiP-Stellen vorhanden seien, haben sich bislang als grundlos erwiesen [79]. Freilich fühlen sich viele »AiPler« unterbezahlt, nachdem sich die Krankenhäuser statt
einer Vollassistentenstelle jetzt 3 AiP-Stellen »leisten« können.

Zudem ist festzustellen, daß nicht jeder seine Wunschstelle findet. Dies
ist aber bei der heutigen Arbeitsmarktlage auch für approbierte Ärztinnen
und Ärzte nur selten möglich.

2.4.1 Übergangsregelungen

Nach Inkrafttreten des Gesundheitsstrukturgesetzes (GSG) zum 1. 1.1993,
das maßgeblich mit dem Namen des Ministers im Bundesministerium für
Jugend, Familie und Gesundheit, Horst Seehofer, verbunden ist, können
ab 1. Januar 1994 nur noch jene Ärzte zur vertragsärztlichen Versorgung
zugelassen werden, welche den *Abschluß einer allgemeinmedizinischen
bzw. fachärztlichen Weiterbildung* bzw. als Mindestqualifikation die
Bezeichnung *»Praktischer Arzt«* nachweisen können. Dabei ist jedoch zu

Regierung von Unterfranken

Erlaubnis

für die Tätigkeit als Ärztin im Praktikum

Frau Elisabeth Deinlein,

geboren am 15.3.1966 in Bamberg,

wird aufgrund des § 10 Abs. 4 Bundesärzteordnung widerruflich die Erlaubnis zur vorübergehenden Ausübung des ärztlichen Berufs für die Tätigkeit als Ärztin im Praktikum erteilt.

Die Erlaubnis erlischt, sobald die Erlaubnisinhaberin die Tätigkeit als Ärztin im Praktikum mit einer Gesamtdauer von 18 Monaten vollständig abgeleistet hat. Bei einer Teilzeitbeschäftigung verlängert sich die Gültigkeit der Erlaubnis entsprechend bis zu einer Höchstdauer von 3 Jahren. Die Erlaubnisinhaberin läßt sich Beginn und Ende von Tätigkeiten als Ärztin im Praktikum vom Anstellungsträger umseitig bescheinigen.

Würzburg, den 10.11.1992

I.A:

Dr. Schua
Medizinaloberrat

Abb. 6. Beispiel für eine »Erlaubnis« der Regierung von Unterfranken für die Tätigkeit als Ärztin im Praktikum (Vorderseite des Formulars)

Anstellungsträger	Tätigkeit als Arzt/ Ärztin im Praktikum		Unterschrift des An- stellungsträgers bzw. eines Beauftragten und Stempel
	Beginn	Ende	
ChA Prof. Dr. med. K. H. Wiedmann Medizinische Klinik II Abteilung für Gastroenterologie, Hepatologie und Infektionskrankheiten Krankenhaus der Barmherzigen Brüder Prüfeninger Straße 86 · Tel. 09 41 / 3 69 - 4 25 93049 Regensburg Vollzeitbeschäftigung [X] Teilzeitbeschäftigung mit [ ] Prozent	01.01.93		ChA Prof. Dr. med. K. H. Wiedmann Medizinische Klinik II Abteilung für Gastroenterologie, Hepatologie und Infektionskrankheiten Krankenhaus der Barmherzigen Brüder Prüfeninger Straße 86 · Tel. 09 41 / 3 69 - 4 25 Prof. Dr. med. Wiedmann
		30.04.94	ChA Prof. Dr. med. K. H. Wiedmann Medizinische Klinik II Abteilung für Gastroenterologie, Hepatologie und Infektionskrankheiten Krankenhaus der Barmherzigen Brüder Tel. 09 41 / 3 69 - 4 25 Prof. Dr. K. H. Wiedmann 93049 Regensburg
	1. Mai 94		Gemeinschaftspraxis Fachärzte für Allgemeinmedizin Dr. med. Herbert Weißgerber Sportmedizin - Badearzt Dr. med. Richard Pickl Badearzt Tel. 0 94 05 / 22 06 Fax 56 94 Römerstraße 41 · 93077 Bad Abbach
Vollzeitbeschäftigung [X] Teilzeitbeschäftigung mit [ ] Prozent		30. Juni 94	Fachärzte für Allgemeinmedizin Dr. med. Herbert Weißgerber Sportmedizin - Badearzt Dr. med. Richard Pickl Badearzt Tel. 0 94 05 / 22 06 Fax 56 94 Römerstraße 41 · 93077 Bad Abbach 89 / 84 266
Vollzeitbeschäftigung [ ] Teilzeitbeschäftigung mit [ ] Prozent			
Vollzeitbeschäftigung [ ] Teilzeitbeschäftigung mit [ ] Prozent			

Unabhängig von dem vorstehenden Eintrag bedarf es in jedem Fall einer Bescheinigung nach Anlage 20 a zu § 34 d Abs. 1 Satz 1 Approbationsordnung
für Ärzte, die die vorerwähnten Tätigkeitszeiträume entsprechend bestätigt.

Abb. 7. Beispiel für den Eintrag über die Tätigkeit als Ärztin im Praktikum im Rahmen einer Vollzeitbeschäftigung während einer klinischen Weiterbildungszeit und eines Weiterbildungsabschnittes in einer Allgemeinpraxis (Rückseite des Formulars)

beachten, daß die Übergangsregelungen bereits ausgelaufen sind: Als Praktischer Arzt kann nach § 95 a IV SGB V nur noch derjenige in das *Arztregister* eingetragen werden, der die Bezeichnung gemäß den Kammergesetzregelungen bis 31.12.1995 erworben hatte. Seit dem 31.12.1995 ist der Abschluß einer (z. B. allgemeinmedizinischen) Weiterbildung Voraussetzung für die Eintragung ins Arztregister.

Durch die Einführung einer obligaten allgemeinmedizinischen sowie einer fachärztlichen Weiterbildung als Zulassungsvoraussetzung zur vertragsärztlichen Versorgung als Folge des GSG aus dem Jahr 1994 wird langfristig die 18monatige Praxisphase »Arzt im Praktikum« überflüssig werden. Auf absehbare Zeit wird jedoch der Status des Arztes im Praktikum erhalten bleiben. Entgegen der Meinung von Professor Hoppe, langjähriger Vorsitzender des Marburger Bundes, hat sich der AiP nicht als »neues Arztbild« etabliert.

2.4.2 Status

Der *Status* des Arztes im Praktikum ist folgendermaßen charakterisiert:
- Der AiP hat sämtliche ärztliche Prüfungen abgelegt und ist nicht mehr Student.
- Die Praktikumsphase des AiP ist Teil der Ausbildung (nicht der Weiterbildung!), obwohl die Praktikumsphase ganz oder teilweise auf die fachärztliche Weiterbildung (auch in der Allgemeinmedizin) angerechnet werden kann.
- Der AiP ist Arzt und besitzt die Rechte und Pflichten eines Arztes; er ist daher auch Pflichtmitglied in den Ärztekammern oder -vereinen.
- Der AiP darf jedoch die ärztliche Tätigkeit noch nicht selbständig ausüben, er steht unter »Aufsicht von Ärzten«.
- Dem AiP soll Gelegenheit gegeben werden, die ärztliche Tätigkeit auszuüben, er soll die ihm zugewiesene ärztliche Tätigkeit verrichten, und zwar in einem dem wachsenden Stande seiner Kenntnisse und Fähigkeiten entsprechenden Maß an Verantwortlichkeit (§ 34b, Sätze 1–4 ApprO).
- Der AiP soll nach Beendigung seiner Praxisphase in der Lage sein, den ärztlichen Beruf eigenverantwortlich und selbständig (jedoch nicht vertragsärztlich!) auszuüben.

2.4.3 Rechte und Pflichten

Durch die zunehmende Verrechtlichung des Medizinbetriebes gibt es inzwischen höchstrichterliche Urteile, die sich mit der Qualität der ärztlichen Versorgung im Krankenhaus beschäftigen und quasi gesetzgeberische Qualität[1] besitzen.

---

[1] Vgl. BGH-Urteil vom 27. September 1988; Az.: VI ZR 230/83. BGH-Urteil vom 7. Mai 1985; Az.: VI ZR 224/83. BGH-Urteil vom 26. April 1988 – VI – ZZ 246/86.

Durch alle Urteile wird festgelegt, daß Krankenhauspatienten Anspruch auf eine ärztliche Behandlung haben, die dem Standard eines erfahrenen Gebietsarztes entspricht.

Merke:

Nicht nur der erfahrene Arzt, der einem unerfahrenen Arzt eine ärztliche Leistung überträgt, für die er nicht ausreichend vorbereitet ist, macht sich schuldig, sondern auch der noch nicht ausreichend erfahrene Arzt, der diese Leistung ohne Widerspruch übernimmt [49].

Was darf also der Arzt im Praktikum (AiP) tun?

Er soll als Arzt in nichtselbständiger Stellung die Heilkunde am Menschen ausüben. Im einzelnen kann dies beinhalten
- allgemeine ärztliche Tätigkeiten, z. B. körperliche Untersuchungen, Anamneseerhebung, Wundversorgung, Injektion, Katheterisierung, Blutentnahme, Audiometrie, Krankenbesuche usw.
- Eingriffe wie Operationen, Extraktionen, Sektionsleistungen und andere ärztliche Maßnahmen.
- Ausstellung von Attesten und Befundberichten.
- Arzneimittelverschreibungen, auch von Betäubungsmitteln (die entsprechenden Rezeptformulare muß sich der AiP selbst beim Bundesgesundheitsamt besorgen). Hierbei ist zu beachten, daß der AiP gemäß § 34b der Approbationsordnung auch diese ärztliche Tätigkeit nur unter Aufsicht ausüben kann, wobei der jeweilige Stand seiner Kenntnisse zu berücksichtigen ist. In letzter Konsequenz ist eine vollständige haftungsrechtliche Absicherung nur gegeben, wenn der ausbildende Arzt das Rezept gegenzeichnet.
- Verordnung von Heil- und Hilfsmitteln, Kuren.
- Krankenhauseinweisungen.
- *Bereitschaftsdienst*: Ist der AiP ausreichend eingearbeitet und hat er einen entsprechenden Ausbildungsstand, ist er im Bereitschaftsdienst – auch nachts – einsetzbar, sofern ein berufserfahrener Arzt rufbereit ist. Die Entscheidung trifft der ausbildende Arzt nach dem jeweiligen Stand der praktischen Kenntnisse und Fähigkeiten des betreffenden AiP.
- Der AiP ist befugt, in Berufsfachschulen (z. B. Krankenpflegeschule, MTA-Schule etc.) als Fachlehrer tätig zu werden.

Merke:

Gutachten, Gesundheitszeugnisse und Todesbescheinigungen sind vom weiterbildenden Arzt gegenzuzeichnen!

Bei allen ärztlichen Tätigkeiten des AiP muß die Aufsicht und Überwachung sichergestellt sein. Für den alleinverantwortlichen Einsatz eines Arztes im Rettungsdienst ist dies nicht möglich, deshalb scheidet diese Tätigkeit für den AiP aus.

> **Merke:**
>
> Der AiP kann durchaus eigenständige Krankenbesuche durchführen oder Patienten in Abwesenheit des Praxisinhabers ärztlich versorgen. Der ausbildende Arzt muß nicht ständig anwesend sein, vorausgesetzt, er hat sich vorher von der ärztlichen Qualifikation des AiP überzeugt.

Sind Aufsicht und Überwachung gewährleistet, kann der AiP im Rahmen seiner Möglichkeiten und individuellen fachlichen Fähigkeiten tätig werden. Art und Umfang der Aufsicht richten sich nach den Kenntnissen und Erfahrungen, die der AiP besitzt (wie dies ausdrücklich in der 7. Änderung der ApprO festgelegt wird). Sie wird vom ausbildenden Arzt ausgeübt.

> **Merke:**
>
> Selbständiges und zunehmend eigenverantwortliches Handeln des AiP ist durchaus erwünscht. Allerdings trägt der aufsichtführende Arzt die Verantwortung für die Tätigkeiten des AiP. Er darf ihm also nur solche Aufgaben übertragen, die der AiP aufgrund seines Ausbildungsstandes und seiner Fähigkeiten verrichten kann.

Grundsätzlich unterscheidet sich also die Einsatztätigkeit des AiP nicht von der eines Berufsanfängers vor Einführung der AiP-Phase.

2.4.4 Strukturierung der AiP-Zeit

Die Tätigkeit als AiP kann ganztägig oder auch in Teilzeitbeschäftigung (bis zur Gesamtdauer von 3 Jahren) abgeleistet werden.

Nach Möglichkeit soll eine mindestens 9monatige Tätigkeit im nichtoperativen und eine mindestens 6monatige Tätigkeit im operativen Bereich durchgeführt werden. Durch diese *Grobstrukturierung* soll erreicht werden, daß der AiP in verschiedenen Bereichen eingesetzt wird und auf verschiedenen Gebieten *ärztliche Erfahrungen* sammeln kann.

Die Begriffe nichtoperativ und operativ sind hier im weitesten Sinne und nicht im Sinne der Stoffgebietsbezeichnung der Approbationsordnung für Ärzte zu verstehen.

Eine Aufgliederung in Zeiten einer Tätigkeit im Krankenhaus und Zeiten einer Tätigkeit in ärztlicher Praxis oder einer anderen Einrichtung wird nicht vorgeschrieben, so daß die Tätigkeit in verschiedenen Bereichen oder aber auch ausschließlich in dem einen oder dem anderen Bereich abgeleistet werden kann [79].

Eine ärztliche Tätigkeit im Krankenhaus, in der Praxis eines niedergelassenen Arztes, in einem Sanitätszentrum oder einer ähnlichen Einrichtung der Bundeswehr oder in einer Justizvollzugsanstalt mit hauptamtlichem Anstaltsarzt erfüllt ebenso die Anforderungen an den Ausbildungszweck, wenn die »Bescheinigung über die Tätigkeit als AiP« im Rahmen der »Beschreibung und Würdigung der Tätigkeit im einzelnen« zweifelsfrei erkennen läßt, daß der AiP seine praktischen Fähigkeiten vertiefen und allgemeine ärztliche[1] Erfahrungen sammeln konnte.

Tabelle 4 ist zu entnehmen, welche Gebiete nur teilweise oder vollständig angerechnet werden können. Für das Gebiet der Allgemeinmedizin gibt es keine Einschränkung.

Tabelle 4. Gebiete oder Tätigkeitsgegenstände sowie Dauer der auf die allgemeinmedizinische Weiterbildung jeweils anrechenbaren Tätigkeit (Gebiete oder Tätigkeitsgegenstände der Nummern 1–18 sind grundsätzlich nicht miteinander kombinierbar; Tätigkeiten in Medizingeschichte oder Medizinjournalismus sind nicht anrechenbar!)

Nr.	Gebiet oder Gegenstand der Tätigkeit	Gesamtdauer in Monaten
1	Anatomie einschließlich Neuroanatomie	6
2	Biochemie	6
3	Hygiene	9–18[a]
4	Immunologie	9–18[a]
5	Klinische Pharmakologie	18
6	Labormedizin	9–18[a]
7	Medizinische Informatik	6
8	Medizinischer Dienst der Krankenkassen	9
9	Mikrobiologie und/oder Infektionsepidemiologie	9–18[a]
10	Öffentlicher Gesundheitsdienst	9
11	Pathologie einschließlich Neuropathologie	9–18[a]
12	Pharmakologie und Toxikologie	6
13	Physiologie einschließlich Neurophysiologie	6
14	Rechtsmedizin	9
15	Rehabilitation Behinderter	18
16	Truppenärztliche Tätigkeit	9
17	Versorgungsärztlicher Dienst	9
18	Werks- oder betriebsärztlicher Dienst	18

[a] Bei unmittelbarem Patientenbezug (z. B. gemeinsame Forschungsprojekte oder Projekte in Zusammenarbeit mit klinischen Fächern)

---

[1] »Allgemeine« ärztliche Kenntnisse und Erfahrungen, über die jeder Arzt verfügen soll, sind grundsätzlich nicht zu verwechseln mit den durch die spezifische Weiterbildung erworbenen »allgemeinärztlichen« Kenntnissen und Erfahrungen.

Auslandspraktikum

Grundsätzlich kann die AiP-Zeit auch im Ausland abgeleistet werden. Dabei können sich mitunter neue berufliche Perspektiven und interessante menschliche Kontakte ergeben.

Die *Auslandstätigkeit* wird nur dann anerkannt und angerechnet, wenn »Gleichwertigkeit« gegeben ist. Das heißt: die medizinische Einrichtung im Ausland muß die Anforderungen an eine qualifizierte Ausbildung erfüllen und mit der entsprechenden Anstalt in der Bundesrepublik Deutschland vergleichbar sein. Bevor sich der Arzt also zu einem Auslandsaufenthalt entschließt, sollte er diese Fragen unbedingt mit der zuständigen Landesbehörde klären.

Unterbrechungen der AiP-Zeit

Unterbrechungen des 18monatigen AiP-Praktikums sind gesetzlich geregelt. Folgende Gründe für eine Unterbrechung werden anerkannt:
– Krankheit oder andere nicht vom Arzt zu vertretende Gründe bis zu einer Gesamtdauer von 3 Wochen.
– Schwangerschaft bei Ärztinnen im Praktikum bis zu 3 Wochen.

2.4.5 Weiterbildung in der Praxis

Vertragsärzte (also auch Fachärzte für Allgemeinmedizin) müssen, bevor sie einen AiP beschäftigen, eine entsprechende *Genehmigung* bei der zuständigen Bezirksstelle der Kassenärztlichen Vereinigung beantragen (§ 32 Abs. 2 Satz 2 Ärzte-ZV).

Die Beschäftigung eines AiP ist nach § 17 Abs. 6 der Berufsordnung dem zuständigen ärztlichen Kreisverband anzuzeigen. Einer vorherigen Genehmigung durch die Ärztekammer bedarf es also nicht.

Die Vertretung eines niedergelassenen Arztes durch einen AiP ist nicht möglich. Als Praxisassistent kann der AiP im Einzelfall Krankenbesuche machen und Patienten behandeln, wenn der ausbildende Arzt vorübergehend nicht in der Praxis ist. Die Verantwortung des ausbildenden Arztes bleibt in jedem Fall bestehen (vgl. 2.4.3).

Eine Tätigkeit als AiP in einer Vertragsarztpraxis kann auf die Weiterbildung angerechnet werden, wenn sie den Anforderungen der Weiterbildungsordnung gleichwertig ist – d. h. wenn sie unter einem *befugten Weiterbilder* (früher »ermächtigten Weiterbilder«) in Abschnitten von mindestens 6 Monaten (für Allgemeinmedizin z. T. auch von mindestens 3 Monaten) erfolgt.

Merke:

Der AiP, der in einer Allgemeinpraxis arbeiten will, soll sich verbindlich bestätigen lassen, daß der Praxisinhaber die *Befugnis* zur Weiterbildung durch die Ärztekammer besitzt; dadurch sind die in dieser Praxis abgeleisteten Ausbildungsabschnitte zugleich auch später für die Weiterbildung zum Allgemeinarzt anrechenbar. Liegt eine solche Befugnis nicht vor, kann die AiP-Zeit lediglich als reine Ausbildungszeit angerechnet werden.

Wird die AiP-Zeit in einer Allgemeinpraxis abgeleistet, so ist der Praxisinhaber in derselben Weise wie beispielsweise ein Anstellungsträger im Klinikbereich verpflichtet, die Tätigkeit als Arzt im Praktikum auf einem entsprechenden Formblatt zu bestätigen (vgl. Abb. 7). Unabhängig von dem Eintrag bedarf es in jedem Fall einer Bescheinigung nach Anlage 20 a zu § 34 d Abs. 1 ÄApprO, welche die erwähnten Tätigkeitszeiträume entsprechend bestätigt (Abb. 8).

2.4.5.1 Vergütung

Die Beschäftigung eines AiP in der vertragsärztlichen Praxis dient primär der *Ausbildung.* Auch wenn sie insgesamt oder zumindest teilweise auf die spätere Weiterbildung anrechnungsfähig ist, liegt danach eindeutig ein Ausbildungsverhältnis vor, das auch auf die Vergütung durchschlägt.

Der Marburger Bund hat für den Bereich des Öffentlichen Dienstes für den AiP einen *Vergütungstarifvertrag* abgeschlossen. Dieser sieht folgende Vergütung vor (vgl. S. 96ff.):
– im 1. Jahr ... DM,
– im 2. Jahr ... DM,
– Verheiratetenzuschlag ... DM,
– übliche vermögenswirksame Leistungen,
– Urlaubsgeld in Höhe von ... DM, Weihnachtszuwendung, Vergütung für Überstunden, Bereitschaftsdienst usw.

Diese Tarifvereinbarungen sind für eine Tätigkeit in der niedergelassenen Praxis nicht verbindlich; sie können jedoch als Orientierung dienen.

Merke:

Was die Vergütung betrifft, handelt es sich um allgemeine Angaben. Jeder Einzelfall ist persönlich abzuklären! (Merkblatt 9/1993 Bayerische Landesärztekammer »Arzt im Praktikum/AiP«)

Muster einer Bescheinigung über die Tätigkeit als Arzt im Praktikum gemäß
Anlage 20 a zu § 34 b Abs. 1 Satz 1 ÄAppO

B e s c h e i n i g u n g
über die Tätigkeit als Arzt im Praktikum

Herrn/Frau...... *Elisabeth Cäcilia Drexler* ....

(Vornamen, Familienname-ggf. abweichender Geburtsname)

geboren am...... *15.3.66* ..... *in Brandon* ....

wird hiermit bescheinigt, daß er/sie nach bestandener Prüfung

vom...... *1.5.94* ....bis.... *30.6.94* ....

im/in der *)... *Allgemeinarztpraxis Dr. Weißgerber / Dr. Pickl*

in......... *Bad Abbach* ....

als Arzt im Praktikum tätig gewesen ist.

Die Ausbildung ist __ganztägig__ / in Teilzeitbeschäftigung mit *100* ......von
Hundert der regelmäßigen wöchentlichen Arbeitszeit abgeleistet worden. **)

Die Ausbildung ist vom ....bis.......wegen ....

▸..unterbrochen worden*)

Die Ausbildung ist ordnungsgemäß abgeleistet worden. **)

Beschreibung und Würdigung der Tätigkeit im einzelnen ***)

....

....

....

....

Ein Anhaltspunkt dafür, daß Herrn/Frau *Dr. Drexler* ....
infolge eines Gebrechens oder wegen Schwäche seiner/ihrer geistigen oder
körperlichen Kräfte oder wegen einer Sucht die für die Ausübung des ärztlichen Berufs erforderliche Fähigkeit oder Eignung fehlt, hat sich nicht
ergeben/hat sich in folgender Hinsicht ergeben: **)

r..

·······Gemeinschaftspraxis·····
Fachärzte für Allgemeinmedizin
Dr. med. Herbert Weißgerber   *Bad Abbach* den.. *28.VI* ...19.*94*.
Siegel Sportmedizin·Badearzt
Dr. med. Richard Pickl   *[Unterschrift]*
Badearzt
Tel. 0 94 05 / 22 06   Fax 56 94   Unterschrift des ärztlichen Leiters/der
Römerstraße 41·93077 Bad Abbach   Praxisinhaber des Dienstvorgesetzten
69 / 84 266

*)Beschreibung der Einrichtung, in der der Arzt im Praktikum gemäß § 34 a
Abs.2, Satz 1 der ÄAppO tätig gewesen ist, ggf. mit Angaben der Abteilung
**)Nichtzutreffendes bitte streichen
***)Hier ist ggf. auch anzugeben, auf welchen Abteilungen der Arzt im
Praktikum tätig gewesen ist und auf welchen Zeitraum sich die Tätigkeit
jeweils erstreckt hat.

Abb. 8. Muster einer Bescheinigung über die Tätigkeit als Arzt im Praktikum in einer
Allgemeinpraxis gemäß Anlage 20a zu § 34b Abs. 1 Satz 1 ÄApprO

2.4.5.2 Haftpflicht und Versicherung

Dem ausbildenden Arzt obliegt die Verantwortung dafür, mit welchen Aufgaben er den AiP betraut. Es ist dabei zu berücksichtigen, daß der Arzt im Praktikum solche ärztlichen Tätigkeiten übernehmen soll, die er nach dem Stand seiner Kenntnisse erfahrungsgemäß ausführen kann.

Merke:

Für den AiP bestehen *haftungsrechtlich* dieselben Besonderheiten wie für einen Berufsanfänger.

Es ist deshalb notwendig, daß sich der ausbildende Arzt vor Übergabe von bestimmten Aufgaben davon überzeugt, daß der AiP die zur ordnungsgemäßen Ausführung notwendigen Kenntnisse und Fähigkeiten besitzt (vgl. 2.4.3). Verletzt er diese Verpflichtung, kann er im Schadensfalle wegen einer *Vertragspflichtverletzung* und unter dem Gesichtspunkt einer sog. *unerlaubten Handlung* belangt werden.

Der AiP selbst haftet, wenn ihm *grobe Fahrlässigkeit* oder gar *Vorsatz* zur Last gelegt werden können. Eine Haftung kann bei der Übernahme von Tätigkeiten entstehen, für die er keine *hinreichenden Kenntnisse* und *Erfahrungen* besitzt.

Die Ärzte im Praktikum unterliegen der *Versicherungspflicht* in der *gesetzlichen Rentenversicherung*. Darüber hinaus sind sie *Pflichtmitglieder in einem ärztlichen Versorgungswerk*. Sie haben jedoch die Möglichkeit, sich auf Antrag zugunsten eines ärztlichen Versorgungswerkes von der Versicherungspflicht in der gesetzlichen Rentenversicherung befreien zu lassen. Entsprechende Vordrucke für einen Befreiungsantrag sind bei den zuständigen Versorgungswerken erhältlich. Um finanzielle Nachteile zu vermeiden, muß der Befreiungsantrag innerhalb von 2 Monaten nach Beginn der Tätigkeit als AiP gestellt werden.

Zusätzlich sind Ärzte im Praktikum gegen *Arbeitslosigkeit pflichtversichert*, gesetzlich *unfallversichert* und *Mitglied in der Gesetzlichen Krankenversicherung*. Der AiP kann sich jedoch von der Gesetzlichen Krankenversicherung befreien lassen. Danach steht ihm die Möglichkeit offen, eine private Krankenversicherung (PKV) abzuschließen, um die damit verbundenen Vorteile zu erlangen.

Doppelte Beitragszahlung an die Bundesversicherungsanstalt für Angestellte (BfA) und an das Ärztliche Versorgungswerk (ÄVW) sind zu vermeiden!

Die Ärzte im Praktikum sind bei der zuständigen *Zusatzversorgungseinrichtung* versichert, wenn ihr Ausbildungsvertrag auf mehr als 12 Monate abgeschlossen wird. Umfaßt der Ausbildungsvertrag einen kürzeren Zeitraum, sind sie nicht versichert, es sei denn, das Ausbildungsverhältnis wird über den Zeitraum von 12 Monaten hinaus verlängert. In

diesem Fall ist der AiP rückwirkend von Beginn des Ausbildungsverhält-
nisses an zu versichern [49].

2.4.5.3 Ergänzende Ausbildungsveranstaltungen und Zeugnis

Während seiner Tätigkeit hat der AiP an 6 *Ausbildungsveranstaltungen*
von 2- bis 3stündiger Dauer, insgesamt 18 h, teilzunehmen, die der Vertiefung seines Wissens und der Behandlung von Fragen der Ethik in der
Medizin dienen.
  Diese Veranstaltungen sollen insbesondere auf die Erörterung von häufig vorkommenden Krankheitsfällen und deren Behandlung, allgemeinmedizinische Fragestellungen, Fragen der Berufsethik und des Arzt-
Patienten-Verhältnisses sowie auf Fragen der Wirtschaftlichkeit und
Kostenrelevanz im Gesundheitswesen ausgerichtet sein.

Merke:

Der AiP soll darauf achten, daß die Veranstaltungen ausdrücklich als für
»AiP-geeignet« angekündigt sind. Er soll sich eine Bescheinigung über
seine Teilnahme ausstellen lassen. Die Bescheinigungen müssen beim
Antrag auf die Approbation eingereicht werden.

Die Ausbildungsveranstaltungen werden von der zuständigen Landesbehörde [49] oder einer von ihr beauftragten Stelle durchgeführt. Jede
Teilnahme an einer Fortbildungsveranstaltung für Ärzte, in denen die vor-
stehend genannten Themen behandelt werden, kann angerechnet werden; es ist unerheblich, wo der AiP seine für die Approbation erforderlichen Ausbildungsveranstaltungen absolviert. Die Approbationsordnung
läßt hinsichtlich der Trägerschaft für derartige Veranstaltungen ein großes
Spektrum zu. Es bedürfen jedoch alle Veranstaltungen der Anerkennung
durch die zuständige Landesbehörde.
  Der AiP erhält bei Beendigung seiner Tätigkeit eine *Bescheinigung* nach
Maßgabe der Approbationsordnung für Ärzte (vgl. Abb. 8 in Kap. 2.4.5).

Beachte:

Auf Verlangen erhält der AiP ein Zeugnis über Führung, Leistung und besondere fachliche Fähigkeiten [49].

Anhaltspunkte für die Abfassung eines Zeugnisses können Abschn. 6.4.12
entnommen werden.

Die Bescheinigung und das Zeugnis sind vom leitenden Arzt und vom gesetzlichen Vertreter des Trägers der Ausbildung zu unterzeichnen.

2.5 Approbation

Die *Approbation als Arzt* ist auf Antrag zu erteilen, wenn der Antragsteller u. a.
- nicht wegen eines körperlichen Gebrechens oder wegen Schwäche seiner geistigen oder körperlichen Kräfte oder wegen einer Sucht zur Ausübung des ärztlichen Berufs unfähig oder ungeeignet ist,
- nach einem Studium der Medizin an einer wissenschaftlichen Hochschule von mindestens 6 Jahren, von denen mindestens 8, höchstens 12 Monate auf eine praktische Ausbildung in Krankenanstalten entfallen müssen, die ärztliche Prüfung im Geltungsbereich des Gesetzes Bestand hat,
- danach als weiterer Teil der Ausbildung die eineinhalbjährige Tätigkeit als Arzt im Praktikum (AiP) aufgrund einer Erlaubnis nach § 10 Abs. 4 abgeleistet hat.

Die Approbation berechtigt zur Ausübung der Heilkunde unter der Bezeichnung »Arzt« oder »Ärztin«. Von diesem Zeitpunkt an besteht die Möglichkeit,
- sich als »Arzt/Ärztin« sofort niederzulassen, jedoch ohne Zulassung zu vertragsärztlicher Tätigkeit (früher *Kassenzulassung),* also nur *Privatbehandlung,*
- sich als angestellter oder beamteter Arzt im Krankenhaus oder bei einem niedergelassenen Arzt zu betätigen (z. B. im Rahmen der Weiterbildung zum Facharzt für Allgemeinmedizin),
- sich auf eine amtsärztliche Tätigkeit vorzubereiten,
- sich der theoretischen Medizin zuzuwenden,
- die Sanitätslaufbahn in der Bundeswehr einzuschlagen,
- sich zur Ausbildung als Medizinjournalist bei einem Verlag zu bewerben oder in die pharmazeutische Industrie zu gehen.

> **Tip:**
>
> Es ist dringend zu empfehlen, rechtzeitig seine Approbation bei den zuständigen Gesundheits-, Innen- oder Sozialministerien bzw. beim Regierungspräsidenten zu beantragen, da die Approbation nicht mit der Beendigung der Ausbildungszeit an der Universität wirksam wird, sondern erst mit der Zustellung der Urkunde.

Wenn gegen einen Arzt »wegen des Verdachts einer Straftat, aus der sich eine Unwürdigkeit oder Unzuverlässigkeit zur Ausübung des ärztlichen

Berufes ergeben kann, ein Strafverfahren eingeleitet ist«, kann ein zeitweiliger Entzug der ärztlichen Approbation angeordnet werden (sog. *Ruhen der Approbation*). Solange jedoch die Approbation ruht, darf der Betroffene den Beruf als Arzt zwar nicht ausüben, rechtlich gesehen darf er sich jedoch weiterhin als Arzt bezeichnen.

2.6 Bezeichnung »Praktischer Arzt« nach der EG-Richtlinie

Ein Begriff mit großer Tradition ist die Bezeichnung *Praktischer Arzt*, die sich um etwa 1800 eingebürgert hatte und für jene Ärzte verwandt wurde, die außer mit der »clinischen Medizin« sich auch mit den »manuellen« Fächern wie Chirurgie und Geburtshilfe beschäftigt hatten [5].

Während über 100 Jahre lang das Führen der Bezeichnung »Praktischer Arzt« ungeschützt war (vgl. 3.2.1), wurde durch das Gesetz zur Änderung der Kammergesetze in den einzelnen Landesärztekammern die Führung der Bezeichnung »Praktische Ärztin/Praktischer Arzt« 1990 neu geregelt. Es handelt sich dabei um die Umsetzung einer Richtlinie des Rates der Europäischen Gemeinschaft über die Ausbildung in der Allgemeinmedizin im Landesrecht mit dem Ziel, die allgemeinärztliche Qualifikation des ärztlichen Nachwuchses zu verbessern.[1] Danach darf die Bezeichnung »Praktische Ärztin/Praktischer Arzt« vorbehaltlich der Übergangsregelungen (vgl. 2.4) nur noch führen, wer eine mindestens 2jährige Zusatzausbildung absolviert und hierüber auf Antrag ein entsprechendes Zeugnis, das die jeweilige Landesärztekammer erteilt, erhalten hat.

Die zeitliche Abfolge der einzelnen Abschnitte ist beliebig. Die Möglichkeiten der Kombination der Ausbildungsabschnitte zeigt Übersicht 2.

Ein Jahr dieser Zusatzausbildung ist obligatorisch als Vollzeittätigkeit abzuleisten, und zwar mindestens:

A) *6 Monate im Krankenhaus in mindestens einer der nachfolgenden Abteilungen:* Innere Medizin, Chirurgie, Frauenheilkunde und Geburtshilfe, Kinderheilkunde, Nervenheilkunde oder Psychiatrie *und*

B) *6 Monate in einer Praxis eines vertragsarztrechtlich zugelassenen Arztes für Allgemeinmedizin oder eines Arztes ohne Gebietsbezeichnung* (also in der Regel eines »Praktischen Arztes«)

Die übrige Zeit – 12 Monate – kann unter bestimmten Voraussetzungen und bei entsprechender Verlängerung der Gesamtausbildungsdauer auch in Teilzeit abgeleistet werden; die wöchentliche Dauer der Teilzeitausbildung darf jedoch nicht unter 60% der wöchentlichen Ausbildungsdauer in Vollzeit betragen. Dieser Teil der Ausbildung kann entweder ebenfalls in den unter A) genannten Krankenhausabteilungen (nach Möglichkeit insgesamt in zwei dieser Abteilungen) oder in Praxen gemäß B) erfolgen.

---

[1] In *Österreich* ist die Bezeichnung »*Praktischer Arzt*« ein Rechtsobjekt, dessen Erwerb an eine 3jährige curriculare Ausbildung (in der Bundesrepublik vergleichbar mit »Weiterbildung«) gebunden ist und zur Niederlassung als Kassen- oder Privatarzt berechtigt.

Bis zu einer Dauer von insgesamt höchstens 6 Monaten kann dieser Teil auch in Praxen von vertragsarztrechtlich zugelassenen Ärzten für Innere Medizin, Chirurgie, Frauenheilkunde und Geburtshilfe, Kinderheilkunde, Nervenheilkunde oder Psychiatrie oder/und in Gesundheitsämtern, werks-, betriebs- oder versorgungsärztlichen Diensten, im Medizinischen Dienst der Krankenversicherung, Einrichtungen für Rehabilitation Behinderter, Sanitätszentren oder ähnlichen Einrichtungen der Bundeswehr, truppen- ärztlichen Einrichtungen der Bundeswehr, Justizvollzugsanstalten mit hauptamtlichem Anstaltsarzt sowie in geeigneten vergleichbaren Einrich- tungen, die auf Antrag zugelassen werden können, abgeleistet werden.

Der vorgeschriebene Ausbildungsgang kann auch im Rahmen einer ver- tragsarztrechtlichen Vorbereitungszeit oder einer ärztlichen Weiterbildung erfolgen.

Übersicht 2. Möglichkeiten der Kombination von Ausbildungsab- schnitten zum Erwerb der Bezeichnung »Praktische Ärztin/Praktischer Arzt« (zeitliche Reihenfolge beliebig)

A) *6 Monate Krankenhaus (Vollzeit obligatorisch):*Innere Medizin oder/und Chirurgie oder/und Frauenheilkunde und Geburtshilfe oder/und Kinderheilkunde oder/und Nervenheilkunde oder/und Psychiatrie

B) *6 Monate Vertragsarztpraxis (Vollzeit obligatorisch)* bei einem Arzt für Allgemeinmedizin oder einem Arzt ohne Gebietsbezeichnung (in der Regel Praktischer Arzt)

C) *Restliche 12 Monate (auch in Teilzeit möglich):*
in Einrichtungen entsprechend A (= Krankenhaus) oder B (= Praxen) *oder/und bis zu insgesamt höchstens 6 Monaten:*
in Praxen vertragsarztrechtlich zugelassener Ärzte der unter A) aufge- führten Gebiete oder/und in Gesundheitsämtern, werks-, betriebs- oder versorgungsärztlichen Diensten, im Medizinischen Dienst der Krankenversicherung, in Einrichtungen für die Rehabilitation Behin- derter, in Sanitätszentren o.ä. Einrichtungen der Bundeswehr, in trup- penärztlichen Einrichtungen der Bundeswehr, Justizvollzugsanstalten mit hauptamtlichem Anstaltsarzt sowie in geeigneten vergleichbaren Einrichtungen, die auf Antrag zugelassen werden können.

2.7 Die Weiterbildung in der Klinik

Der zeitlich längste Abschnitt in der Weiterbildung des Jungarztes zum künftigen Facharzt für Allgemeinmedizin erfolgt in der Regel in der Klinik.

Gegenstand dieses Buches ist nicht der Darstellung der verschiedenen Bedingungen und Inhalte dieses klinischen Weiterbildungsabschnittes.

Dazu wird auf die entsprechenden Kleinschriften von Marburger Bund und Hartmannbund verwiesen.

An dieser Stelle soll lediglich auf einzelne Aspekte des *Arbeitsvertrages* hingewiesen werden, den der Assistenzarzt als Krankenhausarzt in der Weiterbildung mit seinem Arbeitgeber (also dem Träger des Kranken-hauses) nach dem »Gesetz über befristete Arbeitsverträge mit Ärzten in der Weiterbildung« (in der jeweiligen Fassung bis zum 31.12.1995) ab-schließt.

Danach bestimmt sich das Arbeitsverhältnis nach dem Bundesange-stelltentarifvertrag (BAT) und den diesen ergänzenden, ändernden oder ersetzenden Tarifverträgen in der für den Bereich der Vereinigung der kommunalen Arbeitgeberverbände (VKH) jeweils geltenden Fassung. Außerdem finden die für den Arbeitgeber jeweils geltenden sonstigen ein-schlägigen Tarifverträge Anwendung.

Wichtig für einen Angestellten ist die Zuordnung zur entsprechenden Vergütungsgruppe.

Merke:

Der Angestellte ist verpflichtet, seine ganze Arbeitskraft in den Dienst des Krankenhauses zu stellen. Die ihm obliegenden Arbeiten hat er entspre-chend den gesetzlichen Vorschriften sowie den allgemeinen und beson-deren Weisungen des Arbeitgebers bzw. seiner Bevollmächtigten gewis-senhaft und unter Beachtung der Unfallverhütungsvorschriften durchzu-führen.

Er hat – im Rahmen der ausreichenden und zweckmäßigen Versorgung der Patienten – insbesondere die Wirtschaftlichkeit zu beachten. Die Ausübung einer eigenen Praxis oder von Praxisvertretungen ist ihm in der Regel nicht gestattet. Das Muster für einen solchen Arbeitsvertrag findet sich im Anhang, 14.6.

Einzelne Verträge sehen vor, daß sich der Angestellte verpflichtet, sofern ein Dienstfahrzeug nicht zur Verfügung gestellt werden kann und die Benützung eines öffentlichen Verkehrsmittels nicht möglich ist, für not-wendige Dienstreisen oder Dienstgänge seinen Privat-Pkw gegen Kostenerstattung zu benutzen.

Beachte:

Wenn ein Krankenhausarzt nicht optimal zum Gebietsarzt ausgebildet wird, dann kann er keine Schadensersatzansprüche gegen die betreffen-de Klinik oder den Träger des Krankenhauses geltend machen. Nach einer Entscheidung des 8. Senats des Bundesarbeitsgerichts (BAG) ist es nämlich Aufgabe der Ärztekammern, Verletzungen der Pflicht zur Weiterbildung zum Facharzt zu ahnden (BAG vom 22. Februar 1990, Az.: 8 AZR 584/88).

3 Die Weiterbildung zum Facharzt für Allgemeinmedizin

Im Jahre 1994 war in sämtlichen 18 Landesärztekammern Deutschlands die vom 97. Deutschen Ärztetag in Köln beschlossene (Muster-)Weiterbildungsordnung (MuBO) verabschiedet und durch die aufsichtführenden Ministerien genehmigt worden. Ab diesem Zeitpunkt ist die Ausübung vertragsärztlicher (ehemals kassenärztlicher) Tätigkeit in der Bundesrepublik Deutschland an den Nachweis einer abgeschlossenen Weiterbildung gebunden. Privatärztliche Tätigkeit oder die Berufsausübung, z. B. in der Industrie oder im Sanitätswesen der Bundeswehr, sind auch künftig möglich, jedoch angesichts der steigenden Konkurrenz durch qualifizierte Ärzte langfristig eher unwahrscheinlich.

Für das Fach Allgemeinmedizin ist eine abgeschlossene, curriculare, derzeit 3jährige Weiterbildung in Klinik und Praxis, an deren Ende die Facharztprüfung steht, Niederlassungsvoraussetzung.

Die 1997 vom 100. Deutschen Ärztetag in Eisenach mit großer Mehrheit verabschiedete (Muster-)Weiterbildungsordnung für Allgemeinmedizin (vgl. 3.2.1) sieht eine 5jährige curricular ausgestaltete Weiterbildung im Fach Allgemeinmedizin vor. Der Ärztetag behielt sich jedoch vor, den endgültigen Ersatz des 3jährigen Weiterbildungsganges durch den neuen 5jährigen erst dann vorzunehmen, wenn sichergestellt ist, daß die notwendigen Weiterbildungsmöglichkeiten und finanziellen Mittel in Krankenhäusern und Praxen zur Verfügung stehen. Eine Umsetzung der curricular festgelegten 5jährigen Weiterbildung auf der Ebene der Landesärztekammern wird voraussichtlich erst in einigen Jahren realisiert werden können.

Zunächst sind also Kassen und Politiker gefordert, Voraussetzungen zu schaffen, damit die spezifische, mit einem besonderen Weiterbildungsgang verbundene Qualifikation in der Allgemeinmedizin in einem entsprechenden zeitlichen und inhaltlichen Umfang erworben werden kann.

3.1 Motivation zur Weiterbildung

Aktuelle Studien über die *Berufsabsichten* und *Motivationen* der deutschen Mediziner gibt es nicht. Man wird sich hier also weitgehend auf Vermutungen und auf seine Erfahrung im Umgang mit Medizinstudenten während der Famulatur (vgl. 2.2) oder in der Weiterbildung von Assistenzärzten in der Allgemeinpraxis verlassen müssen.

Eine repräsentative Studie des Bundesministers für Jugend, Familie und Gesundheit aus dem Jahr 1973 belegte, daß mit wachsenden Studienfortschritten auch der Einfluß der medizinischen Ausbildung auf die Wahl der Fachrichtung immer wichtiger wird [20].

Die mangelnde Attraktivität der Allgemeinmedizin hängt vielleicht nicht zuletzt damit zusammen, daß dieses Fach in der Lehre und in der Forschung an der Universität extrem unterrepräsentiert ist und andererseits von den etablierten Spezialisten ignoriert – oder anders ausgedrückt – nicht »für voll« genommen wird.

Dazu kommt, daß ein hoher Prozentsatz der Krankheiten, die später einem Allgemeinarzt in der Praxis begegnen, ihm als Student in den klinischen Semestern, aber auch z. T. als Assistenzarzt an der Klinik, niemals begegnet ist.

Auch die Pflichtteilnehmer an der Kursweiterbildung Allgemeinmedizin (vgl. Kap. 10) sind skeptisch bezüglich ihres künftigen Berufes. Auf die Frage »Welchen Facharzt würden Sie anstreben, wenn Sie frei wählen könnten?« (Mehrfachantwortmöglichkeit) nannten nur 59% den Allgemeinarzt (Tabelle 5). Mindestens 40% der Teilnehmer nahmen die Weiterbildung im Gebiet Allgemeinmedizin mehr oder minder nur als »Rettungsring« für den (oft schon abzusehenden) Fall, daß die eigentlich angestrebte Facharztweiterbildung sich nicht realisieren läßt [117].

Sollte es – so haben Wilm u. Erbe herausgefunden – einem Arzt in der allgemeinmedizinischen Weiterbildung gelingen, in einem der bevorzugten Fächer (vgl. Tabelle 5) eine Stelle zu finden, so nutzen die allermeisten die Möglichkeit, hier auch letztendlich den Facharzt zu erwerben. Sie wandern dann aus der allgemeinmedizinischen Weiterbildung ab. In Berlin betrifft dies z. B. knapp 14% derjenigen, die Jahre zuvor ihre Weiterbildung begonnen hatten.

Als einer der Hauptgründe für das *unterschiedliche Image* zwischen den »richtigen Fachärzten« und dem »Praktiker« wurde noch 1973 von den Studenten und besonders von den Assistenzärzten die theoretisch frühe

Tabelle 5. Wunschfacharzt zukünftiger Allgemeinärzte während der Phase der Seminarweiterbildung (n=120; Mehrfachantwortmöglichkeit). (Nach [117])

Wunschfächer	Zahl der Nennungen in %
Allgemeinmedizin	59
Innere Medizin	18
Pädiatrie	10
Chirurgie	8
Gynäkologie	4
Dermatologie	3
Orthopädie	3
Andere Fächer	1–3
Keine Angabe	10

Niederlassungsmöglichkeit eines Praktikers nach der Approbation angesehen [20]. Dies wird sich jedoch langfristig insofern ändern, als seit 1994 auch der Facharzt für Allgemeinmedizin eine ebenso qualifizierte curriculare Weiterbildung mit abschließender Facharztprüfung durchläuft wie ein Arzt in jeder anderen Facharztweiterbildung. Zumindest formal ist die Allgemeinmedizin seit dem Jahr 1997 den übrigen »großen« Fächern gleichgestellt, nachdem der 100. Deutsche Ärztetag in Eisenach eine 5jährige curriculare Weiterbildung beschlossen hatte.

Was das Prestige einer Fachrichtung – das gilt auch für die Allgemeinmedizin – betrifft, so ist es durchaus denkbar, daß es besonders bei jenen Personen eine bedeutende Rolle zu spielen scheint, die sich über ihre eigenen Ansichten zur Medizin und ihre speziellen beruflichen Interessen noch nicht voll im klaren sind.

Bei einem ständig steigenden Freizeitbedarf, der bei allen Mitgliedern der Gesellschaft zu beobachten ist, sind Berufe ohne größere Freizeiträume nicht mehr erstrebenswert. Unter diesem Gesichtspunkt gibt es Vorbehalte bei vielen jungen Kollegen gegen die Berufswahl »Hausarzt«, der mit seiner »Full-time«-Präsenz ein erhebliches Arbeits- und Zeitpensum zu bewältigen hat.

3.2   Die Weiterbildungsordnung

Neben der Berufsordnung der deutschen Ärzteschaft ist die *Weiterbildungsordnung (WO)* – früher Facharztordnung genannt – das für die Ärzte, aber auch für die gesamte Bevölkerung bedeutendste Instrument der ärztlichen Selbstverwaltung.

Rechtliche Grundlage der Weiterbildungsordnung (WO) ist der in den Kammergesetzen der einzelnen Bundesländer enthaltene Artikel, wonach die Landesärztekammern eine WO zu erlassen haben, die der Genehmigung des zuständigen Staatsministeriums bedarf.

1924 wurde in Bremen die 1. deutsche Facharztordnung verabschiedet, 1950 wurde sie neu gefaßt. Seit 1969 gibt es für den Westen Deutschlands und seit 1991 für Gesamtdeutschland eine einheitliche WO, nachdem in allen Ärztekammerbereichen (spätestens seit 1994) die entsprechenden Kammergesetze durch die Länder verabschiedet worden sind.

Die WO regelt die Spezialisierung im ärztlichen Beruf und den Erwerb einer entsprechenden Anerkennung einer derartigen erfolgreich absolvierten Spezialisierung durch die Ärztekammern. Die Facharzturkunden bescheinigen den Inhabern Fachkompetenz. Die Ärztekammern übernehmen damit gegenüber den Patienten die Verantwortung, daß sie auf entsprechend qualifizierte Ärzte treffen [50a].

Ziel der Weiterbildung im Sinne der WO ist es, Ärzten nach Abschluß ihres Studiums und nach Erhalt der Approbation im Rahmen einer Berufstätigkeit eingehende *Kenntnisse* und *Erfahrungen* in denjenigen Fächern zu vermitteln, für welche Berufsbezeichnungen geführt werden dürfen.

Definition:

Die Weiterbildung dient der ärztlichen Spezialisierung und Vertiefung des ärztlichen Wissens auf einem begrenzten Fachgebiet.

Deshalb stellen der »Gebietsarzt« (also auch der »Facharzt für Allgemeinmedizin«), ebenso wie der »Arzt« keine eigene Berufsbezeichnung dar, sondern lediglich eine Spezialisierung innerhalb des einheitlichen Arztberufs; dies gilt auch für die vertragsärztliche Tätigkeit, die ebenfalls kein besonderer Beruf ist, sondern eine spezifische Art der ärztlichen Berufsausübung [58].

Merke:

Die Subspezialisierung in *Schwerpunkt, fakultative Weiterbildung, Zusatzbezeichnung* und *Fachkundenachweis* ist eine Weiterbildung außerhalb der minimalen Regelweiterbildung, aber stets innerhalb der durch die Gebietsdefinition beschriebenen Gebietsgrenzen (Abb. 9).

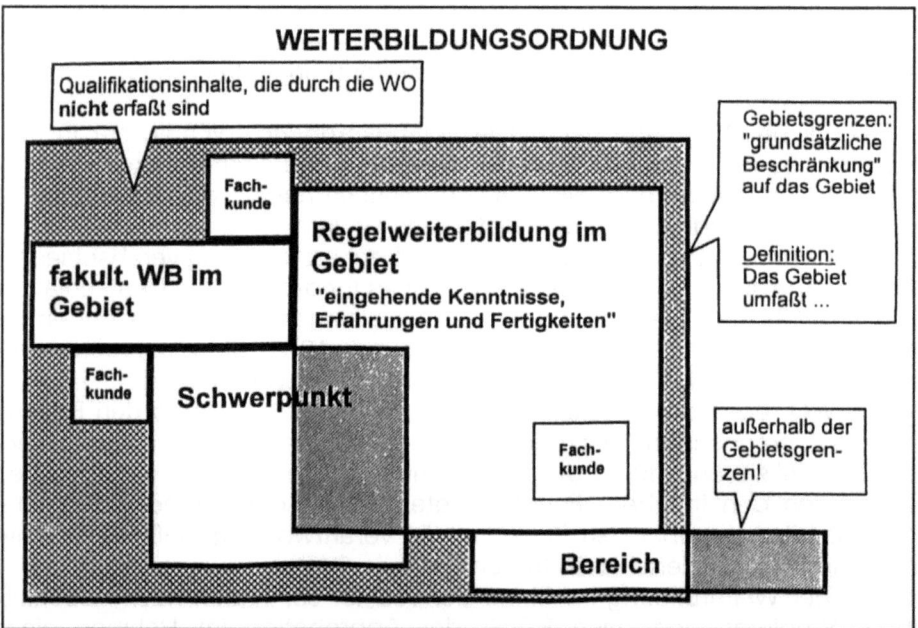

Abb. 9. Darstellung der Bezüge von Weiterbildung, fakultativer Weiterbildung, Schwerpunkt und Bereich im Zusammenhang mit der Weiterbildungsordnung. (Nach [54])

Eine abgeschlossene Weiterbildung in einem Gebiet und eine erfolgreich bestandene Facharztprüfung sind Voraussetzung für die Niederlassung als Vertragsarzt.

Durch die Verabschiedung des GSG Ende des Jahres 1992 hat sich die Welt für Ärzte in der Bundesrepublik Deutschland grundlegend gewandelt. Professor J. Hoppe, Vizepräsident der Bundesärztekammer: »Ich bin sicher, daß Historiker dieses Datum später einmal als eine tiefe Zäsur in der Entwicklung des Arztberufes klassifizieren werden.« Durch die Einführung der *Pflichtweiterbildung* als Voraussetzung für die Niederlassung als Vertragsarzt, die im Gesetz festgelegte Bedarfsplanung für die ambulante vertragsärztliche Versorgung, durch die altersbezogene Beschränkung der Zulassung zur vertragsärztlichen Tätigkeit und durch diverse Änderungen im Krankenhausbereich haben nur noch Fachärzte die Option, für die Mitglieder der Gesetzlichen Krankenversicherung ärztlich tätig zu werden [50a].

Weiterbildung ist damit de facto integraler Bestandteil der Bildung im Arztberuf (sog. *»Bildungsordnung«* im Gegensatz zur früheren *»Schilderordnung«*) mit allen Konsequenzen, die sich hieraus für das Berufsbild schon ergeben haben und mit Sicherheit noch ergeben werden. Zumindest einstweilen ist dieser Vorgang noch von besonderer Bedeutung, weil Weiterbildung zwar gefordert, aber nicht gewährleistet wird; nach wie vor ist die Durchführung einer Weiterbildung für jeden Arzt eine freiwillige Angelegenheit. Daran ändert auch das neugestaltete Gesetz zur Befristung von Arbeitsverträgen wegen ärztlicher Weiterbildung in den Krankenhäusern nichts [50a].

3.2.1 Geschichte der Weiterbildung zum Allgemeinarzt

Bis ins Jahr 1950 reicht die Diskussion zurück, die »Weiterbildung zum Praktischen Arzt[1] in der Berufsordnung zu verankern.«

Diesen Schritt hat schließlich der 64. Deutsche Ärztetag 1961 in Wiesbaden vollzogen. Der 65. Deutsche Ärztetag beschloß 1962 in Norderney »mit überwältigender Mehrheit« eine Weiterbildungszeit von mindestens 3 Jahren als Voraussetzung, um die Bezeichnung *»Praktischer Arzt«* führen zu können. Damit war zumindest der berufspolitische Durchbruch in der Anerkennung der Allgemeinmedizin als gleichwertiges Fachgebiet neben den bereits etablierten Gebieten erfolgt.

Erst 1972 auf dem 75. Deutschen Ärztetag in Westerland konnten Curriculum und Bezeichnung für einen 4jährig weitergebildeten *»Allgemeinarzt (Arzt für Allgemeinmedizin)«* durchgesetzt werden, nachdem die anhaltenden Widerstände der Spezialisten gegen eine obligatorische Weiterbildung des Praktischen Arztes endlich überwunden werden konnten.

---

[1] Erst seit 1968 sprachliche und inhaltliche Unterscheidung von *Praktischer Arzt* (ohne irgendeine Weiterbildung oder ohne spezifische allgemeinmedizinische Weiterbildung) und *Allgemeinarzt* (mit qualifizierter allgemeinärztlicher Weiterbildung).

Das aber war zugleich auch die Geburtsstunde unglückseliger Diskussionen, Mißverständnisse und Zerwürfnisse innerhalb und außerhalb der Ärzteschaft, da fortan weitergebildete Allgemeinärzte und Praktische Ärzte ohne qualifizierten Weiterbildungsnachweis die allgemeinärztliche Grundversorgung gleichermaßen wahrnehmen konnten [71].

Als historisch zu bezeichnen ist daher der nach jahrelangem innerärztlichen Kampf gefaßte Beschluß des 86. Deutschen Ärztetag vom 15.05.1983 in Kassel, »in Übereinstimmung mit der Vertreterversammlung der KBV ... eine mindestens 2jährige Weiterbildung als Voraussetzung für die Zulassung zur kassenärztlichen Tätigkeit« zu fordern.

Einen weiteren historischen Meilenstein setzte 1997 der 100. Deutsche Ärztetag in Eisenach. Damit hatte das mehr als 45jährige Ringen der Allgemeinärzteschaft um eine qualifizierte Weiterbildung in ihrem Fach Wirkung gezeigt. Mit großer Mehrheit wurde eine 5jährige curricular ausgestaltete Weiterbildungsordnung zum Facharzt für Allgemeinmedizin verabschiedet (Anhang, 14.3), die sicher beispiellos in der Welt sein dürfte.

Bis zur Umsetzung dieser WO in den einzelnen Landesärztekammern gilt die mindestens 3jährige Weiterbildungsordnung, die vom 95. Deutschen Ärztetag in Köln im Jahr 1992 verabschiedet wurde.

Was die Allgemeinmedizin in der ehemaligen DDR betrifft, so wird man einer Darstellung des Faches nicht gerecht, ohne zugleich auch geschichtliche Aspekte zu würdigen.

Die ohnehin durch den Krieg dezimierte Gruppe der Praktischen Ärzte begann in der damaligen sowjetischen Besatzungszone (SBZ) um ihre Zukunft zu fürchten, da es einerseits in der Sowjetunion als Basisarzt nur den »Therapewt«, einen Internisten niedrigerer Qualifikationsstufe, gab und da andererseits die institutionalisierten Sozialhygieniker bis weit in die 50er Jahre hinein die Praktischen Ärzte für überflüssig oder sogar schädlich und durch Teams von Spezialisten ersetzbar hielten. Dem stellten sich erfahrene Praktische Ärzte (u. a. H. Brandt) publikatorisch energisch entgegen. Dr. Hanno Grethe, heute Präsident der Sächsischen Gesellschaft für Allgemeinmedizin, schreibt in seinen »Gedanken zum theoretischen Selbstverständnis der Allgemeinmedizin unter den Bedingungen der DDR«:

„Durch die sog. Republikflucht von Praktischen Ärzten wurde die Situation für die Bevölkerung allmählich bedrohlich. So sahen sich SED und Regierung 1960 auf der Weimarer Gesundheitskonferenz veranlaßt, ihren Irrweg aufzugeben. Ab 1961 bestand wieder die Möglichkeit der Berufsergreifung als Allgemeinarzt, und zwar über eine 3jährige Weiterbildung (nach Hochschulstudium und einjähriger Pflichtassistenz) zum »Facharzt – Praktischer Arzt«. Langjährig tätigen Praktischen Ärzten wurde dieser Titel zuerkannt. Das Kolloquium am Ende der Weiterbildung wurde von einer Prüfungskommission abgenommen, der auch fachfremde Vertreter angehörten (Internisten, Sozialhygieniker)“ [36].

Ab 1967 wurde in der DDR die Bezeichnung »*Facharzt für Allgemein-medizin*« gewählt, ein Ausbildungs- und Prüfungsstandard für verbindlich erklärt und durch eine strukturierte, obligatorische 5jährige Weiterbildung die Gleichstellung mit allen anderen Fachrichtungen vollzogen. Im selben Jahr wurde ein Lehrstuhl für Allgemeinmedizin mit 6 Lehrbeauftragten ein-gerichtet [29].

Das Resultat dieser Bemühungen war ein Facharzt für Allgemein-medizin in der DDR mit einem steigenden Selbstbewußtsein. Er fühlte sich als Fortsetzer alter deutscher Tradition und war froh, daß sein Fachgebiet keine Kopie sowjetischer Vorbilder war, ja, daß er sich den sowjetischen Basisärzten deutlich überlegen wußte [36].

3.2.2 Dauer der Weiterbildung

Die Dauer der Weiterbildung richtet sich nach der Weiterbildungsordnung (WO; vgl. 3.2). Die dort angegebenen Zeiten sind *Mindestzeiten*.

Die Weiterbildungszeit zum Facharzt für Allgemeinmedizin beträgt der-zeit 3 Jahre in Klinik und Praxis (vgl. 1.1 und 3.2.1); zudem ist ein 240stün-diger Weiterbildungskurs in der Allgemeinmedizin (»Seminarweiterbil-dung«) zu absolvieren (vgl. Kap. 10). Die 5jährige curriculare Weiterbildung in der Allgemeinmedizin sieht eine Seminarweiterbildung von nur noch 80 Stunden vor.

Beachte:

Die Allgemeinmedizin ist derzeit das einzige Fach innerhalb der 41 Gebiete der Weiterbildungsordnung, das eine nur 3jährige Weiterbildungszeit aufweist.

---

6 Fächer sind an eine mindestens 4jährige, 24 Fächer an eine mindestens 5jährige und 9 Fächer an eine mindestens 6jährige Weiterbildungszeit gebunden.[1]

Eine 3jährige Weiterbildungszeit in der Allgemeinmedizin ist mit Sicher-heit nicht ausreichend, selbst wenn diese durch eine »Seminarweiter-bildung« erweitert und intensiviert worden ist. Die 3jährige Weiterbildung war zunächst der äußerste Kompromiß, den einerseits die Politiker mit Rücksicht auf die Vorschriften der Europäischen Union und andererseits die Vertreter der Allgemeinärzteschaft im Hinblick auf die Weiterbildungs-bedürfnisse der Jungärzte einzugehen bereit waren.

---

[1] Für das Gebiet »Öffentliches Gesundheitswesen« ist keine Weiterbildungsdauer in der (Muster-)Weiterbildungsordnung vorgesehen. Die Anerkennung wird nach Maßgabe der ent-sprechenden staatlichen Vorschriften erteilt.

Merke:

Auch im Gebiet Allgemeinmedizin handelt es sich um eine *Mindest*weiter-bildungszeit. Das bedeutet konkret, daß der Weiterbildungsassistent damit rechnen muß, daß er die Gesamtweiterbildungszeit für Allgemein-medizin einschließlich der Seminarweiterbildung wohl nur in sehr seltenen Fällen in 3 Jahren (=36 Monate) wird realisieren können. Es besteht auch kein Anspruch auf die Absolvierung innerhalb dieser Frist.

Die Prüfungssekretariate bei den Landesärztekammern achten vermehrt darauf, inwieweit die von den Antragstellern zur Facharztprüfung in der Allgemeinmedizin eingereichten Zeugnisse (vgl. 6.4.12) die Inhalte qualitativ und quantitativ erfüllen und ob auch die Mindestweiterbildungszeiten eingehalten wurden.

Beachte:

Weiterbildungszeiten und Weiterbildungsinhalte sind *Mindestzeiten* und *Mindestinhalte*. Der Weiterbildungsassistent sollte daher in seiner Berufs-planung nicht die Mindestzeit der Weiterbildung vor Augen haben, son-dern auch bedenken, daß die Realisierung der zu vermittelnden Weiter-bildungsinhalte in Einzelfällen recht zeitraubend sein kann.

3.2.3 Wechsel der Weiterbildungsstätte

Die Allgemeinmedizin ist das einzige Gebiet innerhalb der Weiterbildungs-ordnung, in welchem der weiterbildungswillige Arzt *mindestens 3mal* seine *Weiterbildungsstätte* im Laufe der Weiterbildungszeit *wechseln* muß.

Für die übrigen Gebiete, Schwerpunkte und Bereiche gilt, daß innerhalb der vorgeschriebenen Weiterbildungszeit grundsätzlich mindestens 1 Jahr unter Leitung von Ärzten abgeleistet werden, die im vollen Umfang zur Weiterbildung befugt sind.

Neben dem obligaten Wechsel in den Gebieten Allgemeinmedizin, Innere Medizin und Chirurgie sieht die 3jährige Weiterbildung in der Allge-meinmedizin Möglichkeiten für einen Wechsel in insgesamt 11 Fächern vor (Tabelle 6).

Auf die reguläre 6monatige Weiterbildungszeit in der Chirurgie (vgl. Tabelle 1 in 1.1) können von 4 Fächern maximal 3 Monate Weiterbildungs-zeit angerechnet werden (Tabelle 7).

Tabelle 6. Gebiete in Klinik oder Praxis in alphabetischer Reihenfolge, die auf die 1½jährige Weiterbildung in der Allgemeinmedizin (A) bzw. auf die 3jährige Gesamt-weiterbildungszeit (B) angerechnet werden können (maximal anrechenbare Zeiten in Monaten)

Gebiete	Weiterbildungszeit	
	A	B
Anästhesie	6	6
Arbeitsmedizin	6	6
Chirurgie	6	12
Frauenheilkunde/Geburtshilfe	6	9
Haut- und Geschlechtskrankheiten	6	6
Hals-Nasen-Ohren-Krankheiten	6	9
Innere Medizin	6	6
Kinderheilkunde	6	6
Labormedizin	6	6
Neurologie	6	6
Orthopädie	6	9
Psychiatrie/Psychotherapie	6	6
Urologie	6	9

Tabelle 7. Gebiete in Klinik oder Praxis, die auf die reguläre 6monatige Weiterbildungs-zeit in Chirurgie angerechnet werden können (maximal anrechenbare Zeiten in Monaten)

Gebiete	Weiterbildungszeit
Frauenheilkunde/Geburtshilfe	3
Hals-Nasen-Ohren-Heilkunde	3
Orthopädie	3
Urologie	3

Beachte:

Weiterbildungszeiten und Weiterbildungsinhalte sind *Mindestzeiten* und *Mindestinhalte*. Der Weiterbildungsassistent sollte daher in seiner Berufs-planung nicht die Mindestzeit der Weiterbildung vor Augen haben, son-dern auch bedenken, daß die Realisierung der zu vermittelnden Weiter-bildungsinhalte in Einzelfällen recht zeitraubend sein kann.

Der angehende Allgemeinarzt hat also den Vorzug einer gewissen Flexibilität in der Auswahl der angebotenen bzw. bevorzugten Gebiete, so daß er sich eine »Weiterbildung nach Maß« zusammenschneidern und im gegebenen Fall rasch auf freigewordene Stellen in den anrechnungsfähigen Gebieten reagieren kann.

Erfahrungsgemäß ist jedoch jeder Wechsel der Weiterbildungsstätte für den Weiterzubildenden mit persönlichen, vielleicht auch familiären Belastungen verbunden. Dies trifft den Allgemeinarzt im besonderen Maße, da er mindestens 3- bzw. 4mal seine Weiterbildungsstätte wechseln muß.

3.2.4 Übergangsregelungen

Wer vor Inkrafttreten der Weiterbildungsordnung die Weiterbildung in einem Gebiet, einem Schwerpunkt oder in einem Bereich nach der bisherigen Weiterbildungsordnung begonnen hat, darf diese nach der bisherigen Weiterbildungsordnung auch abschließen.

Ärzte ohne Gebietsbezeichnung (einschließlich *Praktische Ärzte*), die zum Zeitpunkt des Inkrafttretens der 3jährigen Weiterbildungsordnung in ihrem Kammerbereich in eigener Praxis tätig waren und die während der letzten 8 Jahre mindestens 6 Jahre allgemeinmedizinisch tätig waren, können auf Antrag das Recht zum Führen der Bezeichnung »Facharzt für Allgemeinmedizin« erhalten. Diese Regelung gilt beispielhaft für den Bereich der Landesärztekammer Bayern. Hier trat die neue Weiterbildung am 1.10.1993 in Kraft. Entsprechend haben die Antragsteller ihre regelmäßige allgemeinmedizinische Tätigkeit für den Zeitraum zwischen dem 1.10.1985 und dem 1.10.1993 nachzuweisen. Tätigkeiten in Krankenhäusern werden anerkannt, wenn diese für die Allgemeinmedizin im Sinne der neuen Weiterbildungsordnung ebenfalls anrechnungsfähig sind (vgl. Tabelle 6 in 3.2.3).

Andere Ärztekammern (z. B. Niedersachsen, Westfalen-Lippe, Hessen) sehen ähnliche zeitliche Übergangsbestimmungen vor, machen jedoch die Anerkennung als »Facharzt für Allgemeinmedizin« letztlich zusätzlich auch vom Bestehen einer Facharztprüfung abhängig.

Anträge nach den Übergangsvorschriften sollen innerhalb von 2 Jahren nach Inkrafttreten der Weiterbildungsordnung gestellt werden.

3.2.5 Abweichender Weiterbildungsgang

Einzelne Kolleginnen und Kollegen erfüllen die formalen Anforderungen des Regelweiterbildungsganges nicht in vollem Umfang. Speziell für diese Fälle sieht die Weiterbildungsordnung einen *abweichenden Weiterbildungsgang* vor.

Aufgrund eines gleichwertigen Weiterbildungsganges kann bei diesen Antragstellern vorausgesetzt werden, daß die in der Weiterbildungsordnung geforderten »eingehenden Kenntnisse, Erfahrungen und Fertigkeiten« in ausreichendem Maße anderweitig erworben wurden.

Einzelne Kammern geben diesen Ärzten Gelegenheit, die Weiterbildung im Sinne eines sog. abweichenden Weiterbildungsganges ausnahmsweise abschließen zu können. Dabei besteht kein Rechtsanspruch. § 18 der Weiterbildungsordnung in Bayern sieht vor, daß bei einem gleichwertigen Weiterbildungsgang der Nachweis eines gleichwertigen Weiterbildungs-standes durch eine *Fachprüfung* unverzichtbar ist. Darüber entscheidet die Kammer nach Anhörung des Prüfungsausschusses.

3.2.6 Teilzeitweiterbildung

Die Weiterbildung in den Gebieten und Schwerpunkten sowie in der fakul-tativen Weiterbildung im Gebiet (vgl. 3.5) ist grundsätzlich ganztägig und in hauptberuflicher Stellung durchzuführen. Wenn jedoch eine ganztägige Weiterbildung aus wichtigem Grund nicht möglich oder nicht zumutbar ist, kann die Weiterbildung in *Teilzeit*, jedoch mit mindestens der halben regel-mäßigen Arbeitszeit erfolgen.
Eine ganztägige Weiterbildung ist aus persönlichen Gründen insbeson-dere dann unzumutbar, wenn sie für den weiterzubildenden Arzt aus zwin-genden familiären Gründen eine besondere Härte bedeuten würde.

> **Merke:**
>
> Eine Teilzeitweiterbildung kann nur dann anteilig angerechnet werden, wenn sie zuvor der betreffenden Landesärztekammer angezeigt und von dieser als anrechnungsfähig bestätigt worden ist [71].

Eine *Unterbrechung der Weiterbildung* infolge von Krankheit, Schwanger-schaft, Sonderbeurlaubung, Wehrdienst usw. von mehr als einem Monat oder von insgesamt mehr als 6 Wochen im Kalenderjahr kann grundsätz-lich nicht auf die Weiterbildungszeit angerechnet werden, auch wenn eine gesetzlich begründete Arbeitsbefreiung (z. B. durch das Schwerbehin-dertengesetz oder § 10 des Mutterschaftsgesetzes) gegeben ist [71].
Für die Absolventen des praktischen Jahres (PJ, vgl. 2.3) forderte der Deutsche Ärztetag 1996 vom Gesetzgeber, unter bestimmten Bedingun-gen auch *Teilzeitausbildungsstellen für das PJ* im Interesse der Kinder-betreuung vorzusehen.

3.2.7 Ärztliche Tätigkeit im Ausland

In der Aus- und Weiterbildung nahmen bis in die 60er Jahre dieses Jahrhunderts Ausbildungsphasen im Ausland – sei es als Student oder als Assistenzarzt – einen großen Raum ein. Durch die Verschulung des Studi-ums in den meisten Ländern, durch die Erschwerung des Wechsels des Studienortes und durch die zunehmende Komplexität der Facharztweiterbildungen in den einzelnen Fächern ist eine erhebliche Immobilität und oft schon beklagenswerte Unflexibilität der jungen Kollegen entstanden, schreibt U. Montgomery, Vorsitzender des Marburger Bundes.

Eine *Weiterbildung im Ausland* außerhalb eines Mitgliedstaates der EG kann ganz oder teilweise angerechnet werden, wenn sie den Grundsätzen der WO entspricht und wenn eine Weiterbildung von mindestens 12 Monaten in einem angestrebten Gebiet, Schwerpunkt oder Bereich in Deutschland abgeleistet wurde.

In den vergangenen 10 Jahren haben etwa 3000 Ärzte die AiP-Zeit oder eine Phase ihrer Weiterbildung in Großbritannien absolviert. Die Rückmeldungen über diese Zeit sind überwiegend positiv bis sehr positiv. Die Kollegen haben etwas gelernt, das über den normalen Horizont der AiP-Zeit oder Weiterbildung hinausgeht, und sie haben zugleich ihre Chancen einer Berufstätigkeit in Deutschland erheblich verbessert. In England gearbeitet und etwas gelernt zu haben, gilt als Gütezeichen. Die dortige Weiterbildung wird weltweit wegen der hervorragenden Patientenbetreuung und der hohen klinischen Erfahrungswerte geschätzt.[1]

Im Rahmen der von der Bundesrepublik zahlreichen Ländern gewährten Entwicklungshilfe sind auch deutsche Ärzte tätig. Der Arzt, der sich um eine Tätigkeit als *Entwicklungshelfer* im Ausland bewirbt, muß damit rechnen, daß der vermittelnde deutsche Entwicklungsdienst (ded) Referenzen über den Bewerber bei bestimmten Personen anfordert, die ihn von persönlichen oder beruflichen Kontakten her kennen. Eine solche Person kann beispielsweise der Praxisinhaber sein, der den Bewerber von der vorangegengenen Tätigkeit in der Allgemeinpraxis kennt.

Der Erfolg der Arbeit in den Entwicklungsländern hängt wesentlich davon ab, ob die Entwicklungshelfer den schwierigen Aufgaben persönlich und beruflich gewachsen sind. Entsprechende Bitten um eine Beurteilung werden (Zustimmung durch den Bewerber vorausgesetzt) an den beurteilenden Arzt gerichtet. Auf dessen Wunsch wird die Referenz vertraulich behandelt. Dabei werden erfahrungsgemäß bestimmte Fragen (die auch als Beurteilungsraster für die Erstellung eines Arbeitszeugnisses für den Weiterbilder von Interesse sein können (vgl. 6.4.12) – vorgelegt (Übersicht 3).

Übersicht 3. Fragen des deutschen Entwicklungsdienstes (ded) an Personen, die zu einer Referenz für den sich ins Ausland bewerbenden Arzt aufgefordert wurden

– Welche außerberuflichen Kenntnisse und Fähigkeiten des Arztes sind Ihnen bekannt (z. B. Fremdsprachen)?

---

[1] Empfehlenswert für Medizinstudenten, PJ-Studenten und Ärzte in der Weiterbildung, die einen Teil ihrer Aus- oder Weiterbildung in Großbritannien absolvieren wollen, ist das kompetente und praxisnahe Buch Karle P, Wigfield C (1997) Facharztausbildung in Großbritannien. Berufseinstieg und Karriere-Optionen. Antilla, Berlin

– Wie reagiert er bei Mißerfolgen?
– Wie stark ist der Bewerber auf die Unterstützung durch andere angewiesen (z. B. bei Entscheidungen)?
– Welches Verständnis zeigt er für die Probleme anderer Menschen?
– Die Aufgaben eines Entwicklungshelfers erfordern ein hohes Maß an Initiative, Selbständigkeit, Ausdauer und taktvollem Verhalten. Es sind Schwierigkeiten zu überwinden, Mißerfolge und Enttäuschungen zu verarbeiten. Glauben Sie, daß der Bewerber solchen Anforderungen gewachsen sein wird? (Keinerlei Bedenken/wahrscheinlich gewachsen/Bedenken/wahrscheinlich nicht gewachsen).

3.2.8 Weiterbildung und Gebietsgrenzen

Die Weiterbildungsordnung muß nach ihren beiden Funktionen
– Beschreibung der Gebietsgrenzen und
– Mindestanforderung an eine Regelweiterbildung
unterschieden werden [19].

Die *Gebietsgrenze* ergibt sich aus der Definition des Gebietes. Die *Mindestanforderung an die Regelweiterbildung*, d. h. die nachgewiesene Mindestqualifikation, ergibt sich aus dem Inhalt der Weiterbildung anhand der konkreten fachlichen Anforderungen [19].

Merke:

Die Gebietsdefinition umschreibt die maximale Grenze des Gebietes. Alles, was außerhalb dieser Grenze liegt, gilt als gebietsfremd.

Der Inhalt der Regelweiterbildung gibt dagegen an, was minimal nachgewiesen werden muß, um eine Gebietsanerkennung beantragen zu können. Die Regelweiterbildung ist nur eine Teilmenge des Gebietes, das durch die Gebietsdefinition festgelegt ist [19].

Grundsätzlich ist die Gefahr nicht auszuschließen, daß einzelne Berufsverbände versuchen, ihre Partikularinteressen in die Gestaltung der Weiterbildungsordnung einfließen zu lassen. Die Weiterbildungsordnung darf jedoch nicht zu einem Instrument zur Ressourcenverteilung und »Claimabsteckung« degenerieren. Für das Gebiet Allgemeinmedizin besteht durchaus das Problem, daß jene Tätigkeiten »gebietsfremd« sind, die nicht ausdrücklich in der Weiterbildungsordnung aufgeführt sind. Freilich braucht auch ein Gebiet wie die Allgemeinmedizin Fachgebietsgrenzen. Ein Fachgebiet ohne Fachgrenzen wäre in der Weiterbildungsordnung im übrigen ein Nonsens.

3.2.9 Bereiche und Zusatzbezeichnungen

Der *Bereich*, synonym mit dem Begriff *Zusatzbezeichnung*, beschreibt Weiterbildungsinhalte, in denen »besondere Kenntnisse und Erfahrungen« erworben werden.

Das Charakteristikum der Bereichs- oder Zusatzbezeichnung ist, daß diese den Umfang eines Gebiets nicht erweitern kann. Sie stellt auf »besondere Kenntnisse und Erfahrungen« in abgrenzbaren ärztlichen Tätigkeitsfeldern ab, die in typischer Weise mehreren Gebieten zuzuordnen sind. Daher bestehen Richtlinien über die Zuordnung von Zusatzbezeichnungen zu den einzelnen Gebieten der Weiterbildungsordnung. Derzeit gibt es 22 solcher Zusatzbezeichnungen.

Für den Facharzt für Allgemeinmedizin kann die Weiterbildung in folgenden Bereichen sinnvoll und empfehlenswert sein:
- Allergologie,
- balneologische und medizinische Klimatologie,
- Betriebsmedizin,
- Chirotherapie,
- Flugmedizin,
- Homöopathie,
- Naturheilverfahren,
- Phlebologie,
- physikalische Therapie,
- Psychoanalyse,
- Psychotherapie,
- Rehabilitationswesen,
- Sozialmedizin,
- Sportmedizin,
- Tropenmedizin,
- Umweltmedizin.

3.2.10 Fachkunde

Durch den Erwerb der *Fachkunde* wird die Möglichkeit geschaffen, für bestimmte Untersuchungs- und Behandlungsmethoden »eingehende Kenntnisse, Erfahrungen und Fertigkeiten« sich im Rahmen eines Gebietes anzueignen. Diese bestimmten Untersuchungs- und Behandlungsmethoden bedürfen einer so intensiven Einübung, daß sie nicht von allen Ärzten während ihrer Gebietsweiterbildung erworben werden können. Die Abgrenzung zur fakultativen Weiterbildung im Gebiet (vgl 3.5) liegt darin, daß es sich nicht um einen ganzen Tätigkeitssektor handelt, sondern lediglich um eine *spezifische Verrichtung* [58].

> **Merke:**
>
> Die Fachkunde kann begleitend auch zur Gebietsweiterbildung in der Allgemeinmedizin erworben werden. Während der Facharztprüfung (vgl. Kap. 11) wird gleichzeitig auch die Prüfung zur Erlangung der Fachkunde abgelegt.

Über die Eignung für den Erwerb einer Fachkunde wird eine gesonderte Bescheinigung ausgestellt, die nach dem Grundsatz des berufsrechtlichen Vorranges vor kassenärztlichen Regelungen auch die geforderte Qualifikation nach § 135 SGB V erfüllen kann [58]. Ärzte, die während ihrer Gebietsweiterbildung die Fachkunde nicht erwerben konnten, können diese auch nach ihrer Facharztprüfung in Angriff nehmen. Für die Allgemeinmedizin gibt es derzeit lediglich eine Fachkunde in Laboruntersuchungen.

Fachkunde in Laboruntersuchungen in der Allgemeinmedizin

Vermittlung, Erwerb und Nachweis eingehender Kenntnisse, Erfahrungen und Fertigkeiten in der Durchführung derjenigen Laborleistungen, die dem Gebiet zugeordnet werden und über Grundleistungs- und spezielles Labor des Gebietes hinausgehen. Mindestdauer der Weiterbildung: 1/2 Jahr.

3.3 Kombinierbarkeit der Fachgebiete

Hat ein Arzt die Anerkennung für Facharztbezeichnungen auf *mehreren Gebieten*, so darf er bestimmte *Facharztbezeichnungen nebeneinander* führen (z. B. Facharzt für Innere Medizin mit Anästhesist, Arbeitsmediziner, Augenarzt oder weiteren 25 Bezeichnungen).

> **Merke:**
>
> Der Facharzt für Allgemeinmedizin darf seine Bezeichnung mit keiner weiteren führen, auch wenn er die Voraussetzung dazu hat.

Auch die vom 100. Deutschen Ärztetag in Eisenach 1997 beschlossene 5jährige (Muster-)Weiterbildungsordnung in der Allgemeinmedizin sieht für den Allgemeinarzt keine Kombinierbarkeit mehrerer Facharztbezeichnungen vor.

Zusatzbezeichnungen (vgl. 3.2.9) dürfen nur zusammen mit der Berufsbezeichnung »Arzt«, »Praktischer Arzt« oder einer Gebietsbezeichnung (z. B. Arzt für Allgemeinmedizin) geführt werden.

3.4   Richtlinien über den Inhalt der Weiterbildung

Während die Weiterbildungsordnung (vgl. 3.2) die postgraduale Weiterbildung des Arztes in den Gebieten, Schwerpunkten und Bereichen curricular ausgestaltet und von Kammer- zu Kammerbereich als verbindlich festschreibt, ist der detaillierte »Inhalt der Weiterbildung« zum Facharzt nicht Bestandteil der Weiterbildungsordnung, sondern als »Richtlinien« den einzelnen Landesärztekammern vom Vorstand der Bundesärztekammer als Durchführungsvorschrift an die Hand gegeben.

Dementsprechend bemühen sich die verschiedensten Fachverbände und -gesellschaften um eine permanente und aktuelle Katalogisierung des *»Inhalts der Richtlinien der Weiterbildungsordnung«* (Anhang, 14.2).

Merke:

Die »Richtlinien über den Inhalt der Weiterbildungsordnung« sind nicht zu verwechseln mit der
– Weiterbildungsordnung der Ärztekammern oder den
– Weiterbildungskatalogen, wie sie beispielsweise von den einzelnen fachärztlichen Gesellschaften oder Berufsverbänden erarbeitet worden sind.

Die Richtlinien sind allgemeine Verwaltungsvorschriften nach § 15 Abs. 2 der (Muster-)Weiterbildungsordnung. Sie werden von den Ärztekammern bei der Beurteilung zugrunde gelegt, ob eine gründliche und eingehende Weiterbildung erfolgt ist und nachgewiesen wurde. Sie geben aber auch den zur Weiterbildung befugten Ärzten, den Praxisinhabern also, ebenso wie denjenigen, welche sich weiterbilden, die Möglichkeit, sich über den Inhalt der geforderten »eingehenden Kenntnisse und Erfahrungen« zu informieren [71].

Maßgeblich für die Zulassung zur Facharztprüfung ist also nicht allein die Ableistung der Weiterbildungszeit, welche ausdrücklich eine Mindestweiterbildungszeit (vgl. 3.2.2) darstellt, sondern die Erfüllung der »Richtlinien über den Inhalt der Weiterbildung«.

Merke:

Die »Richtlinien über den Inhalt der Weiterbildungsordnung« sind Richtschnur für die Weiterbildung, für die Erstellung und den Inhalt der Zeugnisse (vgl. 6.4.12), aber auch für die in der Weiterbildungsordnung vorgeschriebene Facharztprüfung (vgl. Kap. 11).

Weiterbildungsinhalte, für die in der (Muster-)Weiterbildungsordnung der Bundesärztekammer keine zahlenmäßigen Anforderungen festgelegt wurden, werden in den Richtlinien über den Inhalt der Weiterbildung in der Regel nicht wiederholt. Die in den Richtlinien über den Inhalt der Weiterbildung genannten zahlenmäßigen Anforderungen sind *Richtzahlen*, deren Erfüllung in der Regel den Mindestanforderungen der (Muster-)Weiterbildungsordnung entspricht [58]. Damit stellen sie zugleich dar, welche der vorgeschriebenen eingehenden Kenntnisse und Erfahrungen bei der durch die Ärztekammer durchzuführenden Facharztprüfung am Ende der Weiterbildung nachzuweisen sind.

Die Autoren wissen aus ihrer langjährigen Prüfungserfahrung, daß es in Einzelfällen Kollegen gibt, die zwar formal nicht die Voraussetzung einer curricular ausgestalteten Weiterbildungszeit erfüllt haben, die jedoch durchaus im Fachgespräch die erforderlichen Kenntnisse und Erfahrungen aufweisen können.

3.5 Fakultative Weiterbildung »Klinische Geriatrie«

In einzelnen Gebieten kann der Arzt über die in der Weiterbildungsordnung vorgeschriebenen Regelinhalte hinaus für bestimmte gebietsergänzende Tätigkeiten spezielle Kenntnisse, Erfahrungen und Fertigkeiten erwerben *(Fakultative Weiterbildung)* und darüber eine Bescheinigung erhalten. Dieses neue Instrument der Weiterbildung dient in erster Linie der *Qualitätssicherung* der ärztlichen Berufsausübung.

Eine zusätzliche Weiterbildungszeit ist erforderlich, um die Qualifizierung in der fakultativen Gebietsergänzung über die Gebietsweiterbildung hinaus zu erlangen. Die Qualifizierung ist nur im innerärztlichen Umgang oder ggf. gegenüber Trägern von Gesundheitseinrichtungen als Qualifikationsnachweis verwendbar. Eine Ankündigung gegenüber den Patienten ist nicht statthaft [58].

Beachte:

Die Weiterbildungsinhalte der fakultativen Ergänzung im Gebiet sind so speziell, daß sie nicht von jedem in der Gebietsweiterbildung stehenden Arzt erworben werden können. Die fakultative Ergänzung im Gebiet führt zu keiner führungsfähigen Bezeichnung.

Für das Gebiet Allgemeinmedizin ist eine fakultative Weiterbildung *»Klinische Geriatrie«* möglich.

Definitionen:

Die klinische Geriatrie umfaßt Prävention, Erkennung, Behandlung und Rehabilitation körperlicher und seelischer Erkrankungen im biologisch fortgeschrittenen Lebensalter, die im besonderen Maße zu dauernden Behinderungen und dem Verlust der Selbständigkeit führen, unter Anwendung der spezifischen geriatrischen Methodik in stationären Einrichtungen mit dem Ziel der Wiederherstellung größtmöglicher Selbständigkeit.

Weiterbildungszeit
2 Jahre an einer Weiterbildungsstätte gemäß § 7 Abs. 1.[1] $1^1/_2$ Jahre der Weiterbildung in der klinischen Geriatrie müssen zusätzlich zur Gebietsweiterbildung abgeleistet werden.

Inhalt und Ziel der Weiterbildung
Vermittlung, Erwerb und Nachweis spezieller Kenntnisse, Erfahrungen und Fertigkeiten in der Ätiologie, Pathogenese, Pathophysiologie und Symptomatologie von Erkrankungen und Behinderungen des höheren Lebensalters. Hierzu gehören in der Klinischen Geriatrie spezielle Kenntnisse, Erfahrungen und Fertigkeiten in
– Ätiologie, Pathogenese, Pathophysiologie und Symptomatologie von Erkrankungen und Behinderungen des höheren Lebensalters,
– den speziellen geriatrisch relevanten diagnostischen Verfahren,
– der speziellen geriatrischen Therapie von körperlichen und seelischen Erkrankungen im biologisch fortgeschrittenen Lebensalter,
– der Behandlung der Stuhl- und Urininkontinenz,
– den speziellen pharmakodynamischen Besonderheiten und der Dosierung von Arzneimitteln sowie der Medikamenteninteraktionen bei Mehrfachverordnungen,
– altersadäquater Ernährung und Diätetik,
– physio- und ergotherapeutischen, prothetischen und logopädischen Maßnahmen,
– der Reintegration zur Bewältigung der Alltagsprobleme,
– der Geroprophylaxe einschließlich der Ernährungsberatung und Hygieneberatung,
– der Sozialmedizin, insbesondere der Nutzung sozialer Einrichtungen zur Wiedereingliederung und der Möglichkeiten teilstationärer Behandlung und externer Hilfen,
– der Anleitung des therapeutischen Teams,
– den Einweisungsmodalitäten nach den entsprechenden gesetzlichen Grundlagen,
– dem Versicherungs- und Rentenwesen und im Sozialhilfebereich.

---

[1] Das heißt an einer Weiterbildungsstätte, die unter verantwortlicher Leitung eines vom Vorstand der Kammer befugten Arztes steht.

Die Befugnis zur Weiterbildung für die fakultative Weiterbildung klinische Geriatrie ist daran gebunden, daß die betreffende Einrichtung mindestens 40 Betten aufweist.

3.6 Gründe gegen eine Weiterbildung

Sowohl von den Ärzten selbst wie auch von den ärztlichen Körperschaften, aber auch von politischer Seite wird die »Berufsausübung als Arzt« (= Approbation) einheitlich als Ausbildungsziel angesehen. Freilich ist heute eine Niederlassung als »Arzt«, also ohne abgeschlossene Weiterbildung als »Facharzt«, innerhalb einer vertragsärztlichen Tätigkeit nicht mehr möglich (vgl. 2.4.1). Der Jungarzt, der langfristig eine Berufsausübung in »freier« Vertragsarztpraxis anstrebt, ist also gezwungen, eine curriculare Weiterbildung, auch in der Allgemeinmedizin, zu durchlaufen.

Einzelne Gründe gegen eine spezielle Weiterbildung im Gebiet der Allgemeinmedizin wurden bereits in Abschn. 3.1 »Motivation zur Weiterbildung« dargelegt (u. a. Unterrepräsentierung der Allgemeinmedizin an den Hochschulen, mangelndes Prestige des Faches selbst, spätere berufliche Überlastung.

Der wohl wichtigste *Grund gegen irgendeine Weiterbildung* dürfte heute in den allermeisten Fällen vermutlich nur darin zu suchen sein, daß keine adäquaten Weiterbildungsstellen in Klinik und/oder Praxis gefunden wurden. Es werden daher nur einige wenige, wirtschaftlich eher risikobereite oder finanziell unabhängige Jungärzte sein, die von vornherein die Niederlassung in freier Privatpraxis in Angriff nehmen oder sich nach anderen beruflichen Möglichkeiten umschauen (vgl. 2.5).

3.7 Weiterbildung zum Hausarzt in den Niederlanden

Die *Hausarztausbildung* in den Niederlanden erfolgt traditionell an den Universitäten. An 8 Universitäten sind entsprechende Institute beheimatet. Ein Anwärter muß sich schriftlich um einen Ausbildungsplatz bewerben. Danach wird er zu einem Vorstellungsgespräch eingeladen. Die Zahl der Bewerber ist um ein Vielfaches höher als die Zahl der Ausbildungsplätze. Pro Institut wird 2mal jährlich eine Gruppe von 12 Auszubildenden zusammengestellt, d. h. in der Regel können jährlich 192 Personen eine Ausbildung beginnen. Die Dauer der Ausbildung beträgt 3 Jahre [51].

In der Ausbildungszeit müssen folgende Institutionen durchlaufen werden:
– Hausarztpraxis (Minimum 6 Monate, soll auf 12 Monate erhöht werden),
– Krankenhaus (Minimum 6 Monate),
– Alten- bzw. Pflegeheim (Minimum 6 Monate).

Diese Form der intensivierten und institutionalisierten Weiterbildung gilt als beispielhaft; viele Allgemeinärzte in Deutschland sehen in einem solchen »*niederländischen Modell*« übernehmenswerte Inhalte. Freilich ist zu bedenken, daß sich die Tätigkeit des Hausarztes in Holland nahezu ausschließlich auf eine Primärarzttätigkeit (ähnlich wie in Großbritannien) beschränkt. Den Patienten ist es also nicht möglich, »am Hausarzt vorbei« direkt den Spezialisten primär in Anspruch zu nehmen. Das Leistungsspektrum der Hausärzte ist übrigens – im Vergleich zu demjenigen der deutschen Hausärzte – auffallend schmal.

Der künftige Hausarzt in den Niederlanden lernt »in der Praxis aus der Praxis«. Die Aufgabe der Institute und der hausärztlichen Weiterbilder liegt in der Überwachung dieses Lernprozesses.

Eine Untersuchung des Weiterbildungspraktikums in Groningen und Nijmwegen ergab verschiedene Einsichten, die auch sowohl für die Weiterbildungsassistenten wie auch die weiterbildenden Ärzte in Deutschland von Interesse sein könnten [16]. Die Untersuchungen galten u. a. der Frage, wie viele Sprechstunden bzw. Hausbesuche oder Wochenenddienste Weiterbildungsassistenten nach einem halben Jahr leisten (Tabelle 8), wieviel Patienten die Weiterbildungsassistenten im wöchentlichen Durchschnitt am Ende ihrer Weiterbildungszeit versorgen (Tabelle 9) und welche inhaltlichen Aspekte im Rahmen der Nachbesprechung zwischen Weiterbilder und Assistenten überprüft werden (Tabelle 10). Eine große Zahl der Weiterbilder setzte nach 6monatiger Tätigkeit nur geringes Vertrauen in die Fähigkeit der Weiterbildungsassistenten zu selbständiger Arbeit; namentlich die psychosozialen Fertigkeiten betrachteten viele Weiterbilder als zweifelhaft oder ungenügend (Tabelle 11).

Tabelle 8. Tätigkeiten des Weiterbildungsassistenten nach einem halben Jahr. Prozentzahlen abgerundet. (Nach [16])

	Nijmwegen (n=33) [%]	Groningen (n=34) [%]
Sprechstunden pro Woche		
1–12	33	35
13–17	24	38
>17	42	26
Zahl der Hausbesuche pro Woche		
1–14	39	21
15–21	42	29
>21	18	50
Gesamtzahl der Abenddienste		
0–3	29	35
4–15	26	44
>15	45	21
Gesamtzahl der Wochenenddienste		
1–3	58	84
>3	42	16

Tabelle 9. Gesamtzahl der Patienten, die der Weiterbildungsassistent am Ende der Weiterbildung im Durchschnitt wöchentlich gesehen hat. Prozentzahlen abgerundet [16]

	Nijmwegen (n=33) [%]	Groningen (n=34) [%]
0–40	3	–
41–80	45	56
80–120	42	31
>120	12	13
Im Durchschnitt	90	88

Tabelle 10. Aufgewendete Zeit für Nachbesprechungen. Prozentualer Anteil an der gesamten Dienstzeit. (Nach [16])

	Weiterbilder [%]	Assistenten [%]
Besprechung von Patienten, die soeben beim Assistenten gewesen sind	39	51
Somatische Themen i. allg.	14	14
Psychosoziale Themen i. allg.	14	12
Methodische Aspekte hausärztlicher Tätigkeit	12	8
Persönliches Funktionieren des Assistenten	11	9
Besprechung der Rückkehrtage	6	4
Besprechung aufgenommener Tonbandprotokolle	9	4

Tabelle 11. Beurteilung der Fähigkeit zu selbständiger Tätigkeit des Weiterbildungs-assistenten durch den Weiterbilder. Abgerundete Prozentzahlen pro Tätigkeit. (Nach [16])

	Nijmwegen (n=33) [%]	Groningen (n=34) [%]
Ausreichende somatische Kenntnisse	80	88
Ausreichende psychosoziale Kenntnisse	62	66
Kann in einer Praxis arbeiten	71	91
Gesamt	74	85

Die Weiterbilder selbst waren in den untersuchten Gebieten durchwegs Männer. Gut die Hälfte arbeitete in einer Einzelpraxis, nur 4 Weiterbilder waren in einem Gesundheitszentrum tätig, ein Viertel führte eine Stadt-praxis und 24% betrieben eine Apotheke. Die Weiterbildungspraxen lagen im Mittel 9 km vom nächstgelegenen Krankenhaus entfernt. Das Durchschnittsalter der Weiterbilder betrug 43 Jahre (Schwankungsbreite: 33–63 Jahre), und die Weiterbilder waren durchschnittlich seit 15 Jahren als Hausarzt tätig.

3.8   Zulassungs- und Facharzterneuerung in Europa

Die »Europäische Konferenz über Zulassungs- und Facharzterneuerung«[1] befaßte sich mit formalen und inhaltlichen Fragen der *Facharztprüfung (»certification«)* und der *Zulassungserneuerung (»reaccreditation«)*.

Definition:

> Die *Facharztprüfung (»certification«)* beinhaltet die formale Anerkennung von Kompetenz und Fähigkeiten eines Allgemeinarztes. Die *Facharzterneuerung (»reaccreditation«)* bezeichnet die periodische Wiederanerkennung bzw. Verlängerung dieses Status.

Die Konferenz von 1995 befaßte sich u. a. mit den Fragen:
– Wie sollen Kompetenz und Fähigkeiten geprüft werden?
– Ist die Prüfung fair und können wir sicher sein, daß solchermaßen geprüfte Kollegen und Kolleginnen ihre Patienten besser versorgen als ungeprüfte Ärzte?
– Sollten die Prüfungen einmal am Ende der Weiterbildungszeit (»summerative«) oder besser begleitend (»formative«) erfolgen, und wer bezahlt diese kontinuierliche Qualitätsverbesserung?
– Was soll schließlich mit jenen Kolleginnen und Kollegen geschehen, welche die Prüfungen zur Facharzterlangung nicht bestehen? [57].

Professor Kochen berichtete über diese Tagung von einem Vorschlag des Vorsitzenden des Education Committees der allgemeinmedizinischen Sektion des britischen Ärzteverbandes Dr. Laurence Buckman, daß – unabhängig vom jeweils betroffenen Land – das Erneuerungsverfahren praktikabel, annehmbar, glaubwürdig, nachprüfbar und finanzierbar sein müßte. Buckman schlug vor, die Prozedur in fünfjährigen Abständen durchzuführen. Der betroffene Allgemeinarzt sollte jährlich Kontakt mit seinem »Erneuerungsmentor« haben. Die notwendigen Praxisbesuche sollten durch ein Team erfolgen, dem 3 Mitglieder (ein Beauftragter der Kammer, ein Repräsentant der ortsansässigen Allgemeinärzte und ein gewählter, unabhängiger Allgemeinarzt) angehören.

In Großbritannien existieren schon heute konkrete, schriftliche Anweisungen, wie solche *Praxisbesuche* ablaufen sollten. Die sog. *General Medical Council Performance Review Procedures* sehen eine *2tägige Praxisvisite* vor, während der folgende Schritte vollzogen werden:
– Beobachtung von Arzt-Patienten-Gespräch mit realen Kranken oder simulierenden Personen (z. T. aus Videoaufnahmen);

---

[1] Europäische Konferenz über Zulassungs- und Facharzterneuerung. Veranstaltet von der European Academy of Teachers in General Practice (EURACT) und vom Royal College of General Practitioners; Cambridge 24.–25.03.1995.

- Einsicht in 30 Patientenakten (mit Bezug u. a. auf Anamnese, Behandlungsmaßnahmen, Prävention, Befunddokumentation, Arzneimittelverordnung und Lesbarkeit);
- 5 Akten, ausgewählt aus den Karteikarten von 12 Patienten der vergangenen Woche,die besonders genau überprüft werden;
- ein Test der klinisch-praktischen Fähigkeiten (u. a. Fundoskopie, Otoskopie, Papanicolaou-Abstrich, Untersuchungstechnik von Schulter, Abdomen, Wirbelsäule, Knien, Thorax/Herz, Blutdruckmessung und Urinsediment);
- ein schriftlicher Wissenstest;
- eine Prüfung des Praxismanagements;
- ein längeres Interview über die individuellen, professionellen Aktivitäten des Praxisinhabers (z. B. Teilnahme an Fortbildungsveranstaltungen und Praxisforschung, Zusatzqualifikationen, Zeitschriftenleseverhalten, »Einstellungspolitik« bei Mitarbeitern und Weiterbildungsassistenten, Qualität von Patienteninformationen, Ausstattung des Notfallkoffers etc.), das die Engländer *personal portfolio* nennen.

Bei der künftigen Ausgestaltung von Erneuerungsverfahren dürften auch *Handlungsleitlinien* eine bedeutende Rolle spielen. Besonders die holländische Gesellschaft für Allgemeinmedizin (Prof. Richard Grol) haben sich mit solchen qualitätsgesicherten Handlungsleitlinien, die von Allgemeinärzten (nicht von Spezialisten) entwickelt wurden, befaßt [57].

4 Arzt- und vertragsarztrechtliche Aspekte

Bei der Weiterbildung eines Assistenzarztes in einer Vertragsarztpraxis müssen sowohl auf seiten des Weiterbildungsassistenten wie auch auf seiten des Praxisinhabers verschiedene *arzt- und vertragsarztrechtliche Aspekte* beachtet werden, da Kammerrecht (Berufsordnung) und Kassenarztrecht (Vertragsrecht) berührt werden.

Schon beim Vorstellungsgespräch und bei der Vergütungsvereinbarung sollte zwischen Praxisinhaber und Assistenzarzt Klarheit über die Voraussetzungen und Konsequenzen einer Anstellung herrschen.

4.1 Zulassung und Befugnis des Praxisinhabers zur Weiterbildung

Die Weiterbildung im Fachgebiet wird unter verantwortlicher Leitung der von der Ärztekammer ermächtigten Ärzte in Klinik oder Praxis durchgeführt. Einerseits muß die Weiterbildungsstätte selbst und andererseits der mit der Weiterbildung betraute Arzt *befugt* (früher »ermächtigt«) sein.

Im Unterschied zur *Zulassung* von Krankenhausabteilungen zur Weiterbildung in einem bestimmten Fachgebiet erfolgt die *Zulassung niedergelassener Ärzte als Weiterbildungsstätte* nicht durch den Staat, sondern ausschließlich durch die Kammer.

Was die Ausstattung der allgemeinmedizinischen Weiterbildungsstätte betrifft, wird auf Abschn. 1.2 verwiesen.

Auch niedergelassene Ärzte können die *Befugnis zur Weiterbildung* beantragen. Sie kann nur erteilt werden, wenn der Arzt fachlich und persönlich geeignet ist und auf seinem Gebiet umfassende Kenntnisse und Erfahrungen besitzt, die ihn befähigen, eine gründliche Weiterbildung zu vermitteln. Zudem wird die Erteilung der Befugnis auch von dem Leistungsspektrum der jeweiligen antragstellenden Praxis und der vorhandenen personellen und materiellen Ausstattung abhängig gemacht. Dazu kommt auch, daß der Praxisinhaber i. allg. eine Praxistätigkeit ausüben sollte, die nicht Anlaß zur Beanstandung durch die KV gegeben hatte (z. B. übergroßes Leistungsspektrum, Falschabrechnungen).

Die Befugnis zur Weiterbildung erfordert also u. a. auch die persönliche und fachliche Eignung des ermächtigten Arztes (§ 8 WO). Wenn die persönliche Eignung als Voraussetzung nicht mehr gegeben ist, kann die Weiterbildungsbefugnis widerrufen werden (§ 9 WO). Ein Grund für den

Wegfall der persönlichen Eignung kann sich u. a. auch dadurch ergeben, daß der befugte Arzt ein falsches Zeugnis ausstellt (VGH Baden-Württemberg – Urteil vom 21.06.1988–9S 3269/87). Die Ärztekammern sollen in regelmäßigen Abständen die Kriterien überprüfen, welche die Voraussetzung zur Erteilung der Weiterbildungsbefugnis wahren[1].

Beachte:

Der *befugte Arzt* ist verpflichtet, die Weiterbildung persönlich zu leiten sowie zeitlich und inhaltlich entsprechend der »Weiterbildungsordnung« und den »Richtlinien über den Inhalt der Weiterbildung« (vgl. 3.4) auszurichten. Der in Weiterbildung befindliche Arzt hat hierauf einen Rechtsanspruch.

Beachte:

Die *Befugnis* durch die Kammer ist nicht zu verwechseln mit der *Genehmigung* durch die Kassenärztliche Vereinigung (KV) (vgl. 4.2) als Voraussetzung für die Beschäftigung eines Weiterbildungsassistenten in der Kassenpraxis (vgl. 4.2).

Die Weiterbildungsbefugnis in der Allgemeinmedizin wird durch die Landesärztekammer i allg. (bei Vollzeitbeschäftigung) auf maximal $1^1/_2$ Jahre begrenzt. Viele Ärztekammern differenzieren die Zeiten der Befugnis in Abhängigkeit von Praxisstruktur und Leistungsspektrum des Praxisinhabers. So gibt es beispielsweise auch Begrenzungen der Befugnis auf 6 Monate oder 12 Monate (»eingeschränkte Weiterbildungsbefugnisse«).

Praxisinhaber, die nicht mit einer solchen Begrenzung der Weiterbildungsbefugnis einverstanden sind, können gegen die Entscheidung der Kammer Widerspruch einlegen. Diesem Widerspruch wird dann durch ein Fachberatervotum abgeholfen. Einzelne Kammern bieten diesen Kollegen auch die Möglichkeit zu einem Kolloquium vor diesem Gremium an.

Eine Befugnis zur Weiterbildung in ihrer Praxis können neben den Allgemeinärzten auch andere niedergelassene Fachärzte beantragen (vgl. Tabelle 6 in 3.2.3). Dabei ist durch den Weiterbildungsassistenten von vornherein zu prüfen, wie weit die Weiterbildungszeiten bei diesen niedergelassenen Fachärzten ganz oder zumindest teilweise auf die Weiterbildung in der Allgemeinmedizin anrechenbar sind. So wird beispielsweise eine 12monatige Weiterbildungszeit beim niedergelassenen Internisten

---

[1] (Muster-)Richtlinien über die Befugnis der Weiterbildung in Gebieten, Fachkunden, Fakultativen Weiterbildungen, Schwerpunkten und Bereichen gemäß §§ 9–11 der (Muster-) Weiterbildungsordnung nach den Beschlüssen des 95. Deutschen Ärztetages 1992 in Köln entsprechend dem Beschluß des Vorstandes der Bundesärztekammer vom 21.04.1995

nur zu 6 Monaten auf die 1 1/2jährige Weiterbildungszeit in der Allgemeinmedizin angerechnet. Diese 12 Monate sind jedoch nicht auf den klinischen Weiterbildungsabschnitt anrechenbar (vgl. Tabelle 1 in 1.1).

Tip:

Da i. allg. das Verfahren zur Erteilung der Befugnis durch die Landesärztekammer 3 Monate dauert, ist es zweckmäßig, daß der Praxisinhaber möglichst frühzeitig schon diese Befugnis beantragt.

Durch die Beantragung der Befugnisse signalisiert der Praxisinhaber der Kammer, daß seine Praxis grundsätzlich als Weiterbildungsstätte zur Verfügung steht. Ein solcher zertifizierter Praxisinhaber ist jederzeit in der Lage, rasch einen Assistenten anzustellen, wenn sich für ihn die entsprechende Möglichkeit oder Notwendigkeit aus persönlichen oder praxisbedingten Gründen ergibt.

Auch der *Widerruf* der Weiterbildungs*befugnis* ist ausschließlich Aufgabe der Ärztekammer. Befugnis und Widerruf sind ein Teilbereich ärztlichen Berufsrechts, haben also grundsätzlich nichts mit dem Vertragsarztrecht zu tun.

Gelegentlich machen einzelne Landesärztekammern bei der Erteilung der Befugnis zur Weiterbildung im Gebiet Allgemeinmedizin jenen Kollegen Schwierigkeiten, welche die Facharztbezeichnung »Arzt für Allgemeinmedizin« im Wege der Übergangsregelung des § 23 WO erworben hatten (vgl. 3.2.4). Die betreffenden Kammern tragen vor, daß diese Kollegen keine reguläre Weiterbildung durchlaufen und damit das Prinzip der Weiterbildung zumindest nur unvollständig »erlebt« hätten.

Tatsächlich ist jedoch festzustellen, daß die weit überwiegende Mehrzahl der Ärzte, die ohne abgeschlossene Weiterbildung allgemeinärztlich tätig sind oder waren, eine mehrjährige, im Schnitt etwa 6jährige Weiterbildung absolviert haben, also »wissen, was Weiterbildung bedeutet.« Die Geschäftsführung der Bundesärztekammer vertritt im übrigen die Auffassung, daß grundsätzlich von der Facharztbezeichnung auszugehen ist, unabhängig davon, wie diese erworben wurde.

4.2 Genehmigung des Assistenten durch die KV

Die Beschäftigung von Assistenten in der Kassenpraxis bedarf gemäß § 32 Abs. 2 der Zulassungsverordnung für Vertragsärzte (Ärzte-ZV) in jedem Fall der *Genehmigung durch die Kassenärztliche Vereinigung (KV)* gleichgültig, ob es sich um einen Sicherstellungsassistenten (vgl. 4.4.1) oder um einen Weiterbildungsassistenten (vgl. 4.4.2) handelt. Die Genehmigung eines Dauerassistenten (vgl. 4.4.3) erfolgt ebenfalls über die KV, jedoch über den Zulassungsausschuß.

Die Genehmigung zur Beschäftigung als Weiterbildungsassistent kann durch die KV erst dann erteilt werden, wenn ihr die Approbationsurkunde (vgl. 2.5) des jungen Arztes vorliegt.

Das Gesundheitsstrukturgesetz (GSG) hat die Möglichkeit der zeitlich befristeten Beschäftigung von Aus- und Weiterbildungsassistenten nicht berührt. Sie wird insbesondere nicht tangiert durch Zulassungsbeschränkungen für überversorgte Gebiete. Ab 1. Januar 1994 entfällt die Möglichkeit der Assistentengenehmigung zum Zweck der Ableistung der *Vorbereitungszeit* auf die Kassenpraxis. Als Folge der ab diesem Zeitpunkt als Zulassungsvoraussetzung abzuleistenden Weiterbildungspflicht (vgl. 2.4.1) wird die Möglichkeit zur Ableistung von Weiterbildungszeiten in der Allgemeinmedizin besondere Bedeutung gewinnen.

Kassenärzte, die einen Assistenten aufnehmen wollen, stellen zunächst einen Antrag in freier Form bei ihrer Bezirksstelle. Eine vorhandene Weiterbildungsbefugnis (vgl. 4.1) ist dem Antrag – soweit sie noch nicht vorliegt – beizufügen.

In keinem Fall darf die Beschäftigung eines Assistenten der Vergrößerung der Kassenpraxis oder der Aufrechterhaltung eines übergroßen Praxisumfanges dienen (§ 32 Abs. 3 Ärzte-ZV) (vgl. 4.5). Dies schließt daher eine globale, unabhängig vom Einzelfall ausgesprochene generelle Assistentengenehmigung aus. Die KV würde sich nämlich dadurch des Rechtes begeben, in jedem neuen Beschäftigungsfall die zulassungsrechtliche Zulässigkeit zu überprüfen.

Als Maßstab für die *Übergröße einer Praxis* gilt der Vergleich mit Kassenpraxen anderer Ärzte des gleichen Gebietes unter Berücksichtigung der besonderen örtlichen und regionalen Gegebenheiten.

Beachte:

Eine Kassenpraxis, die etwa 2 1/2mal so groß ist wie der Durchschnitt vergleichbarer Kassenpraxen muß als übergroß angesehen werden (vgl. 4.5).

Für die Genehmigung durch die KV ist es im übrigen unerheblich, ob der Praxisinhaber beabsichtigt, nur einen Assistenten oder gar mehrere Assistenten zur Weiterbildung in der Allgemeinmedizin zu beschäftigen. Wichtig ist lediglich, daß dadurch keine Übergröße der Praxis resultieren darf.

Vertragsärzten, die ständig unwirtschaftlich behandeln und verordnen, kann durch die KV kein Verbot zur Beschäftigung eines Weiterbildungsassistenten erteilt werden (allerdings durch die Kammer!). Die KV muß einen Weiterbildungsassistenten genehmigen, da die Beschäftigung – und damit die Weiterbildung – der langfristigen Sicherstellung der kassenärztlichen Versorgung dient [45] (vgl. 4.5).

In der Zulassungsordnung sind einzelne Gründe aufgeführt, nach denen die Genehmigung zwingend zu widerrufen ist und wann sie widerrufen werden kann. Darunter ist allerdings nicht aufgeführt, daß eine Genehmigung zu widerrufen ist oder nicht erteilt werden kann, wenn der weiterbildende Arzt »unwirtschaftlich« im Sinne des Vertragsarztrechtes handelt. Es wird lediglich in § 32 IV Ärzte-ZV dem Vertragsarzt zur Pflicht gemacht, seine Vertreter und Assistenten zur Erfüllung der vertragsärztlichen Pflichten anzuhalten. (Vgl. dazu auch das Urteil des SG Kiel vom 4.11.1987 – S8 Ka 44/87) [89].

Die Genehmigung ist jedoch zu widerrufen, wenn die Beschäftigung eines Assistenten nicht mehr begründet ist (z. B. nach Ablauf von dessen Weiterbildungszeit im betreffenden Fach), sie kann auch widerrufen werden, wenn in der Person des Assistenten Gründe liegen, welche beim Vertragsarzt zur Entziehung der Zulassung führen können: Der Vertragsarzt hat seine Assistenten (und auch Vertreter!) zur Erfüllung der vertragsärztlichen Pflichten anzuhalten.

Die Genehmigung zur Beschäftigung eines Weiterbildungsassistenten bezieht sich auf die Person des Vertragsarztes selbst, nicht auf die Praxis (z. B. Gemeinschaftspraxis).

> **Tip:**
>
> Jeder Partner einer *Gemeinschaftspraxis* sollte für sich selbst eine Genehmigung und Befugnis zur Weiterbildung beantragen.

Eine Beschäftigung von Assistenten durch ermächtigte Ärzte im Rahmen der vertragsärztlichen Versorgung (z. B. bestimmte Chefärzte mit Zulassung zu vertragsärztlicher Tätigkeit) ist nicht vorgesehen (LSG Baden-Württemberg vom 15. Februar 1995 – L5 Ka 415/93).

4.3 Praxisvertretung

Die Zulassungsverordnung regelt u. a. auch die Voraussetzungen für eine Vertretung des Praxisinhabers:

«Der Kassenarzt hat die kassenärztliche Tätigkeit persönlich in freier Praxis auszuüben. Bei Krankheit, Urlaub oder Teilnahme an ärztlicher Fortbildung oder an einer Wehrübung kann er sich innerhalb von 12 Monaten bis zu einer Dauer von 3 Monaten vertreten lassen. Dauert die Vertretung länger als 1 Woche, so ist sie der Kassenärztlichen Vereinigung mitzuteilen» (Richtlinien der Ärzte-ZV vom 01.01.1994).

Für Erteilung und Widerruf der Vertretergenehmigung zuständig ist die KV, nicht der Zulassungsausschuß. »Die Beschäftigung eines Vertreters in der Praxis ist der Ärztekammer anzuzeigen.«

Im Unterschied zum Assistenzarzt arbeitet der *Praxisvertreter* selbständig.

Definition:

> **Praxisvertreter**
>
> Ein Praxisvertreter ist ein Arzt, der i. allg. in seiner Qualifikation dem Praxisinhaber vergleichbar ist und der in dessen Abwesenheit weisungsfrei und ärztlich selbständig als Stellvertreter arbeitet.
> Der Vertragsarzt darf sich seit 01.01.1994 vertreten lassen (§ 32 Abs. 1 Satz 4, § 3 Abs. 2 Ärzte-ZV; § 95a Abs. 4 und 5 SGB V)
> – durch einen Vertragsarzt,
> – durch einen in Allgemeinmedizin oder einem anderen Fachgebiet weitergebildeten Arzt (der nicht notwendig zugelassen sein muß!),
> – durch einen Arzt, der nach Landesrecht bis zum 31.12.1995 die Bezeichnung »Praktischer Arzt« erworben hat (auch dieser muß nicht zugelassen sein),
> – durch EG-Ausländer, die gemäß § 95a Abs. 5 SGB V in der Bundesrepublik Deutschland zum Arztberuf zugelassen sind.

Der hauptberufliche Dauervertreter alten Stils ist praktisch ausgestorben oder hat sich inzwischen selbst niedergelassen.

Grundsätzlich sind zur Praxisvertretung nur Ärzte zugelassen, die eine Weiterbildung in einem Gebiet besitzen. Dabei ist zu bemerken, daß der Vertreter nicht notwendig demselben Gebiet angehören muß wie der vertretene Praxisinhaber. Diesem Qualifikationserfordernis wäre jedoch sicherlich nicht zutreffend Rechnung getragen, wenn z. B. ein Augenarzt einen Gynäkologen vertreten könnte. Auch dürfen Leistungen eines Vertreters, für die ein spezieller *Qualifikationsnachweis* vorliegen muß (z. B. Sonographie, Röntgen) nur dann abgerechnet werden, wenn auch der Vertreter die besondere Qualifikation hierfür besitzt.

Die Rechtsberater der KBV sind zur Auffassung gelangt, daß im *Einzelfall bei Vorliegen besonderer Gründe* Ausnahmen von dem Grundsatz des § 32 Abs. 1 Satz 4 Ärzte-ZV gegeben sein können. Ein solcher Fall ist nach mehrheitlicher Auffassung der Rechtsberater z. B. auch gegeben, wenn es sich um (nicht zu vertragsärztlicher Tätigkeit zugelassene) Ärzte handelt, die bislang ständig und ausschließlich Vertretungen durchgeführt haben. Im Hinblick auf den Verhältnismäßigkeitsgrundsatz und den schwerwiegenden Eingriff in die Berufsausübung würde dies einen Ausschluß bedeuten [3].

> **Merke:**
>
> Ärzte ohne Gebietsbezeichnung dürfen grundsätzlich keine Vertretungen ausführen, sofern sie nicht zugelassen sind.

Eine Vertretungstätigkeit durch Assistenzärzte aus der Klinik in den Praxen niedergelassener Vertragsärzte, die vor Inkrafttreten des GSG ab 01.01.1994 gang und gäbe war, ist nicht mehr möglich, sofern diese keine Facharztbezeichnung führen.

Ebenso ist es auch Ärzten im Praktikum (AiP) (vgl. 2.4) nicht möglich, eine Vertretung im vertragsärztlichen Notfall- und Bereitschaftsdienst (vgl. 6.4.2.1) auszuüben, da der AiP nach § 10 Abs. 4 BOÄ nur unter Aufsicht von approbierten Ärzten ärztlich tätig sein darf. Das Gesundheitsstrukturgesetz (GSG) hat insoweit hier keine Neuregelungen eingeführt.

Was die *Vertretung des Praxisinhabers durch einen Weiterbildungsassistenten* betrifft, so ist diese ebenfalls nicht möglich: Gemäß § 2 Abs. 2 Ärzte-ZV ist für eine Vertretung die Approbation als Arzt und der *erfolgreiche Abschluß* entweder einer allgemeinmedizinischen Weiterbildung oder einer Weiterbildung in einem anderen Fachgebiet mit der Befugnis zum Führen einer entsprechenden Gebietsbezeichnung erforderlich (Auskunft der Rechtsabteilung der KBV vom 03.02.1998).

Vergütung und steuerliche Behandlung der Beschäftigung eines Praxisvertreters werden in Abschn. 5.1.2 abgehandelt.

4.4 Verschiedene Formen der assistenzärztlichen Tätigkeit

Ein Praxisinhaber, der einen *Assistenzarzt* im Rahmen einer qualifizierten Weiterbildung (vgl. Kap. 3) beschäftigen will, muß die Zulassung und Befugnis zur Weiterbildung seitens der Landesärztekammer (vgl. 4.1) besitzen sowie seitens der KV eine Genehmigung des Assistenten vorweisen können (vgl. 4.2). Diese Forderungen können nur Kassenärzte erfüllen, die selbst eine Anerkennung in einem Fachgebiet haben.

Definition:

> **Assistenzarzt**
>
> Unter einem Assistenzarzt (»Assistenten«) versteht man im ärztlichen Bereich einen Mitarbeiter, der unter Anleitung, Aufsicht und Verantwortung eines anderen Arztes tätig wird. Er darf dabei eine seinem Kenntnisstand entsprechende Selbständigkeit entfalten, bleibt jedoch insgesamt an die Weisungen dieses Arztes gebunden.

Ist der weiterbildende Arzt niedergelassen, so wird der Assistenzarzt in der Praxis des Praxisinhabers zusammen mit diesem tätig.

Beachte:

Nach außen hin ist die Mitarbeit eines Assistenten keine selbständige Tätigkeit, sondern immer nur eine den Praxisinhaber unterstützende Hilfeleistung.

4.4.1 Der Entlastungs- oder Sicherstellungsassistent

Die weithin gängige Bezeichnung eines Assistenten als *Entlastungsassistent* ist ungenau. Nicht die Entlastung des Kassenarztes ist Voraussetzung für die Genehmigung eines Assistenten durch die KV, sondern allein Gründe der Sicherstellung der kassenärztlichen Versorgung. Die Bezeichnung *Sicherstellungsassistent* ist demzufolge richtiger, auch wenn die Genehmigung zur Beschäftigung eines solchen Assistenten gleichzeitig der Entlastung des Praxisinhabers dient oder zusätzlich dienen soll.

Unter den Begriff Sicherstellungsassistent fällt auch die Beschäftigung eines Assistenten wegen standes- und berufspolitischer Tätigkeit in Ehrenämtern des Praxisinhabers. Die Praxis eines solchen Arztes wird im Rahmen der Bedarfsplanung mitgezählt, dient also der Sicherstellung der kassenärztlichen Versorgung. Es ist deshalb gerechtfertigt, zur Aufrechterhaltung dieses Status quo in einem solchen Fall einen Assistenten unter dem Gesichtspunkt der Sicherstellung der kassenärztlichen Versorgung zu genehmigen.

Daraus folgt, daß die Dauer der Beschäftigung eines Sicherstellungsassistenten stets zu befristen ist und die Genehmigung widerrufen werden muß, wenn seine Beschäftigung nicht mehr begründet ist, die Sicherstellung der kassenärztlichen Versorgung also auch ohne ihn gewährleistet ist. Die KV hat insoweit keinen Ermessensspielraum. Die unbefristete Genehmigung eines Assistenten ist rechtlich unzulässig [71].

4.4.2 Der Weiterbildungsassistent

Nach den Bestimmungen der Weiterbildungsordnungen aller Landesärztekammern kann die Weiterbildung nicht nur an Krankenhausabteilungen, sondern in einem gewissen Umfang auch bei niedergelassenen Ärzten erfolgen. Eine solche Weiterbildung in der Praxis ist für den Facharzt für Allgemeinmedizin obligat (vgl. 1.1). Assistenzärzte in der Vertragspraxis arbeiten heute in der Regel in der Beschäftigungsform eines *Weiterbildungsassistenten*.

4.4.3 Der Dauerassistent

Merke:

Der »echte Assistent« (vgl. 4.4.1 und 4.4.2) wird zeitlich befristet von der KV (und nicht vom Zulassungsausschuß!) genehmigt, auch im gesperrten Bezirk. Der »Dauerassistent« dagegen muß durch den Zulassungsausschuß genehmigt werden.

Die Bezeichnung *Dauerassistent* ist streng genommen falsch. § 32b der Vertragsärzte-Zulassungsverordnung (Ärzte-ZV) spricht nur vom *angestellten Arzt*.

Sofern keine Sperre wegen Überversorung im Zulassungsbezirk verfügt wurde, kann der *Zulassungsausschuß* die Genehmigung zur Beschäftigung eines zeitlich unbefristet angestellten Arztes – also »auf Dauer« – erteilen.

Nachdem § 32b Ärzte-ZV keine Eintragung in ein Arztregister voraussetzt und damit auch keine Pflichtweiterbildung, ergibt sich, daß seit 01.01.1994 auch Ärzte angestellt werden können, die nicht über eine allgemeinmedizinische oder eine Weiterbildung in einem anderen Fachgebiet verfügen (»Ärzte ohne Gebietsbezeichnung«) oder nicht bis 31.12.1995 die Bezeichnung »Praktischer Arzt« nach Landesrecht erworben hatten. ; dies ist der »Arzt ohne Gebietsbezeichnung«.

Der angestellte Arzt muß nicht dem gleichen Gebiet angehören wie der Praxisinhaber; er muß lediglich für die dort zu erfüllenden Aufgaben befähigt sein. Demnach können *angestellte Ärzte* sein: Fachärzte, Praktische Ärzte sowie Ärzte ohne Gebietsbezeichnung.

Dagegen meint der Jurist Dr. R. Schallen, daß der angestellte Arzt (Dauerassistent) nicht eine von der Qualifikation des Praxisinhabers abweichende Qualifikation haben dürfte. Zum einen, weil der Dauerassistent ohne Anweisung und Überwachung durch den Praxisinhaber tätig werden darf, zum anderen, weil der angestellte Arzt bei der Bedarfsplanung in demselben Maß berücksichtigt wird wie der Praxisinhaber selbst [99].

Grundsätzlich ist die Beschäftigung von Ärzten im Angestelltenverhältnis auch *halbtags* möglich, d. h. daß der halbtags angestellte Arzt bei der Bedarfsplanung mit dem Faktor 0,5 anzusetzen ist.

R.A. Niedermayer weist auf folgende Problematik hin: Wenn der Zulassungsausschuß zu wählen habe, ob er einen jungen Arzt als Vertragsarzt zulassen oder anstelle dessen einem bereits niedergelassenen Vertragsarzt einen Dauerassistenten genehmigen soll, so würde er sich vermutlich für einen Vertragsarzt entscheiden; dadurch dürfte die Beschäftigung eines angestellten Arztes zumindest in überversorgten Gebieten künftig kaum mehr eine Chance zur Realisierung haben [90].

Tip:

Der Praxisinhaber, der einen »Dauerassistenten« beschäftigen will, muß darauf achten, daß in seinem Planungsbereich für seine Fachgruppe keine Überversorgung festgestellt worden ist. Sein Antrag kann nicht mit der Begründung abgelehnt werden, die Beschäftigung des angestellten Arztes diene der Vergrößerung der Praxis oder der Aufrechterhaltung eines übergroßen Praxisumfanges. Letzteres darf nur berücksichtigt werden, wenn es um die Genehmigung der Beschäftigung eines Assistenten geht (vgl. 4.4.2).

Zum Zeitpunkt der Antragstellung darf der anzustellende Arzt nicht das 55. Lebensjahr vollendet haben. Das Bundessozialgericht hält allerdings die Altersgrenze für die Zulassung für verfassungswidrig und hat aus diesem Grund das Bundesverfassungsgericht zur Entscheidung hierüber angerufen. Auch darf der anzustellende Arzt nicht ungeeignet sein. Demzufolge scheidet z. B. die Anstellung eines Arztes aus, dem kurz zuvor die Zulassung wegen Abrechnungsbetrugs entzogen wurde. Ebenso ist eine Anstellung eines Arztes nicht möglich, der lediglich über eine Berufsausübungserlaubnis gemäß § 10 BÄO (Bundesärzteordnung) verfügt; es muß also die Approbation des Betreffenden vorliegen [99].

Was die *Vergütung* eines solchen »Dauerassistenten« betrifft, so gibt es keine tarifrechtlichen Regelungen. Der Praxisinhaber ist gut beraten, zunächst den *Mustertarifvertrag* zu studieren, den der Marburger Bund entwickelt hat und zu überprüfen, wie weit er diesen übernehmen kann. Dieser Tarifvertrag orientiert sich am BAT, nennt allerdings keine Summe. Ein solches Vertragsmuster regelt vernünftig und verbindlich für beide Seiten – und das ist ja die Schutzfunktion eines Tarifvertrages – die Sozialleistungen, Konditionen bei Urlaub und Krankheit, Vertretungen usw. Es wäre für Arbeitgeber wie Arbeitnehmer sehr aufwendig, diese Regelungen nach den allgemeinen Grundsätzen des BGB oder des Arbeitsrechtes in Einzelverträgen festzulegen [81].

Die Genehmigung zur Beschäftigung des angestellten Arztes endet, sobald dieser das 68. Lebensjahr vollendet hat, ferner bei Tod, Verzicht und Ausscheiden aus der Praxis [3].

4.5   Honorarkürzung wegen Unwirtschaftlichkeit, Job-sharing

Die Beschäftigung eines Assistenten in der Vertragsarztpraxis darf nicht der Vergrößerung der Praxis oder der Aufrechterhaltung eines *übergroßen* Praxisumfanges dienen (§ 32 Abs. 3 ZO-Ä; vgl. 4.2).

Im Umkehrschluß kann sich ein Vertragsarzt, der seitens der KV mit dem Vorwurf der Unwirtschaftlichkeit konfrontiert wird, nicht auf die

Unkenntnis des von ihm beschäftigten Weiterbildungsassistenten berufen. § 32 Abs. 4 ZO-Ä macht es dem Kassenarzt zur Pflicht, seine Vertreter und Assistenten zur Erfüllung der kassenärztlichen Pflichten anzuhalten. Für die Erfüllung dieser vertragsärztlichen Pflichten haftet der weiterbildende Kassenarzt gemäß § 4 Abs. 1 des Bundesmantelvertrages im gleichen Umfang wie für die eigene Tätigkeit.

Wenn jedoch die KV aus dieser Vorschrift den Schluß zieht, einem Arzt, dessen Honorar wiederholt in Wirtschaftlichkeitsprüfverfahren gekürzt worden war, die Genehmigung zur Beschäftigung eines Weiterbildungsassistenten zu versagen, so ist dies falsch [89].

Die Kommentatoren Heinemann u. Liebold betonen ebenfalls, daß die Kassenärztliche Vereinigung in solchen Fällen einen Weiterbildungsassistenten genehmigen muß, »da die Beschäftigung – und damit die Weiterbildung – der langfristigen Sicherstellung der kassenärztlichen Versorgung dient« ([89]; vgl. 4.2).

Definition:

> Als Maßstab für die *Übergröße einer Praxis* gilt der Vergleich mit Kassenpraxen anderer Ärzte des gleichen Gebietes unter Berücksichtigung der besonderen örtlichen und regionalen Gegebenheiten. Eine Kassenpraxis, die etwa 2 1/2mal so groß wie der Durchschnitt vergleichbarer Kassenpraxen ist, muß als übergroß angesehen werden (BSG vom 29.10.1963 – BSGE Dd. 20 S. 52 [58]).

Bekanntlich verrichtet ein approbierter Arzt in einer Vertragsarztpraxis ärztliche Arbeit, auch wenn er dort zum Zwecke seiner Weiterbildung beschäftigt ist. Entweder steigt der Leistungsumfang der Praxis durch einen Teil dieser Arbeit an, dann muß sich das im Fallwert niederschlagen – und diesen Fallwert müssen die Krankenkassen auch bezahlen – oder er entlastet durch seine Arbeit den Praxisinhaber, dann hat dieser Zeit für andere Dinge.

Eine Einzelpraxis, die für längere Zeit einen Weiterbildungsassistenten beschäftigt, könnte nach Meinung von Prof. Dr. E. Weinhold, des ehemaligen 1. Vorsitzenden der KV Niedersachsen, eine Erhöhung des Jahresleistungsdurchschnittes um etwa 10% allein schon dadurch verursachen, daß Vergleichspraxen mindestens 1 Monat im Jahr keine Leistungen abrechnen, wenn sie nicht durch einen eigenen Vertreter (vgl. 4.3) geführt werden.

Unabhängig von der Tatsache, daß die Prüfungsausschüsse paritätisch (Kassen- und KV-Vertreter) besetzt sind und autonom entscheiden, sind zahlreiche KVen bemüht, über die Prüfpraxis in den Bezirksstellen der KVen auf solche Praxisbesonderheiten Rücksicht zu nehmen.

> **Merke:**
>
> Allein der weiterbildende Arzt ist der KV gegenüber für die Einhaltung der vertragsärztlichen Pflichten durch Assistenten verantwortlich.

Das 2. Gesundheitsneuordnungsgesetz (NOG) vom 23.06.1997 sieht vor, daß ein Vertragsarzt einen Kollegen in seiner Praxis z. B. als Assistent aufnimmt, wobei nach Auffassung der KV bei Einstellung des Arztes oder bei einem *Job-sharing* der künftige Praxisumfang maximal 3% zunehmen darf [52a]. Der Bundesausschuß der Ärzte und Krankenkassen hat diese Möglichkeit der Praxisaufnahme geschaffen, um auch in »gesperrten« Gebieten nach § 101 SGB V Assistenzärzten und Kollegen im Rahmen eines Job-sharings die Möglichkeit zur Anstellung zu eröffnen.

Die vorgesehene 3%ige Überschreitung des Praxisumfanges würde jedoch nach Auffassung des NAV-Virchow-Bundes bedeuten, daß bei einem Durchschnittsumsatz von ca. 372.000 DM im Jahr (gewichtetes arithmetisches Mittel wichtiger Fachgebiete im Jahr 1995) bei Anstellung eines Assistenten ein Mehrumsatz von ca. 11.200 DM erwirtschaftet werden dürfe. Nach dem Abzug der Betriebskosten von rund 59% verblieben damit zur Finanzierung einer Arztstelle rund 4.600 DM im Jahr. Der Verband fordert deshalb, daß die im Gesetz festgelegte »nicht wesentliche Überschreitung« mit mindestens 25% definiert werde, wie dies auch klar im Steuerrecht erfolgt sei; andernfalls würden die Hoffnungen vieler Ärzte auf neue Zulassungs- und Anstellungschance zunichte gemacht.

Job-sharing kann im übrigen nur funktionieren, wenn die Praxis vor Beginn der Kooperation ausreichenden Gewinn erwirtschaftet hat. Der hinzukommende Kollege sollte vor Einstieg in die Praxis zudem prüfen, ob er mit dem angebotenen Teilhonorar zurechtkommt. Es sollte präzise kalkuliert werden, welche Ausgaben der persönlichen Lebensführung zu berücksichtigen sind. Dazu gehören auch die Vorsorgeaufwendungen für das berufsständische Versorgungswerk, die Krankenversicherung und das Krankentagegeld sowie die persönlichen Praxiskosten, die bei einer Gemeinschaftspraxis als Sonderbetriebsausgaben vom jeweiligen Partner getragen werden. Das sind u. a. die Ausgaben für die Haltung eines Autos sowie einige Versicherungen und anderes mehr.

Da die Genehmigung für eine solche Kooperation unter der Auflage einer Leistungsbeschränkung erteilt wurde, kann dies – abgesehen von der jährlichen Steigerung der Praxis- und Lebenshaltungskosten – im Zeitablauf zur Verstimmung unter den Partnern führen, wenn z. B. notwendige Ersatz- oder Nachinvestitionen finanziert werden müssen. Leicht übersehen wird, daß die vor Beginn der Kooperation bestehende Praxiskostenkonstellation sich durch die Mitarbeit eines Partners verändern kann. Die Folge können mehr technische und Materialkosten sein, aber auch Personalkosten, wenn evtl. noch eine Teilzeitkraft beschäftigt werden muß oder Überstunden anfallen.

Im Unterschied zur Gemeinschaftspraxis mit eigener Vollzulassung des hinzukommenden Partners ist für den Partner, der in den ersten 10 Jahren nur über eine *Zulassung mit Auflage* verfügt, jede Form des finanziellen Engagements in Form eines Einstiegspreises oder Beteiligung an Investitionen in die Praxis kritisch zu bewerten. Wenn nämlich erst nach Ablauf von 10 Jahren die Hoffnung auf Vollzulassung für den Juniorpartner besteht und er bei vorzeitiger Beendigung seine Zulassung verliert, hat die kreditgebende Bank berechtigte Zweifel an seiner Bonität. Im Gegensatz zum vollzugelassenen Partner hat der ausscheidende Partner ohne Zulassung derzeit nur wenig aussichtsreiche berufliche Perspektiven. Weiterer psychischer Druck kann für den Juniorpartner auch dadurch auftreten, wenn nach Ablauf einer gewissen Zeit der gemeinsamen Tätigkeit eine Verbesserung des Honoraranteils gefordert wird. Eine vorausschauende Vertragsgestaltung könnte die Position des Juniorpartners in dieser »unechten Gemeinschaftspraxis« etwas verbessern [118].

Die Entscheidung über den Antrag des Arztes auf Zulassung im Jobsharing- bzw. Dauerassistentenverhältnis obliegt dem Zulassungsausschuß, einem unabhängigen Gremium, das paritätisch aus Vertragsärzten und den Krankenkassen zusammengesetzt ist.

4.6 Unterschrift durch den Assistenten

Der Weiterbildungsassistent muß eine den Fortschritten seiner Weiterbildung entsprechende Selbständigkeit im Rahmen seiner Mitarbeit erhalten. Diese Selbständigkeit berechtigt ihn auch zur Ausstellung von Rezepten im eigenen Namen.

Merke:

Die Bezeichnung »in Vertretung (i. V.)« bei der Rezeptsignatur ist nicht erforderlich, aber auch nicht schädlich, sie kann jedoch der Klarstellung dienen. Gleiches gilt für die Bezeichnung »im Auftrag (i. A.)«.

Zur Rechtsgültigkeit einer Rezeptverordnung auf Privatrezepten ist allein die Approbation als Arzt und das rechtswirksame Zustandekommen eines Vertrages mit dem Praxisinhaber erforderlich. In der Kassenpraxis muß die Assistentengenehmigung durch die KV hinzukommen. Ähnliches gilt auch für den Sicherstellungsassistenten.

Merke:

Vertragsarztrechtlich und haftungsrechtlich bleibt die volle Verantwortung für die Rezeptur eines Assistenten beim anstellenden Vertragsarzt [85].

Was die Ausstellung von *Betäubungsmittelrezepten* betrifft, so ist grundsätzlich jeder approbierte Arzt berechtigt, bei der Bundesopiumstelle[1] Betäubungsmittelrezepte anzufordern. Die BtM-Rezepte sind *personengebunden* und dürfen *einzig* bei Krankheit, Urlaub oder anderweitiger Verhinderung auf einen anderen Arzt übertragen werden, der bei Ausfertigung einer Verschreibung vor seinen Namen den Vermerk *»in Vertretung«* (wörtlich!) anbringen muß. Andere Vermerke, wie z. B. »im Auftrag«, sind nicht zulässig.

Es ist daher zu empfehlen, daß Weiterbildungsassistenten für die Verordnung von Betäubungsmitteln eigene BtM-Rezepte anfordern. Betäubungsmittelrechtlich spricht nichts dagegen, wenn zusätzlich auf dem BtM-Rezept der Kassenarztstempel des Praxisinhabers angebracht wird.

---

[1] Bundesinstitut für Arzneimittel und Medizinprodukte (BfArM) – Bundesopiumstelle – Genthiner Str. 38, 10785 Berlin

5 Wirtschaftliche und steuerliche Aspekte

Für den zur Weiterbildung befugten Allgemeinarzt kann die Einstellung eines Weiterbildungsassistenten zu erheblichen finanziellen Belastungen führen und verschiedene arbeits-, sozialversicherungsrechtliche und steuerliche Fragen aufwerfen.

Aus den Pflichten des ärztlichen Mitarbeiters ergeben sich die Pflichten des Praxisinhabers. Zunächst müssen die regelmäßigen Bezüge festgelegt werden.

Merke:

Vorgaben wie die Bedingungen des *Bundesangestelltentarifvertrages (BAT)* für eine Tätigkeit am Krankenhaus im Öffentlichen Dienst gibt es für eine Tätigkeit beim niedergelassenen Arzt nicht. Dieser ist selbständiger Unternehmer und an keine tariflichen Vorschriften gebunden.

Mit dem Praxisinhaber müssen die Arbeitsbedingungen frei ausgehandelt werden; allerdings gelten die Bestimmungen des *Bürgerlichen Gesetzbuches (BGB)* zu Dienstverträgen sowie das *Bundesurlaubsgesetz* als Mindestbedingung [42].

Bei der Abfassung des Mitarbeitervertrages empfehlen sich die Regelungen des BAT mit Sonderregelung für Ärzte (SR 2c). Der BAT hat für die meisten angestellten Ärzte Gültigkeit.

Was die finanziellen Konsequenzen betrifft, so wird der Praxisinhaber sicherlich seinen Steuerberater hinzuziehen und den Gehaltskosten des Assistenzarzes die evtl. vermehrten Einnahmen durch dessen Mitarbeit gegenüberstellen, wobei jedoch auch die steuerlichen Gesichtspunkte nicht vergessen werden dürfen.

Freilich läßt sich die Frage der Beschäftigung eines Assistenten nicht ausschließlich unter dem Aspekt von Soll und Haben betrachten, da auch v. a. immaterielle Gesichtspunkte, wie vermehrtes Freizeitangebot für den Praxisinhaber, schnellere Erreichbarkeit eines Arztes für den Patienten etc., zu würdigen sind.

5.1 Vergütung

Es gehört zu den Pflichten des Praxisinhabers, regelmäßig eine *Vergütung* an den Mitarbeiter zu zahlen.

Merke:

Der Vertrag zwischen Praxisinhaber und Assistenzarzt sollte ausdrücklich die Höhe der Vergütung enthalten.

Die Vergütung kann zwischen den Vertragsparteien frei vereinbart werden. Dabei kann man sich an den tariflichen Bedingungen des Öffentlichen Dienstes ausrichten. Sie stellen eine sinnvolle Orientierung für die Bezahlung des Assistenzarztes dar [42, 43].

5.1.1 Anlehnung an den Tarif BAT

Im Öffentlichen Dienst gibt es 2 große Tarifbereiche, den Tarifbereich des Bundes und der Länder, letztere als Arbeitgeber organisiert in der *Tarifgemeinschaft deutscher Länder (TdL)* und dem Tarifbereich der Gemeinden und Gemeindeverbände, die auf der Bundesebene in der *Vereinigung kommunaler Arbeitgeberverbände (VKA)* organisiert sind. Für den Bereich des Bundes, der Länder und für den kommunalen Bereich gibt es zwei unterschiedliche Vergütungsordnungen.

Bei den folgenden Ausführungen wird der Einfachheit halber nur auf den Tarifbereich des Bundes und der Länder eingegangen: die hier zusammengeschlossenen Arbeitgeber wenden eine einheitliche Vergütungsordnung an, die für Ärzte 4 Vergütungsgruppen vorsieht:
- BAT IIa,
- BAT Ib,
- BAT Ia,
- BAT I.

Die einzelnen Vergütungsgruppen sind durch *Tätigkeitsmerkmale* definiert.

Für die Tätigkeit als *angestellter Arzt in der Praxis* kann eine Anlehnung an die Vergütungsgruppe IIa erfolgen, die allgemein für Ärzte gilt, und an die Vergütungsgruppe Ib, die einem Arzt z. B. nach 5jähriger ärztlicher Tätigkeit zusteht [43].

Darüber hinaus ist für den Praxisinhaber als Arbeitgeber auch eine Orientierung an (dem etwas niedrigeren) BAT III denkbar, eine Vergütungsgruppe, wie sie an nicht wenigen Häusern außerhalb der oben genannten Tarifbereiche üblich ist. Schließlich sind für den niedergelassenen Bereich auch weitere Vergütungsformen – ohne Anlehnung an den BAT – möglich, beispielsweise die freie Vereinbarung einer Vergütung (vgl. 5.1.2).

5.1.2 Pauschalvergütung

Immer wieder wird seitens einzelner Praxisinhaber die *Vergütung nach
einer Pauschale* (z. B. wie bei einem Praxisvertreter im Urlaubs- oder
Krankheitsfall) in die Diskussion gebracht. Eine solche pauschale Bezahlung (z. B. je Monat) sei für beide Seiten die einfachere.

Im Gegensatz zum Praxisvertreter (vgl. 4.3) sind jedoch der Arzt im
Praktikum (AiP) (vgl. 2.4) und der Weiterbildungsassistent (vgl. 4.4.2) *wei-
sungsgebunden*; vom Berufsrecht leitet sich daher zwingend ein *Angestelltenverhältnis* ab.

Definition:

Angestelltenverhältnis

Das Bundesarbeitsgericht sagt lakonisch: »Arbeitnehmer ist, wer
Arbeitnehmer ist.« Es kommt also nicht auf die Bezeichnung (z. B. »freier« Mitarbeiter) an, sondern darauf, ob die herkömmlichen Kriterien, die
die Arbeitsgerichtsbarkeit für die Abgrenzung von Arbeitnehmern zu
sog.»freien« Dienstnehmern entwickelt hat, im konkreten Einzelfall das
Vorliegen eines Arbeitsvertrages (mit allen lohnsteuer- und sozialversiche-
rungsrechtlichen Pflichten) nahelegt, oder ob der Vertrag tatsächlich so
gefaßt ist, daß die Tätigkeit des Weiterbildungsassistenten wirklich »frei«
ist.

Für die Arbeitnehmerstellung spricht stets, daß der Mitarbeiter/Assistent
in die Praxis und ihren Ablauf eingegliedert ist, seinen Lebensunterhalt
regelmäßig ausschließlich an einer Stelle, nämlich beim einstellenden Arzt,
verdient und hinsichtlich Ort, Zeit und Inhalt seiner Arbeitsleistung Weisungen unterliegt [115]. E. Weiler sieht kaum eine Möglichkeit, solche Beschäftigten als wirklich »freie« Mitarbeiter zu führen: Der Weiterbildungsassistent ist ja gerade auf Weisungen angewiesen, der Grad seiner Selbständigkeit richtet sich nach dem Weiterbildungsstand. Hinzu kommt, daß
kaum ein Kollege bereit sein wird, seinem Weiterbildungsassistenten auch
noch Nebentätigkeiten zu gestatten, was beim freien Mitarbeiter im
Grunde unverzichtbar wäre.

Dagegen kann der Praxisvertreter ohne weiteres im freien Vertrags-
verhältnis mit dem Praxisinhaber stehen. Ein solcher Vertreter *leitet* die
Praxis *persönlich* und *eigenverantwortlich*. Somit ist er freiberuflich tätig
und übt kein Gewerbe aus.

> **Beachte:**
>
> Vom Steuerrecht her kommt für einen weisungsgebundenen Beschäftigten (Weiterbildungsassistent oder AiP) nur eine nichtselbständige Tätigkeit (Angestelltenverhältnis!) mit Abzug der Lohn- und Kirchensteuer und der entsprechenden Sozialversicherungsbeiträge in Frage [63].

Wird ein *Dienstvertrag* abgeschlossen, wie er zwischen Praxisinhaber und Praxisvertreter (vgl. 4.3) üblich ist, liegt kein abhängiges, weisungsgebundenes Arbeitsverhältnis vor. Hierbei erhält der Vertreter einen bestimmten Betrag, den er selbst versteuern muß und von dem auch seine Beiträge zu den Sozialversicherungen abzuführen sind.

Weiterbildungsassistenten können sich von der Gesetzlichen Kranken- und Rentenversicherung der Angestellten befreien lassen und ihre Beiträge einer Privaten Krankenversicherung (PKV) bzw. einem ärztlichen Versorgungswerk überweisen. Die Arbeitslosenversicherung ist dann an die örtliche AOK abzuführen, bei welcher das Arbeitsverhältnis auch gemeldet werden muß.

> **Merke:**
>
> Grundsätzlich sollte beim Weiterbildungsassistenten in der Praxis ein Angestelltenverhältnis angestrebt werden.

Wird von der Finanzverwaltung im Rahmen einer *Lohnsteuerprüfung* unterstellt, daß eine abhängige Beschäftigung vorlag, würde dies bedeuten, daß eine bar ausgezahlte Vergütung von z. B. monatlich 4.000 DM als Nettovergütung betrachtet wird und die Lohn- und Kirchensteuer sowie die Sozialversicherungsbeiträge auf einen entsprechenden Bruttobetrag hochgerechnet werden, für die dann der Praxisinhaber haftet.

Sinngemäß gilt die Darstellung auch für die Teilzeitbeschäftigung (vgl. 6.4.2.4) eines Praxisassistenten.

Das Bundesarbeitsgericht in Kassel hat 1998 in zwei Revisionsurteilen entschieden: Wer fest in einem Betrieb eingebunden ist und seine Arbeit zeitlich und inhaltlich nicht selbst gestalten kann, der ist kein »freier Mitarbeiter« oder »Selbständiger«, sondern hat Arbeitnehmerstatus. Solche Scheinselbständigen können vor Arbeitsgerichten Sozialleistungen gegen ihre Arbeitgeber einklagen, etwa Sozialversicherungsbeiträge, Urlaub, Lohnfortzahlung im Krankheitsfall und Kündigungsschutz.

Tabelle 12. Grundvergütungen für Angestellte im Bundes- und Landesdienst (West) Vergütungsgruppe I bis X nach Vollendung des 21.–23. Lebensjahres (monatlich in DM). Stand: 01.01.1998

Grundvergütung der Lebensaltersstufe nach vollendetem ... Lebensjahr

Vergütungsgruppe	21.	23.	25.	27.	29.	31.	33.	35.	37.	39.	41.	43.	45.	47.	49.
I		5.236,47	5.520,32	5.804,26	6.088,15	6.372,08	6.656,01	6.939,86	7.223,79	7.507,67	7.791,61	8.075,52	8.359,42	8.643,29	
Ia		4.826,62	5.047,27	5.267,82	5.488,44	5.709,05	5.929,68	6.150,35	6.370,90	6.591,52	6.812,14	7.032,80	7.253,37	7.464,90	
Ib		4.290,91	4.503,01	4.715,10	4.927,18	5.139,26	5.351,36	5.563,44	5.775,53	5.987,63	6.199,70	6.411,78	6.623,87	6.835,46	
IIa		3.803,44	3.998,24	4.193,11	4.387,87	4.582,67	4.777,50	4.972,28	5.167,11	5.361,90	5.556,77	5.751,56	5.946,27		
IIb		3.546,35	3.723,89	3.901,46	4.079,06	4.256,67	4.434,25	4.611,84	4.789,43	4.967,00	5.144,63	5.322,17	5.399,77		
III	3.380,27	3.546,35	3.712,38	3.878,45	4.044,53	4.210,60	4.376,68	4.542,72	4.708,78	4.874,86	5.040,97	5.207,03	5.364,99		
IVa	3.064,16	3.216,14	3.368,08	3.520,02	3.671,98	3.823,93	3.975,88	4.127,84	4.279,82	4.431,77	4.583,72	4.735,71	4.885,55		
IVb	2.801,69	2.922,27	3.042,77	3.163,33	3.283,81	3.404,37	3.524,91	3.645,46	3.766,00	3.886,52	4.007,08	4.127,60	4.143,64		
Va	2.477,34	2.572,83	2.668,30	2.771,47	2.877,41	2.983,40	3.089,40	3.195,36	3.301,37	3.407,33	3.513,33	3.619,30	3.717,76		
Vb	2.477,34	2.572,83	2.668,30	2.771,47	2.877,41	2.983,40	3.089,40	3.195,36	3.301,37	3.407,33	3.513,33	3.619,30	3.626,65		
Vc	2.341,78	2.427,85	2.514,02	2.604,39	2.694,78	2.788,98	2.889,23	2.989,59	3.089,85	3.190,15	3.289,15				
VIa	2.217,62	2.284,15	2.350,62	2.417,16	2.483,61	2.552,10	2.621,94	2.691,77	2.762,83	2.840,36	2.917,83	2.995,37	3.072,84	3.150,40	3.216,85
VIb	2.217,62	2.284,15	2.350,62	2.417,16	2.483,61	2.552,10	2.621,94	2.691,77	2.762,83	2.840,36	2.917,83	2.978,49			
VII	2.054,47	2.108,47	2.162,50	2.216,50	2.270,53	2.324,53	2.378,53	2.432,59	2.486,58	2.542,06	2.598,81	2.639,75			
VIII	1.900,58	1.949,94	1.999,39	2.048,76	2.098,18	2.147,57	2.197,01	2.246,39	2.295,80	2.332,50					
IXa	1.838,38	1.887,53	1.936,64	1.985,76	2.034,86	2.083,97	2.133,06	2.182,18	2.231,15						
IXb	1.769,48	1.814,33	1.859,12	1.903,93	1.948,75	1.993,59	2.038,41	2.083,21	2.121,12						
X	1.643,07	1.687,90	1.732,75	1.777,55	1.822,38	1.867,18	1.912,00	1.956,85	2.001,63						

Lebensjahr

5.2 Welche Kosten durch einen Assistenten entstehen

Bei der Berechnung der *Grundvergütung* (Tabelle 12) ist zu beachten, daß die Vergütungsgruppen sich auch nach den Lebensaltersstufen richten.

So erhält ein Arzt bei der Einstellung bis zum Ende des Monats, in welchem er 35 Jahre alt wird, die Grundvergütung seiner Lebensaltersstufe. Ist er bereits älter, werden die Jahre über 35 nur zur Hälfte gerechnet.

Jeweils mit Beginn des Monats, in welchem der Arzt ein Lebensjahr mit ungerader Zahl vollendet, erhält er bis zum Erreichen der Endgrundvergütung die Grundvergütung der folgenden Lebensaltersstufe.

Neben der Grundvergütung hat der Arzt im Öffentlichen Dienst einen Anspruch auf *Ortszuschlag* (Tabelle 13) und auf eine *allgemeine Zulage* (Tabelle 14). Der Ortszuschlag richtet sich nach dem Familienstand. Ein Lediger erhält die Stufe I, der Verheiratete die Stufe II, der Verheiratete mit einem Kind die Stufe III usw.

In Tabelle 15 sind Beispiele für Vergütungsberechnungen für BAT IIa bzw. BAT Ib aufgeführt.

Tabelle 13. Ortszuschlag nach Vergütungsgruppen (monatlich in DM). Stand: 01.01.1998

Vergütungs-gruppe	Stufe 1	Stufe 2	Stufe 3 1 Kind	Stufe 4 2 Kinder	Stufe 5 3 Kinder
I bis IIb	982,84	1.168,70	1.326,18	1.483,66	1.641,14
III bis Va/b	873,48	1.059,34	1.216,82	1.374,30	1.531,78
Vc bis X	822,77	999,83	1.157,31	1.314,79	1.472,27

Bei mehr als 6 Kindern erhöht sich der Ortszuschlag für jedes weitere zu berücksichtigende Kind um DM 157,48.

Der Ortszuschlag erhöht sich in der	Verg.-Gr.	um je
Vergütungsgruppe VIII bis X für das 1.	IXb und X	50 DM
Kind um 10 DM und für jedes weitere	IXa	40 DM
zu berücksichtigende Kind in der	VIII	30 DM

Tabelle 14. Allgemeine Zulage nach Vergütungsgruppen (monatlich in DM). Gültig ab 01.01.1998

Vergütungsgruppe	*Zulage*
X bis VIII*	158,18
VIII bis Vb*	186,32
Vb bis IIa	199,27
Ib bis I	74,71

* Wenn diese Vergütungsgruppe über einen Bewährungsaufstieg erreicht wird.

Tabelle 15. Beispiele für Vergütungsberechnungen für Ärzte, ledig oder verheiratet oder verheiratet mit Kind nach BAT IIa und BAT Ib. (Nach [43]; Stand: 01.01.1998)

Arzt 27 Jahre, ledig, BAT IIa

Grundvergütung	4.193,11
Ortszuschlag	982,84
Allgemeine Zulage	199,27
	5.375,22

Arzt 33 Jahre, ledig, BAT IIa

Grundvergütung	4.777,50
Ortszuschlag	988,84
Allgemeine Zulage	199,27
	5.959,61

Arzt 33 Jahre, ledig, BAT Ib

Grundvergütung	5.351,36
Ortszuschlag	982,84
Allgemeine Zulage	74,71
	6.408,91

Arzt 36 Jahre, verheiratet, BAT IIa

Grundvergütung	4.972,28
Ortszuschlag	1.168,70
Allgemeine Zulage	199,27
	6.246,25

Arzt 36 Jahre, verheiratet, BAT Ib

Grundvergütung	5.563,44
Ortszuschlag	1.168,70
Allgemeine Zulage	74,71
	6.806,85

Arzt 40 Jahre, verheiratet, 1 Kind, BAT IIa

Grundvergütung	5.301,90
Orstzuschlag	1.326,18
Allgemeine Zulage	199,27
	6.887,35

Arzt 40 Jahre, verheiratet, 1 Kind, BAT Ib

Grundvergütung	5.987,63
Orstzuschlag	1.326,18
Allgemeine Zulage	74,71
	7.388,52

5.2.1 Ableistung von Mehrarbeit

Bei der Vergütung der Ableistung von *Mehrarbeit* gibt es 2 Möglichkeiten:
- den Freizeitausgleich und
- die Vergütung in Geld.

Der Marburger Bund gibt in seinem Mustervertrag dem *Freizeitausgleich* bis zum Ende des darauffolgenden Monats den Vorrang (Anhang, 14.7). Nach Ablauf des Ausgleichszeitraumes sind die Mehrarbeitsleistungen zu vergüten.

Ferner wurde in diesem Vertragsmuster auch die Möglichkeit eingeräumt, die Vergütung für Mehrarbeitsleistung zu *pauschalieren*. Obwohl dies der einfachste Weg ist, muß dabei berücksichtigt werden, daß die Mehrarbeitsleistungen u. U. zu- und abnehmen und es sehr schnell zu Unstimmigkeiten über die Pauschalierung kommen kann.

Deshalb ist es in Einzelfällen sinnvoll, neben dem Arbeitsvertrag in einer Nebenabrede eine Pauschale mit einer gesonderten, kurzen Kündigungsfrist für beide Vertragspartner zu vereinbaren, um bei Unstimmigkeiten auf eine spitz ausgerechnete Bezahlung zurückzufinden oder die Pauschale neu zu vereinbaren. Dies ist sowohl im Interesse des Praxisinhabers als auch des Praxisarztes [43].

5.2.2 Zuschüsse und besondere Vergütungen

Neben der Grundvergütung (vgl. 5.1.1) können noch bestimmte *Zuschüsse* und *gesonderte Zuwendungen* Gegenstand der Absprachen zwischen Praxisinhaber und Praxisassistent sein, beispielsweise Zuschüsse zur Verpflegung oder zu Reisen, die jedoch nur im Rahmen der vom Gesetzgeber vorgesehenen Grenzen lohnsteuer- und sozialversicherungsfrei sind.

Was freiwillige Zuwendungen wie *Weihnachtsgeld* und *Arbeitskleidung* betrifft, sei auf die Ausführungen in Abschn. 6.4.4 bzw. 6.4.5 verwiesen.

Wird die *medizinische Ausrüstung* durch den Weiterbildungsassistenten benützt, ist es für den Arbeitgeber steuerlich günstiger, dem Mitarbeiter eine eigene, aus der Arztpraxis stammende Ausrüstung (z. B. Arzttasche, Blutdruckapparat) zur Verfügung zu stellen. Durch die Bezuschussung der assistenteneigenen Ausrüstung würde nämlich Lohnsteuer- und Sozialversicherungspflicht ausgelöst werden [71].

Die Kosten für eine etwaige *Verpflegung* sind beim Arbeitgeber Betriebsausgaben. Beim Mitarbeiter jedoch ist der Vorteil, den er vom Arbeitgeber durch die unentgeltliche Gewährung von Mahlzeiten im Betrieb erhält, in Höhe des amtlichen Sachbezugswerts zum steuer- und beitragspflichtigen Arbeitslohn hinzuzurechnen. Der amtliche Sachbezugswert beträgt 4,70 DM (ab 01.01.1998) und für Jugendliche bis zur Vollendung des 18. Lebensjahrs und Auszubildende 4,60 DM. Der Arbeitgeber kann jedoch die geldwerten Vorteile aus der verbilligten oder unentgeltlichen Überlassung von arbeitstäglichen Mahlzeiten pauschal mit 25% versteuern.

Mit dem Wegfall des Einzelnachweises für Verpflegungsmehraufwendungen bei Dienstreisen im Inland werden einheitliche Pauschalen für Verpflegungsmehraufwand wie folgt festgelegt (Stand: 01.01.1998):
– bei einer Abwesenheit von 24 h   = 46,– DM
– bei einer Abwesenheit von mindestens 14 h = 20,– DM
– bei einer Abwesenheit von mindestens 8 h   = 10,– DM

Eine Abrechnung der Verköstigung des Mitarbeiters in der eigenen Wohnung bedeutet eine sog. *Sachzuwendung* (hierfür gibt es Übersichten), die lohnsteuerpflichtig ist und zusätzlich der Umsatzsteuer zu unterwerfen ist. Es handelt sich hierbei grundsätzlich um steuerbare Leistungen.

Die Erstattung von *Reisekosten* ist beim Arbeitgeber als Betriebsausgaben abzugsfähig und beim Mitarbeiter nicht zu versteuern, soweit die Grenzen des A38 LStR eingehalten werden (vgl. 6.4.7).

Vergütet der Arbeitgeber *Aufwendungen für die Wege zwischen Wohnung und Arbeitsstelle*, so muß dies grundsätzlich als Arbeitslohn versteuert werden. Es besteht aber auch die Möglichkeit, den Kostenersatz mit 15% pauschal zu versteuern und zwar bis zu 0,70 DM je Entfernungskilometer, wenn der Arbeitnehmer seinen eigenen Pkw für die Fahrten benutzt. Die Steuerpauschale wird vom Arbeitgeber getragen, sie kann aber im »Innenverhältnis« auch auf den Arbeitnehmer verlagert werden.

Seit 1994 kann der Arbeitgeber die Kosten für die Fahrten seiner Mitarbeiter mit öffentlichen Verkehrsmitteln zwischen Wohnung und Arbeitstelle voll übernehmen (oder einen Zuschuß leisten) – steuerfrei.

Merke:

Alle Zuwendungen oder über das Gehalt hinausgehenden Leistungen des Arbeitgebers an den Arbeitnehmer – gleichgültig welche Gestaltung gewählt wird – sind sozialversicherungs-, lohnsteuer- sowie solidaritätszuschlagspflichtig.

5.3 Das Leistungsspektrum eines Assistenten

Die Aussage des Praktischen Arztes Dr. Feld vor gut 30 Jahren, daß »ein Weiterbildungsassistent keinen einzigen Patienten mehr in die Praxis bringt«, dürfte im großen und ganzen auch heute noch gelten, auch wenn bisweilen über andere Beobachtungen berichtet wird.

Das *Leistungsspektrum* eines Assistenzarztes ist zunächst einmal abhängig von dem Stand seiner bisherigen Weiterbildung sowie – natürlich in hohem Maße – von seinen ärztlichen Kenntnissen, Fertigkeiten und Fähigkeiten im allgemeinen.

So wie die Weiterbildungspraxis – und jede andere Allgemeinpraxis ebenfalls – durch ein bestimmtes Leistungsspektrum charakterisiert ist (Anhang, 14.4), so ist auch für den Weiterbildungsassistenten ein Leistungsspektrum zu beschreiben, das im wesentlichen abhängig sein wird von seinen mitgebrachten fachlichen Voraussetzungen, aber auch von den in der Weiterbildung noch zu erwerbenden Kenntnissen und Fertigkeiten. Am Ende der Weiterbildung in der Allgemeinmedizin könnte ein Leistungsspektrum des Assistenten stehen, wie es beispielhaft im Anhang unter 14.5 beschrieben ist.

Bestimmte zeit- und arbeitsintensive Tätigkeiten werden in Abhängigkeit von den Erwartungen und der Zusammensetzung der Patienten wohl den überwiegenden Schwerpunkt assistenzärztlicher Behandlungen bieten (Tabelle 16; vgl. auch 8.6.1).

Der Assistenzarzt sollte vom 1. Tag seiner Tätigkeit an sämtliche von ihm erbrachten wesentlichen Leistungen zunächst in Notizform in einem Heft festhalten. Diese Aufzeichnungen werden vom Praxisinhaber in bestimmten Abständen durchgesehen und abgezeichnet. Was die Systematik der Leistungen betrifft, so könnte sich der Assistenzarzt an dem Beispiel des Anhangs 14.5 orientieren. Praxisinhaber und Assistenzarzt werden im übrigen bei der Durchsicht dieses Leistungskataloges nicht selten überrascht sein, welche und wieviele unterschiedlichen Leistungen in der betreffenden Praxis angefallen sind.

Merke:

Der Weiterbildungsassistent sollte möglichst vom 1. Tag an seine Leistungen und Tätigkeiten in der betreffenden Weiterbildungspraxis in einem speziellen Notizheft festhalten. Diese Aufzeichnungen werden durch den Praxisinhaber in bestimmten Abständen gegengezeichnet. Sie fließen ein als Anlage in das Weiterbildungszeugnis (vgl. 6.4.12).

Es ist bemerkenswert, daß die bloße Zahl der durch den Assistenten pro Tag betreuten Patienten nichts über den Umsatz in DM aussagt, der von ihm brutto in der betreffenden Zeit erwirtschaftet wurde (vgl. dazu auch 8.4).

Was den finanziellen Gegenwert der vom Assistenten erbrachten Leistungen betrifft, so sei auf ein Berechnungsbeispiel aus dem Jahr 1983 in einer Gemeinschaftspraxis mit Assistenzarztbeschäftigung verwiesen, das sinngemäß auch heute noch Gültigkeit besitzen dürfte (Tabelle16).

Tabelle 16. Leistungsschwerpunkte eines Weiterbildungsassistenten in einer Allgemeinpraxis

---

- Gründliche körperliche Untersuchungen;
- Hausbesuche (Notfälle, chronisch Kranke);
- Verbände, Wundversorgungen[1];
- Kreislauffunktionstests, Ergometrie;
- Infusionen;
- Beratung akut Kranker;
- Wochenendbereitschaftsdienst (gilt nicht für AiP);
- Gutachten für Versicherer und Behörden;
- Krisenintervention, aufwendige Gespräche;
- Ausländerbehandlung und -führung.

---

[1] Vgl. die übersichtliche und reich mit Tabellen und Abbildungen versehene Praxishilfe von Klein R (1997) Chirurgische Assistenz in der Allgemeinpraxis. Instrumente, Zuarbeit, Kosten. Leitfaden für den Hausarzt und seine Helferin. Kirchheim-Verlag, Mainz.

Eine Aufschlüsselung nach abgerechneten Leistungen, getrennt nach Praxisinhaber und Assistent, ergibt zwar die erwartet geringere Zahl der Patientenkontakte auf seiten des Assistenten im Vergleich zum Praxisinhaber je Sprechstundeneinheit (38%:62%), jedoch eine wesentlich näher beieinanderliegende Umsatzrelation (42%:58%; Tabelle 17).

Tabelle 17. Verhältnis von Zahl der betreuten Patienten und Umsatz pro 4stündiger Vormittagssprechstunde (Leistungsvolumen) im Vergleich zum jeweiligen Praxisinhaber (A und B) einer Gemeinschaftspraxis und einem Assistenten mit 4monatiger Praxiserfahrung im letzten Abschnitt seiner Weiterbildung zum Facharzt für Allgemeinmedizin. (Nach [71])

	Patienten/ Vormittag	% der Patienten	DM/ Patient	DM/ Vormittag	% Umsatz
Praxisinhaber A	18	62	11,–	200,–	55
Assistent	11	38	15,–	161,–	45
Gesamt	29	100%		361,–	100%
Praxisinhaber B	22	63	12,–	275,–	61
Assistent	13	37	14,–	176,–	39
Gesamt	35	100%		451,–	100%

Auch wenn das Berechnungsbeispiel bereits einige Jahre zurückliegt und aus der Zeit der Einzelleistungsvergütung mit einem festen Punktwert stammt, so gelten nach unserer Kenntnis auch heute noch dieselben Verhältnisse.

Dies hängt u. a. auch damit zusammen, daß die vom Assistenten erbrachten Leistungen nicht selten auch besonders umsatzintensiv sind (z. B. dringender Hausbesuch, Krisenintervention). Dies gilt weitgehend auch dann, wenn das Betreuungsverhältnis der Patienten noch stärker zu Ungunsten des Weiterbildungsassistenten verschoben ist, wie in einer anderen, über mehrere Quartale hinweg bei mehreren Assistenten durchgeführten Untersuchung nachgewiesen wurde [72].

5.4 Finanzierungs- und Förderprogramme

Für die zum großen Teil fehlende Bereitschaft zur Weiterbildung von Jungärzten auf seiten der allgemeinmedizinischen Praxisinhaber sind neben einer Reihe von organisatorischen und persönlichen Gründen (vgl. Tabelle 2 in 1.2) in erster Linie finanzielle Gesichtspunkte entscheidend.

Eine Lösung der Problematik wird sich nur finden lassen, wenn es gelingt, Regelungen einzuführen, welche die zusätzlichen finanziellen Belastungen in den Weiterbildungspraxen entsprechend und angemessen reduzieren können.

Der Deutsche Ärztetag hatte bereits 1981 in Trier ausdrücklich gefordert, die Aufnahme von Assistenten in Weiterbildungspraxen niedergelassener Ärzte finanziell zu fördern. Um ausreichende Förderungsmaßnahmen für den weiterbildungswilligen Allgemeinarzt sicherzustellen, hatten bis Anfang der 90er Jahre nahezu sämtliche Kassenärztlichen Vereinigungen spezielle *finanzielle Förderprogramme* für allgemeinmedizinische Weiterbildungspraxen entwickelt.

Heute haben nur noch wenige KVen solche Förderprogramme aufgelegt (Tabelle 18). Die KV Berlin hat bereits 1982 ihre Fördermaßnahmen eingestellt.

Tabelle 18. Finanzielle Förderprogramme für den allgemeinmedizinischen Weiterbildungsabschnitt in der Allgemeinpraxis. Zusammenstellung der Förderbedingungen der einzelnen KVen in Deutschland. (Institut für Praxisforschung im BDA; Stand 01.03.1998)

Das Institut für Praxisforschung (PRAFO) hatte den einzelnen KVen folgende 5 Fragen vorgelegt:

1 Gibt es im Bereich Ihrer KV eine finanzielle Förderung der Weiterbildung zum Facharzt für Allgemeinmedizin während der Weiterbildungsphase in einer Allgemeinpraxis?

2 Wie hoch ist diese Förderung?

3 Ist die Förderung an bestimmte Auflagen geknüpft?

4 Wer erhält die Fördermittel: Der Praxisinhaber oder der in Weiterbildung befindliche Kollege?

5 Gibt es eine Regelung, wonach die Fördermittel zurückzuzahlen sind, wenn der geförderte Weiterbildungsassistent die Weiterbildung zum »Facharzt für Allgemeinmedizin« abbricht?

KV Bayern

1   Ja, für die letzten 3 Monate.
2   Monatlich 2.000 DM für die letzten 3 Monate (insges. 6.000 DM).
3   Es muß der letzte Weiterbildungsabschnitt sein, nach Ableistung aller anderen Weiterbildungszeiten.
4   Praxisinhaber.
5   Förderungssumme muß nicht zurückbezahlt werden.

KV Berlin

1   Ja, jährlich 30 Weiterbildungsassistenten.
2   Maximal monatlich 1.500 DM für Ganztagsbeschäftigte. Entsprechend weniger bei Zuschüssen durch Kammer oder Kassen.
3   Förderung nur von voll approbierten Ärzten. Keine Förderung: AiP, Dauerassistenten, ausländische Ärzte mit Berufserlaubnis (»Landeskinderregelung«).
     – KV-Genehmigung des Weiterbilders Voraussetzung.
     – Schriftlicher Arbeitsvertrag mit dem eindeutigen Ziel »Weiterbildung in der Allgemeinmedizin« und Ausweisung des vereinbarten Entgeltes.
     – Eine vom Assistenten unterzeichnete Gehaltsbescheinigung.
4   Bevorzugt weiterbildungsbefugte Fachärzte für Allgemeinmedizin; ggf. auch andere Fachärzte, bei denen ein Teil der allgemeinmed. WO absolviert werden kann.
5   Keine Angabe.

KV Brandenburg

1   Ja, für maximal 6 Monate an jährlich bis zu 10 Vertragsarztpraxen.
2   Monatlich 1.500 DM.
3   – Die Vertragsarztpraxis muß gemäß den Bestimmungen der LÄK Brandenburg nach-
    weislich als Weiterbildungsstätte anerkannt sein und es muß eine Weiterbildungser-
    mächtigung des Praxisinhabers für das Fachgebiet Allgemeinmedizin vorliegen.
    – Die Genehmigung des Vorstandes der KV Brandenburg zur Anstellung des namentlich
    benannten Weiterbildungsassistenten für den zeitlich konkret fixierten Zeitraum muß
    gegeben sein.
    – Der Weiterbildungsassistent muß die Erklärung abgeben, die Ausbildung im Fach
    Allgemeinmedizin abzuschließen.
4   Praxisinhaber.
5   Keine Rückzahlungsregelungen.

KV Bremen

1   Ja.
2   Zinsloses Darlehen: monatlich 2.000 DM für maximal 12 Monate, bei halbtags beschäf-
    tigten Weiterbildungsassistenten monatlich 1.000 DM für maximal 24 Monate.
3   – Der Weiterbildungsassistent muß im Besitz der deutschen Approbation sein,
    – muß 1 Jahr Weiterbildung im Bereich der Inneren Medizin im Stationsdienst und
    – 1/2 Jahr Weiterbildung im Bereich der Chirurgie absolviert haben.
    – Weiterbildungsermächtigung für die Dauer der Weiterbildung muß vorliegen.
    Abweichende Regelung bei Absolvierung der Prüfung nach alter Weiterbildungsordnung!
4   Praxisinhaber.
5   Regelung existiert nicht.

KV Hamburg

1   Ja, maximal 12 Monate, wenn nicht in einem anderen Gebiet als dem der
    Allgemeinmedizin bereits eine Weiterbildung abgeschlossen wurde.
2   Wird halbjährlich auf der Basis der zur Verfügung stehenden Mittel festgelegt.
3   – Weiterbildungsermächtigung der ÄK Hamburg
    – Assistentengenehmigung der KV Hamburg
    – schriftlicher Arbeitsvertrag
    – Bestätigung, daß die in der WBO geforderte stationäre Weiterbildungszeit für den
    Arzt für Allgemeinmedizin abgeleistet ist.
4   Praxisinhaber.
5   Keine Angabe.

KV Hessen

1   Ja, maximal 6 Monate, falls die Abgeordnetenversammlung der KV Hessen im Rahmen
    des Haushaltsvoranschlages entsprechende finanzielle Mittel bereitgestellt hat.
2   Monatlich 1.500 DM.
3   – Anerkennung als Weiterbildungspraxis
    – Der Weiterbildungsassistent muß bereits mind. 24 Monate Weiterbildungszeit an
    anderen Stellen absolviert haben.
4   Praxisinhaber.
5   Keine Angabe.

KV Koblenz

1   Ja, maximal 6 Monate.
2   Je nach durchschnittl. Quartalsumsatz 1.500–3.000 DM/Monat
3   – Weiterbildungsermächtigung
    – Erklärung des weiterzubildenden Arztes, wonach dieser sich verpflichtet, die
    Weiterbildung bis zur Anerkennung der Gebietsbezeichnung weiterzuführen.
4   Praxisinhaber.
5   Keine Angabe

KV Mecklenburg Vorpommern[1]

1   Ja, maximal 6 Monate.
2   Monatlich 1.000 DM.
3   – Weiterbildungsermächtigung
    – Erklärung des Assistenten, daß er die Weiterbildung zum Arzt für Allgemeinmedizin
      abschließen wird.
4   Praxisinhaber.
5   Keine Angabe.

KV Niedersachsen

1   Ja, maximal 12 Monate.
2   50% des vom Vertragsarzt aufzuwendenden Tarifgehaltes[2].
3   – Weiterbildungsermächtigung
    – Erklärung des Weiterbildungsassistenten, wonach sich dieser zum Abschluß der
      geförderten Weiterbildung verpflichtet.
4   Praxisinhaber.
5   Nein.

KV Nordbaden

1   Nein.

KV Nordrhein

1   Nein. Beratungen für 1998 laufen noch.

KV Nord-Württemberg

1   Ja, maximal 12 Monate.
2   Monatlich 2.500 DM (ganztags)
    monatl. 1.250 DM (halbtags).
3   – Nachweis der auf die Allgemeinarzt-Weiterbildung anrechnungsfähigen
      Pflichtweiterbildungszeit in der Inneren Medizin im Stationsdienst
    – schriftliche Erklärung des Weiterzubildenden, den Weiterbildungsabschnitt der allge-
      meinmedizinischen Tätigkeit auf 12 Monate zu beschränken,
    – die restlichen 6 Monate Allgemeinmedizin in einem auf den allgemeinmedizinischen
      Weiterbildungsabschnitt anrechenbaren Fachgebiet gemäß der jeweils gültigen WO
      zu absolvieren,
    – eine mind. 6monatige chirurg. Weiterbildung im Stationsdienst oder in einer zur
      Weiterbildung befugten Vertragsarztpraxis abzuleisten.
4   Weiterbildungsassistent, zunächst auf Darlehensbasis.
5   Das Darlehen ist zurückzuzahlen, wenn der geförderte Weiterbildungsassistent die
    Allgemeinarztanerkennung nicht nach 4 Jahren, gerechnet ab Beginn der Förderung,
    bei der KV NW vorlegen kann.

KV Pfalz

1   Nein.

KV Rheinhessen

1   Ja, maximal 6 Monate.
2   Monatlich 500 DM – maximal 2.000 DM; je nach durschnittlichem Quartalsumsatz.
3   – Weiterbildungsermächtigung
    – Verpflichtungserklärung, dem Weiterbildungsassistenten über den finanziellen
      Zuschuß hinaus eine angemessene Vergütung zu zahlen

---

[1] Förderung ist bis zum 31.12.97 befristet (Fassung des Beschlusses der VV vom 15.06.96)
[2] Kosten in Höhe der Stufe 5 der Verg.-Gr. IIa BAT (verheiratet mit zwei zuschlagsberechtigten
    Kindern).

– Der Weiterbildungsasistent muß vor Aufnahme der Beschäftigung in der Weiterbildungspraxis entweder eine 2¹/₂jährige Weiterbildung nach der bis zum 31.01.96
geltenden WO oder eine mindestens 2jährige Weiterbildung nach der ab 01.02.96
geltenden WO absolviert haben.

4   Praxisinhaber.
5   Nein.

KV Saarland

1   Ja, mindestens 3 Monate, maximal 6 Monate.
2   – Der weiterbildende Arzt erhält einen Zuschuß von 50% des jeweils geltenden BAT IIa
     (einschließlich Ortszuschlag), wenn die Fallzahl seiner Praxis den Durchschnitt der
     Fachgruppe nicht übersteigt.
     – Der weiterbildende Arzt erhält einen Zuschuß von 25% des jeweils geltenden BAT IIa
     (einschließlich Ortszuschlag), wenn die Fallzahl seiner Praxis bis maximal 50% über
     der durchschnittlichen Fallzahl der Fachgruppe liegt.
     – Übersteigt die Fallzahl der Praxis um mehr als 50% den Fachgruppendurchschnitt,
     entfällt der Zuschuß.
3   – Anerkennung als Weiterbildungspraxis auf dem Gebiet der Allgemeinmedizin
     – Der Weiterbildungsassistent hat mind. 18 Monate Weiterbildungszeit an anderen
     Stellen nachzuweisen. In dieser Weiterbildungszeit soll der Assistent in mindestens
     2 Fächern, die für die Weiterbildung zum Arzt für Allgemeinmedizin vorgesehen sind,
     eine Weiterbildungszeit absolviert haben.
     – Beschäftigung eines deutschen Assistenten.
4   Praxisinhaber.
5   Falls nach Beendigung der Weiterbildung keine Niederlassung als Arzt für Allge-
     meinmedizin erfolgt, kann die finanzielle Förderung zurückgefordert werden.

KV Sachsen

1   Ja, maximal 6 Monate (1997).
2   Monatlich 400 DM.
4   Praxisinhaber.
5   Keine Angabe.

KV Sachsen-Anhalt

1   Ja, maximal 6 Monate.
2   ³/₄ des vom Kassenarzt aufzuwendenden Tarifgehalts (Vergütungsgruppe IIa BAT-Ost,
     Lebensalterstufe 5) (Zuschuß z. Z. 2.755,93 DM/Monat).
3   – Weiterbildungsermächtigung
     – Assistent mit deutscher Approbation
4   Praxisinhaber.
5   Wird innerhalb von 5 Jahren nach der Förderung der Abschluß der geförderten Weiter-
     bildung nicht nachgewiesen, kann die gewährte Förderung zurückgefordert werden.

KV Schleswig-Holstein

1   Ja, maximal 12 Monate (für 40 Weiterbildungsassistenten in 1998).
2   1. Hälfte der Weiterbildung: monatl. 3.000 DM, danach monatl. 2.000 DM.
3   Bekanntgabe des Namens des Assistenten, des Zeitraumes der Weiterbildungstätigkeit
     in der Praxis und die Führung des Nachweises der Erfüllung der Voraussetzung für die
     Zuschußgewährung (1 Jahr Innere Medizin im Stationsdienst in Schleswig-Holstein).
4   Praxisinhaber.
5   Zuschuß kann zurückgefordert werden.

KV Südbaden
1   Ja, durch eine Regelung im Honorarverteilungsmaßstab.
2   Praxisbudget kann auf Antrag bis zu einer Grenze von 100.000 Punkten je Quartal
     erhöht werden.
4   Praxisinhaber.
5   Nein.

KV Südwürttemberg
1   Ja, maximal 8 Monate.
2   Monatlich 500 DM (Bonus von 500 DM) nach erfolgreicher Beendigung der
     Weiterbildungszeit = Höchstfördersatz 4.500 DM).
3   – Nachweis über Ableistung der Weiterbildungsabschnitte in Innerer Medizin und
       Chirurgie
     – bzw. Nachweis darüber, daß ausstehender Weiterbildungsabschnitt am Ende der
       Tätigkeit in der Allgemeinpraxis angetreten wird
4   Praxisinhaber (nach Vorlage eines Nachweises über die vollständig absolvierte
     Weiterbildungszeit).
5   Ja

KV Thüringen
1   Ja.
2   Monatlich 800 DM.
3   – Weiterbildungsermächtigung
     – Anerkennung der Praxis als Weiterbildungsstätte
     – Vorlage der Facharztanerkennung bei der KV durch den Weiterbildungsassistenten
       innerhalb einer angemessenen Frist
4   Praxisinhaber.
5   KV behält sich vor, im Einzelfall über die Rückforderung der Fördermittel zu ent-
     scheiden.

KV Trier
1   Ja, maximal 6 Monate.
2   Monatlich 2.000 DM.
3   – Weiterbildungsermächtigung
     – Mindestens 2jährige Weiterbildung, die erkennbar zur Weiterbildung in der
       Allgemeinmedizin führt, muß bereits abgeleistet sein oder
     – entsprechende Gebietsanerkennung durch die zuständige Ärztekammer muß vorge-
       legt werden.
4   Praxisinhaber.
5   Nein.

KV Westfalen-Lippe
1   Ja, maximal 6 Monate.
2   Monatlich 2.000 DM.
3   – Weiterbildungsermächtigung
     – 1jährige stationäre Tätigkeit im Fach Innere Medizin muß bereits absolviert sein
     – Der Assistent muß im Besitz der deutschen Approbation und
     – jünger als 55 Jahre sein
4   Weiterbildungsassistent.
5   Der Assistent ist verpflichtet, den Zuschuß zurückzuzahlen.

Die Streichung der Fördermittel durch die meisten KVen steht im Gegensatz zu den gesetzlichen Vorgaben des § 75 Abs. 8 SGB V. In der ab 01.01.1994 geltenden Fassung werden die Kassenärztlichen Vereinigungen und die KBV verpflichtet, durch geeignete Maßnahmen darauf hinzuwirken, daß die zur allgemeinmedizinischen Weiterbildung in den Praxen niedergelassener Vertragsärzte benötigten Plätze zur Verfügung stehen. Diese Verpflichtung ist essentieller Bestandteil der Vorschrift, die Inhalte und Umfang der Sicherstellung der vertragsärztlichen Versorgung beschreibt. Die Verpflichtung des Abs. 8 ist also Bestandteil des *Sicherstellungsauftrages*.

Nachdem jedoch derzeit eine weitgehend ausgeglichene Versorgung bzw. sogar Überversorgung mit Allgemeinärzten in den jeweiligen Planungsbereichen besteht, können sich die Vertreterversammlungen der KVen, in denen meist die Spezialisten die Mehrheit haben, nur noch schwerlich für Förderprogramme speziell für Allgemeinärzte entschließen.

Allerdings ist es angesichts der im SGB V verankerten Forderung, daß ab dem Jahr 1999 60% Hausärzten 40% Fachärzte gegenüberstehen sollen, unverzichtbar, solche Förderprogramme für den allgemeinmedizinischen Nachwuchs wieder aufzulegen.

Aufsehen erregte in den frühen 80er Jahren die in Nordwürttemberg vereinbarte Lösung, seitens der Kassen pro Fall (»Schein«) 0,20 DM für die Finanzierung der Weiterbildungsstellen zur Verfügung zu stellen (sog. *Häussler-Modell*). Heute sehen die Kassen solche Modelle eher skeptisch, indem sie darauf hinweisen, die Ärzte profitierten durch die Beschäftigung eines Weiterbildungsassistenten zumindest durch Arbeitsentlastung. Dabei wird übergangen, daß die Kassen traditionell die Weiterbildung von Assistenzärzten in den Kliniken über den Pflegesatz mitfinanzieren.

Auskünfte über mögliche Fördermittel der KV gibt die zuständige Kassenärztliche Vereinigung. Beispielhaft für die Voraussetzungen einer Förderung der Weiterbildung in der Allgemeinmedizin wird auf das Merkblatt der KV Bayerns verwiesen (Übersicht 5).

Die vollständige Überweisung der Fördermittel wird meist auch von der bestandenen Facharztprüfung des Weiterbildungsassistenten abhängig gemacht, so daß sich oft teilweise erhebliche Verzögerungen in der Auszahlung ergeben.

Beachte:

Der Praxisinhaber, der eine KV-Förderung erwartet, sollte berücksichtigen, daß die zu erwartenden Fördervergütungen oft mit erheblicher Verzögerung ausbezahlt werden.

Übersicht 5. Förderung der Weiterbildung in der Allgemeinmedizin. Merkblatt der KV Bayerns (KVB)

Die Kassenärztliche Vereinigung Bayerns fördert die Weiterbildung in der Allgemeinmedizin durch einen Zuschuß an den weiterbildenden Arzt (Weiterbilder) in Höhe von monatlich 2.000 DM zu den Aufwendungen für die Vergütung des Weiterzubildenden.
Die Förderung ist auf das letzte Vierteljahr der Weiterbildung in der Allgemeinpraxis begrenzt.
Voraussetzungen dieser Förderung sind:
– der Empfänger der Förderungsmittel muß in Bayern zur Kassenpraxis zugelassen, durch die Bayerische Landesärztekammer zur Weiterbildung in der Allgemeinmedizin befugt und im Besitz einer Genehmigung der KVB zur Beschäftigung eines Assistenten gemäß § 32 der Zulassungsordnung für Kassenärzte sein;
– der weiterzubildende Arzt muß auf den zu fördernden Weiterbildungsabschnitt in der Allgemeinpraxis alle anderen Zeiten in der Weiterbildung zum Arzt für Allgemeinmedizin bereits abgeleistet haben;
– die Weiterbildung in der Allgemeinpraxis muß grundsätzlich ganztägig und hauptberuflich und unter Anwesenheit und Betreuung des Weiterbilders durchgeführt werden.

Die Förderung ist pro Kalenderjahr auf 150 weiterzubildende Allgemeinärzte beschränkt und kann vom Weiterbilder in jedem Kalenderjahr nur für höchstens 2 weiterzubildende Ärzte in Anspruch genommen werden.
Diese Förderungsmittel werden auf Antrag bewilligt. Der Antrag auf Förderung kann frühestens 6 Monate vor dem beabsichtigten Beginn des letzten Weiterbildungsabschnittes in der Allgemeinpraxis und muß spätestens innerhalb eines Monats nach Abschluß dieses Weiterbildungsabschnitts gestellt werden.

6   Vertrags- und tarifrechtliche Aspekte

Gerade die über die übliche Norm eines Angestelltenverhältnisses hinausgehende Beziehung zwischen Weiterbilder und Weiterzubildendem legt eine möglichst exakte *vertragliche Regelung* nahe, um von vornherein mögliche spätere Querelen auszuschließen.

6.1   Rechte und Pflichten des Weiterbildungsassistenten

Der Mustervertrag von KBV und Marburger Bund (vgl. Anhang, 14.7) sieht in § 2 »Pflichten des Praxisarztes« vor, den »organisatorischen Weisungen des Praxisinhabers oder seines Vertreters Folge zu leisten und alle seinen Fähigkeiten entsprechenden ärztlichen Leistungen zu erbringen.«

Die Vorschriften der Berufsordnung und des Kassenarztrechtes bleiben unberührt.

Der Assistent versichert, daß ihm die einschlägigen kassenarztrechtlichen Vorschriften bekannt sind. Im Zweifel hat er den Praxisinhaber entsprechend zu befragen. Der Kassenarzt wiederum ist verpflichtet, dem Assistenten die erforderlichen Informationen vollständig und umfassend zu erteilen. Das gilt insbesondere auch für das Gebot der zweckmäßigen, notwendigen und wirtschaftlichen Verhandlungs- und Verordnungsweise sowie der Kassenabrechnung [71].

Dem Assistenten wird empfohlen, bereits bei den ersten Kontakten mit seinem künftigen Weiterbilder sich von diesem verbindlich erklären zu lassen, daß eine Weiterbildungsbefugnis (vgl. 4.1) von soundsoviel Monaten vorliegt. Im Zweifelsfall sollte sich der Assistenzarzt nicht scheuen, von seinem Recht Gebrauch zu machen, sich bei der betreffenden Ärztekammer diese Auskunft bestätigen zu lassen. Die Kammer stellt auch entsprechende Listen zusammen, aus denen der zeitliche Umfang der Befugnis für die einzelnen Weiterbilder ersichtlich ist.

6.2   Rechte und Pflichten des Praxisinhabers

Die Rechte und Pflichten des ärztlichen Mitarbeiters stehen mit den Rechten und Pflichten des *Praxisinhabers* in gegenseitigem Bezug.

Der Praxisinhaber erklärt rechtsverbindlich, daß er die Befugnis zur Weiterbildung (vgl. 4.1) für eine bestimmte Zahl von Monaten besitzt. Etwaige Änderungen wird er dem Mitarbeiter unverzüglich bekannt geben.

Der Praxisinhaber hat die Genehmigung der KV zur Anstellung eines ärztlichen Mitarbeiters nachzuweisen.

Er hat ferner dafür Sorge zu tragen, daß der ärztliche Mitarbeiter Gelegenheit erhält, seinem Wissensstand entsprechend alle in der Praxis anfallenden ärztlichen Tätigkeiten auszuüben, soweit sie für seine Weiterbildung relevant sind, um auf diese Weise umfassende und grundlegende Kenntnisse für einen niedergelassenen Arzt zu erlangen. Dem ärztlichen Mitarbeiter ist im Rahmen der Weisungsbefugnis durch den Praxisinhaber die dem Weiterbildungsstand entsprechende Selbständigkeit zu gewähren.

§ 32 Abs. 4 der Zulassungsverordnung für Vertragsärzte (Ärzte-ZV) vom 01.01.1993 bestimmt ausdrücklich, daß »der Vertragsarzt Vertreter und Assistenten zur Erfüllung der vertragsärztlichen Pflichten anzuhalten« hat. Zu den vertragsärztlichen Pflichten gehört neben der Einhaltung des Wirtschaftlichkeitsgebotes in Behandlung und Verordnung (vgl. 4.5) z. B. auch die Verpflichtung, Arbeitsunfähigkeitsbescheinigungen nur aufgrund einer ärztlichen Untersuchung auszustellen, oder die von der Krankenkasse zur Durchführung der gesetzlichen Aufgaben benötigten Bescheinigungen korrekt und termingerecht auszufüllen, oder die Dokumentationspflichten zu erfüllen – um nur einige Beispiele aufzuführen. Einzelheiten ergeben sich aus den Vorschriften des Bundesmantelvertrages, insbesondere aus §§ 4 ff. BMV-Ä.

Schließlich müssen die regelmäßigen Bezüge (vgl. 5.1) festgelegt werden. Diese sollten – und das schreiben auch die Regelungen einzelner KVen, die einen Zuschuß zu diesen Bezügen zahlen, vor, in der gleichen Höhe gezahlt werden, die ein angestellter Arzt im öffentlichen Dienst (vgl. 5.1.2) erhält.

6.3 Vertragsabschluß und Mustervertrag

Die arbeitsrechtliche Stellung eines Assistenten in der Praxis eines Vertragsarztes erfordert eindeutige Regelungen. Dies empfiehlt sich auch aus Gründen der Rechtssicherheit. Auf alle Fälle sollten die in Tabelle 19 aufgeführten Punkte berücksichtigt werden (vgl. 6.4).

Ein *Arbeitsvertrag* entfaltet seine volle Rechtswirksamkeit, sobald Arbeitgeber und Arbeitnehmer ihn als geschlossen ansehen. Dabei ist es ohne Belang, ob der Vertrag *schriftlich* oder *mündlich* vereinbart wurde oder im *Korrespondenzaustausch* zustande kam. Um späteren Beweisschwierigkeiten, Mißverständnissen und Streitigkeiten zu entgehen, sollte jedoch vor Antritt des Arbeitsverhältnisses auf die *schriftliche Fixierung des Vertrages* gedrängt werden [70].

Nach der Richtlinie des Rates der Europäischen Gemeinschaft (91/533/EWG) sind Arbeitgeber verpflichtet, einen Mitarbeiter innerhalb von 2 Monaten nach Beginn des Arbeitsverhältnisses einen Arbeitsvertrag auszuhändigen, wenn der Arbeitnehmer dies wünscht; das gilt auch rückwirkend [43].

Musterverträge enthalten allgemeine Hinweise für die Vertragsgestaltung. Sie passen nicht auf jeden einzelnen Fall. Sie geben lediglich

Tabelle 19. Wichtige Punkte, die in einem Vertrag zwischen Praxisinhaber und Assistenzarzt berücksichtigt werden sollten

– Beginn und Ende des Arbeitsverhältnisses,
– Arbeitszeit,
– Vergütung,
– Teilnahme am Notfalldienst,
– Weihnachtsgratifikation,
– Fortzahlung der Vergütung im Krankheitsfall,
– Unterkunft und Verpflegung,
– Urlaub,
– Benutzung eines praxiseigenen Kraftfahrzeugs,
– Weisungsgebundenheit des Assistenten,
– Nebentätigkeit des Assistenten,
– Kündigung.

Anhaltspunkte, die im Einzelfall abgeändert werden können oder müssen (vgl. Anhang, 14.7).

Es existieren zahlreiche, teilweise in wichtigen Punkten voneinander abweichende Musterverträge. Einen Überblick über die bekanntesten Vertragsmuster gibt Tabelle 20. Der wohl älteste Text stammt aus dem

Tabelle 20. Verschiedene erhältliche Vertragsmustertexte

Text/Verfasser	Bezugsmöglichkeit
Mustervertrag für angestellte Ärzte und selbständige Vertreter in der ärztlichen Praxis/Zi	In: Der Arzt als Arbeitgeber, Bd. 9 der Reihe »Niederlassungsservice« des Zentralinstituts für die Kassenärztliche Versorgung in Deutschland (Zi). Köln 1998. Kostenlos bei jeder KV
Anstellungsvertrag für einen Assistenten in der ärztlichen Praxis/W.M. Nentwig	In: Juramed, Recht des Niedergelassenen Arztes. Kirchheim-Verlag, Mainz 1993. Loseblattsammlung
Zweiseitiges Vertragsmuster des Berufsverbands der Allgemeinärzte Deutschlands – Hausärzteverband – e.V. (BDA)	DM 3,– in Briefmarken über: Institut für Praxisforschung (PRAFO) im BDA, Talstraße 5, 93152 Nittendorf
Anstellungsvertrag als Ärztin/Arzt (Praxisarzt) bei einem Praxisinhaber, marburger bund	marburger bund Bundesverband. Riehler Str. 6, 50668 Köln. Stand: 01.01.1997
Anstellungsvertrag mit einem Assistenten einschl. Merkblatt „Assistent in der Vertragsarztpraxis", NAV-Virchowbund	NAV-Virchowbund, Verband der niedergelassenen Ärzte Deutschlands, Belfordstr. 9, 50668 Köln
Musterverträge für angestellte Ärzte und selbständige Vertreter in der ärztlichen Praxis	Zentralinstitut für die kassenärztliche Versorgung in der Bundesrepublik Deutschland (Zi). Herbert-Lewin-Str. 5, 50931 Köln
Hans-Jürgen Riehr: Verträge zwischen Ärzten in freier Praxis	6. überarb. Auflage. Heidelberger Musterverträge. Heft 41. Verlag Recht und Wirtschaft, Heidelberg, 1997

Jahr 1971 und beruht auf einer Vereinbarung von Hartmannbund, NAV, BPA und Marburger Bund.

Die Kassenärztliche Bundesvereinigung (KVB) und der Marburger Bund haben sich über ein gemeinsames Muster für den Abschluß eines Anstellungsvertrages als Arzt (Praxisarzt) bei einem niedergelassenen Vertragsarzt verständigt. Inhalt dieses Vertragsmusters sind die allgemeinen Arbeits- und Vergütungsbedingungen für die Tätigkeit als angestellter Arzt in einer Vertragsarztpraxis. Dabei kann dieses Muster sowohl für die Beschäftigung von Weiterbildungs- und Entlastungsassistenten als auch für die Beschäftigung eines angestellten Praxisarztes im Sinn von § 32b Ärzte-ZV verwandt werden (Anhang, 14.7).

Der Abschluß eines *Schiedsvertrages* (Anhang, 14.8) soll bei Meinungsverschiedenheiten über Geltung oder Auslegung des Praxisassistentenvertrages ein *kollegiales Schlichtungsverfahren* ermöglichen.

Da sich der Praxisinhaber gleichermaßen wie der anzustellende Assistent aus organisatorischen Gründen langfristig auf das Beschäftigungsverhältnis einstellen muß, empfiehlt es sich, den Vertrag bereits bald nach der ersten persönlichen Kontaktaufnahme, spätestens 3 Monate vor Dienstantritt in 2facher Ausfertigung zu unterzeichnen und eine Kopie davon beim Steuerberater zu hinterlegen.

Merke:

Die vertragliche Vereinbarung zwischen Weiterbilder und Praxisassistent sollte möglichst durch einen Rechtsanwalt, am besten einen Arbeitsrechtler, überprüft werden. Dieser einmalige Aufwand lohnt sich, zumal der Praxisinhaber dann für spätere Gelegenheiten einen ordnungsgemäßen Vertrag besitzt. Ebenso empfiehlt es sich, eine Kopie des Vertragstextes dem Steuerberater auszuhändigen.

6.4 Vertragliche Besonderheiten

Da die einzelnen Praxen sehr unterschiedlich sind, können in einem *Mustervertrag* (vgl. 6.3; Anhang, 14.7 und 14.8) nur die Rahmenbedingungen festgeschrieben werden.

Merke:

Die vertragliche Vereinbarung zwischen Weiterbilder und Praxisassistent sollte möglichst durch einen Rechtsanwalt, am besten einen Arbeitsrechtler, überprüft werden. Dieser einmalige Aufwand lohnt sich, zumal der Praxisinhaber dann für spätere Gelegenheiten einen ordnungsgemäßen Vertrag besitzt. Ebenso empfiehlt es sich, eine Kopie des Vertragstextes dem Steuerberater auszuhändigen.

Die wichtigsten Regelungen zur Arbeitszeit (vgl. 6.4.2) und zur Vergütung (vgl. 2.4.5.1 und 5.1) müssen in einem Mustervertrag im Hinblick auf die unterschiedliche wirtschaftliche Situation der einzelnen Praxen offen bleiben und sind im Einzelfall auszuhandeln. Hierbei kann man sich durchaus an den Bedingungen des BAT (vgl. 5.1.1) orientieren. Viele Praxisinhaber sind dazu auch bereit.

Besonders die Punkte Urlaub (vgl. 6.4.2.3), Weihnachtsgeld (vgl. 6.4.4) und Fortzahlung des Entgelts bei Erkrankungen (für 6 Wochen, aber nicht über das Ende des Arbeitsverhältnisses hinaus; vgl. 6.4.2.5) sollten präzise vertraglich geregelt werden, da sie erfahrungsgemäß immer wieder zu Mißverständnissen Anlaß geben.

6.4.1 Beschäftigungsdauer und Weiterbildungsunterbrechung

Bei Abschluß eines Vertrages wissen meist beide Parteien noch nicht, ob sich das kommende Arbeitsverhältnis so gestaltet, wie sie es sich zunächst wünschen. Um den beiderseitigen Unsicherheiten Rechnung zu tragen, gibt es die *Probezeit* (vgl. 6.4.1.1) und das *Probearbeitsverhältnis* (vgl. 6.4.1.2).

Im allgemeinen wird sich die *Beschäftigungsdauer* nach den Erfordernissen der Weiterbildungszeiten (sowohl auf seiten des Weiterzubildenden als auch auf seiten des zur Weiterbildung Befugten) richten.

Sofern eine Ärztin die *Weiterbildung wegen einer Schwangerschaft unterbrechen* muß, hat sie keinen Anspruch auf eine automatische Vertragsverlängerung wegen der nach dem Mutterschutzgesetz gegebenen Unterbrechungszeiten. Nach Auffassung des Bundesarbeitsgerichts (Urteil vom 24.04.1996, Az.: 7 AZR 428/95) hat die Ärztin nach Ablauf der Mutterschutzfristen Anspruch auf Abschluß eines neuen Arbeitsvertrages für die Dauer der gesetzlich anrechenbaren Unterbrechungszeiten.

Insoweit unterliegt der Arbeitgeber bei Vorliegen der gesetzlichen Voraussetzungen einem Zwang zum Abschluß eines weiteren, befristeten Arbeitsvertrages (vgl. 6.4.1.3), sofern die Ärztin den Abschluß des Vertrages wünscht. Das Bundesarbeitsgericht wörtlich: »Wie sich aus den Gesetzesmaterialien ergibt, soll der angehende Facharzt davor geschützt werden, daß er durch die gesetzlich geregelten Unterbrechungszeiten eine befristete Beschäftigungszeit nicht ausschöpfen kann und dadurch gehindert wird, seine praktischen Kenntnisse und Fähigkeiten zu erproben und zu erweitern.«

6.4.1.1 Probezeit

Eine 2wöchige Probezeit (vgl. 6.4.1) ist wohl zu kurz. Die Partner können sich in dieser Zeit nicht ausreichend kennenlernen. Die Vertragsentwürfe von Narr u. Nentwig sehen keine ausdrückliche Regelung für eine Probezeit vor (vgl. Tabelle 20 in 6.3), dagegen der Text des Marburger Bundes oder des Fachverbandes Deutscher Allgemeinärzte (FDA) e.V.. Bewährt hat sich im allgemeinen eine *4wöchige Probezeit*.

Eine Kündigungsschutzklage ist während der Probezeit nicht möglich, dagegen greifen die *Mutterschutzbestimmungen* auch während einer Probezeit. Gesetzlich vorgeschrieben ist eine Probezeit nicht (auch nicht bei der Anstellung von Arzthelferinnen – mit Ausnahme in Verträgen mit Auszubildenden).

Der Mustervertrag von Marburger Bund und KVB (Anhang, 14.7) sieht vor, daß die ersten 3 Monate des Anstellungsverhältnisses als Probezeit gelten. Während dieser Probezeit beträgt die Kündigungsfrist 1 Monat zum Monatsende, nach der Probezeit 6 Wochen zum Schluß eines Kalendervierteljahres. Dabei ist zu beachten, daß für die Kündigung die Schriftform notwendig ist.

6.4.1.2 Probearbeitszeitverhältnis

Der wesentliche Unterschied von einem *Probearbeitszeitverhältnis* gegenüber einem normalen Arbeitsverhältnis ist die leichtere (gegenseitige) Kündbarkeit [104].

Das Probearbeitsverhältnis (oder Probearbeits*zeit*verhältnis) ist befristet und etwas anderes als die Probezeit (vgl. 6.4.1.1). In einer ärztlichen Praxis kann eine solche Lösung v. a. aus sachlichen Gründen von Vorteil sein. Die Befristungsdauer wird in der Regel bis zu maximal 6 Monaten anerkannt (Übersicht 5). Öfter wird während der Zeit eines Probearbeitsverhältnisses eine niedrigere Vergütung vereinbart.

Die Vertragsdauer bzw. der automatische Beendigungszeitpunkt und der Erprobungsgrund sollten schriftlich festgehalten werden. Der Unterschied zum sonstigen befristeten Arbeitsverhältnis (vgl. 6.4.1.3) liegt in folgendem:

Während bei anderen befristeten Arbeitsverhältnissen mit dem Ende der Frist auch das Ende des Arbeitsverhältnisses angestrebt wird, sondiert man dagegen beim befristeten Probearbeitsverhältnis vielmehr, ob ein regelrechtes Arbeitsverhältnis aufgebaut werden kann. Wird allerdings der Vertrag nicht fortgesetzt, so endet er wie andere befristete Arbeitsverhältnisse mit Ablauf der Frist [104].

Übersicht 5. Beispiel für ein Probearbeitszeitverhältnis. (Nach [104])

Ein Facharzt für Allgemeinmedizin, der bisher noch keinen Weiterbildungsassistenten in seiner Vertragsarztpraxis angestellt hatte, plant, einen Jungarzt zur Weiterbildung in seiner Praxis zu beschäftigen. Ein Assistenzarzt aus der nahen Klinik zeigt sich an diesem Arbeitsplatz interessiert. Der Praxisinhaber weiß jedoch noch nicht, ob der »neue Arzt« in seiner Praxis ausreichend in Anspruch genommen wird, also »einschlägt«. Hier ist ein befristetes Probearbeitsverhältnis (maximal für 6 Monate), das wegen seiner klaren zeitlichen Begrenzung zu empfehlen ist, eine praktikable Lösung.

6.4.1.3 Zeitlich befristetes Arbeitsverhältnis

An die Zulässigkeit eines *zeitlich befristeten Arbeitsverhältnisses* werden strenge Anforderungen gestellt, da hier arbeitsrechtlich schützende Bestimmungen umgangen werden könnten, sofern das Kündigungsschutzgesetz gilt und das Arbeitsverhältnis länger als 6 Monate dauern soll [104].

Das am 15.05.1996 beschlossene Gesetz zur Änderung des Gesetzes über befristete Arbeitsverträge mit Ärzten in der Weiterbildung war bis zum 31.12.1997 befristet und wurde am 15.12.1990 und zuletzt am 30.10.1997 geändert.

§ 1 Abs. 1 dieses Gesetzes in der Fassung vom 30.10.1997 besagt: »Ein die Befristung eines Arbeitsvertrages mit einem Arzt rechtfertigender sachlicher Grund liegt vor, wenn die Beschäftigung des Arztes einer zeitlich und inhaltlich strukturierten Weiterbildung zum Facharzt oder dem Erwerb einer Anerkennung für einen Schwerpunkt oder dem Erwerb einer Zusatzbezeichnung, eines Fachkundenachweises oder einer Bescheinigung über die fakultative Weiterbildung dient.«

§ 1 Abs. 3: »Ein befristeter Arbeitsvertrag nach Abs. 1 kann auf die notwendige Zeit für den Erwerb der Anerkennung als Facharzt oder den Erwerb einer Zusatzbezeichnung höchstens bis zur Dauer von 8 Jahren abgeschlossen werden.«

Bei der Beschäftigung von Weiterbildungsassistenten wird heute i. allg. von Anfang an ein zeitlich befristetes Arbeitsverhältnis eingegangen (§ 620 Abs. 1 BGB), das z. B. in der Allgemeinmedizin bis zu 18 Monaten betragen kann.

Was die Beschäftigung einer Ärztin in Weiterbildung betrifft, welche ihre Weiterbildung schwangerschaftsbedingt unterbrechen muß, wird auf 6.4.1 verwiesen.

6.4.2 Arbeitszeit

Im allgemeinen wird heute in den Praxen niedergelassener Ärzte bei vollbeschäftigten ärztlichen Mitarbeitern von einer 40-h-Arbeitswoche ausgegangen.

Das Muster des Anstellungsvertrages (Anhang, 14.7) läßt eine Stundenzahl bei regelmäßig wöchentlicher Arbeitszeit offen. Lediglich in einer Fußnote des Mustervertrages von KBV und Marburger Bund steht, daß die »*regelmäßige Arbeitszeit*« üblicherweise 38,5 h/Woche beträgt. Es ist selbstverständlich, daß die Arbeitszeit sich nach den Erfordernissen der Praxis richten muß. Im Öffentlichen Dienst beträgt die derzeit übliche Arbeitszeit 38,5 h/Woche.

Bei der Festlegung der Arbeitszeit muß auf jeden Fall berücksichtigt werden, daß das Arbeitszeitgesetz (ArbZG) von 1994 auch für die Beschäftigung bei einem niedergelassenen Arzt Kernregelungen vorschreibt.

Merke:

Das Arbeitszeitgesetz gilt auch für Beschäftigungsverhältnisse bei einem niedergelassenen Arzt.

Zweck des Gesetzes ist es, die Sicherheit und den Gesundheitsschutz der Arbeitnehmer bei der Arbeitszeitgestaltung zu gewährleisten und die Rahmenbedingungen für flexible Arbeitszeiten zu verbessern sowie den Sonntag und die staatlich anerkannten Feiertage als Tage der Arbeitsruhe und seelischen Erhebung der Arbeitnehmer zu schützen.

Merke:

Als Arbeitszeit gilt nach dem Gesetz die Zeit vom Beginn bis zum Ende der Arbeit ohne die Ruhepausen (§ 2 Abs. 1 ArbZG). Die werktägliche Arbeitszeit darf 8 h grundsätzlich nicht überschreiten. Eine Verlängerung auf bis zu 10 h ist nur dann zulässig, wenn innerhalb von 6 Kalendermonaten oder 24 Wochen im Durchschnitt 8 h werktäglich nicht überschritten werden (§ 3 ArbZG).

Gesetzlich wurde ferner einheitlich festgelegt, daß die Arbeit durch im voraus feststehende Ruhepausen von mindestens 30 min bei einer Arbeitszeit von mehr als 6 bis zu 9 h sowie durch Ruhepausen durch insgesamt 45 min bei einer Arbeitszeit von mehr als 9 h zu unterbrechen ist. Dabei können die Ruhepausen in mehrere Zeitabschnitte unterteilt werden, die jedoch mindestens 15 min betragen müssen. Ferner bestimmt das Gesetz, daß Arbeitnehmer nicht länger als 6 h hintereinander ohne Ruhepause beschäftigt werden dürfen (§ 4 ArbZG) [42].

6.4.2.1 Nachtdienst, Notfalldienst

Im allgemeinen wird der Praxisinhaber, der einen Assistenten beschäftigt, seine *nächtliche Rufbereitschaft* weiterhin selbst oder in kollegialer Vertretung mit den benachbarten Kollegen übernehmen. In Einzelfällen wird man auch auf die Dienste des Assistenten (nicht AiP!) zurückgreifen (z. B. Theaterbesuch).

In der Klinik werden solche *Nachtdienste*, auch wenn sie sich nur auf die Rufbereitschaft beschränken, relativ attraktiv vergütet oder durch *Freizeitausgleich* abgegolten. Der Vertragsarzt sollte von Anfang an den Jungarzt darauf hinweisen, daß eine geldwerte Vergütung nicht in Frage kommt, sondern daß der Nachtdienst bzw. die Rufbereitschaft von Fall zu Fall ausschließlich durch einen gemeinsam festzusetzenden Freizeitausgleich abgegolten werden. So kann die nächtliche Rufbereitschaft beispielsweise durch 3 h Freizeitausgleich je Nachtdienst vergütet werden. Vgl. hierzu auch weitere Überlegungen im Kap. 5.2.1.

§ 5 Abs. 1 des Arbeitszeitgesetzes sieht vor, daß nach Beendigung der täglichen Arbeitszeit für die Arbeitnehmer eine ununterbrochene *Ruhezeit* von 11 h eingehalten wird. Abweichend von dieser, nach Beendigung der täglichen Arbeitszeit vorgeschriebenen ununterbrochenen Ruhezeit, können in Krankenhäusern und anderen Einrichtungen zur Behandlung, Pflege und Betreuung von Personen Kürzungen der Ruhezeit durch Inanspruchnahmen während des Bereitschaftsdienstes oder der Rufbereitschaft, die nicht mehr als die Hälfte der Ruhezeit betragen, mit anderen Zeiten ausgeglichen werden (§ 5 ArbZG).

> **Merke:**
>
> Arbeitszeitrechtlich werden *Bereitschaftsdienst* und *Rufbereitschaft* als Ruhezeit gewertet und können somit nach der täglichen Arbeitszeit abgeleistet werden [42].

Wenn während dieser »Ruhezeit« eine Inanspruchnahme von 5,5 h oder mehr als 5,5 h eintritt, so kann nach diesen Diensten am nächsten Tag nicht weitergearbeitet werden.

Unter den Begriff »Rufbereitschaft« müssen auch *Notdienste* (s. unten) von einem angestellten Arzt in der Praxis subsumiert werden. Ist die Arbeitsleistung während des Notdienstes so intensiv, daß die Hälfte der »Ruhezeit« überschritten wird, ist eine erneute Arbeitsaufnahme im Anschluß an den Notdienst nicht mehr möglich [42].

Praxisassistenten, welche die Qualifikation für eigenverantwortliche und selbständige Tätigkeit besitzen, können und sollten durchaus auch für den *vertragsärztlichen Notfalldienst (»Sonntagsdienst«)* im Rahmen ihrer Weiterbildung zum Facharzt für Allgemeinmedizin eingesetzt werden. Auf diese Weise werden sie im besonderen Maße mit dem ganzen Spektrum der großen und kleinen Notfälle am Wochenende vertraut gemacht (Tabelle 21 und Anhang, 14.5).

Für die Vergütung eines solchen vertragsärztlichen Notfalldienstes haben sich 2 Modelle bewährt:
– die *Pauschale* auf der Basis der Vergütung für einen Praxisvertreter an Werktagen, zuzüglich eines Entgelts für den Wochenenddienst;
– die Vergütung auf der Basis der *erbrachten Einzelleistungen* für Vertrags- und Privatpatienten abzüglich einer gewissen Bereitstellungsgebühr für die Benützung z. B. der Praxisräume, Telefon, Instrumente, Material EDV[1] etc.

---

[1] Erfahrungsgemäß 60 DM pro Mitarbeiterinnenstunde

Tabelle 21. Die häufigsten Beratungsergebnisse im Wochenendnotfalldienst bei Tage. (Nach [112])

- Ischialgie,
- Asthma bronchiale,
- Stenokardie,
- uncharakteristisches Fieber (UF)/afebrile Allgemeinreaktion (AFAR),
- Bronchitis acuta,
- Erbrechen und Durchfall,
- erhöhter Blutdruck,
- Kollaps,
- Kreuzschmerzen,
- Bauchkolik,
- Gallenkolik.

Die Erfassung der Kassenpatienten ist aufgrund der Abrechnungsformulare unproblematisch, die Vergütung wird sich am aktuellen Punktwert orientieren.

> **Beachte:**
>
> Im Gegensatz zu Krankenhausärzten, die am Wochenende für Vertragsärzte Notfalldienste übernehmen und die Behandlung der *Privatpatienten* direkt selbst abrechnen, wird der Weiterbildungsassistent auch bei den Privatpatienten im Auftrag des Praxisinhabers tätig; entsprechend liegt das Liquidationsrecht beim Praxisinhaber.

6.4.2.2 Sonn- und Feiertagsbeschäftigung

In den Regelungen des Arbeitszeitgesetzes finden sich auch Ausführungen über die *Sonn- und Feiertagsbeschäftigung* (§ 9 ArbZG). Das im Gesetz grundsätzlich verankerte Arbeitsverbot an Sonn- und gesetzlichen Feiertagen läßt jedoch eine Vielzahl von Ausnahmeregelungen zu. Sofern die Arbeiten nicht an Werktagen vorgenommen werden können, dürfen Arbeitnehmer an Sonn- und Feiertagen beschäftigt werden, z. B. in Not- und Rettungsdiensten (§ 10 Abs. 1 Nr. 1 ArbZG).

In diesen Fällen sieht das Gesetz allerdings eine Reihe von *Ausgleichsregelungen* vor; diese sehen wie folgt aus:
- Mindestens 15 Sonntage im Jahr müssen beschäftigungsfrei sein (§ 11 Abs. 1 ArbZG).
- Durch die an Sonn- und Feiertagen abgeleistete Arbeitszeit darf weder die Höchstarbeitszeit noch der Ausgleichsraum überschritten werden (§ 11 Abs. 2 ArbZG).
- Für die Beschäftigung am Sonntag ist ein Ersatzruhetag zu gewähren. Dafür steht ein Zeitraum von 2 Wochen zur Verfügung. Für die Arbeit am

Feiertag ist ebenfalls ein Ersatzruhetag vorgeschrieben. Hierfür steht jedoch ein Zeitraum von 8 Wochen zur Verfügung (§ 11 Abs. 3 ArbZG).
– Sonn- und Feiertagsruhe und der Ersatzruhetag sind in unmittelbarem Zusammenhang mit einer werktäglichen Ruhezeit von 11 Stunden zu gewähren. Davon kann abgewichen werden, wenn diesem technische oder arbeitsorganisatorische Gründe entgegenstehen (§ 11 Abs. 4 ArbZG).

6.4.2.3 Urlaub

Nach dem Bundesurlaubsgesetz hat jeder Arbeitnehmer Anspruch auf *Urlaub* und auf Zahlung einer *Urlaubsvergütung.*
Durch dieses Gesetz werden jedoch nur Mindestbedingungen festgesetzt und es wird tarifvertraglichen Vereinbarungen der Vorrang eingeräumt. Damit können diese BAT-Regelungen für den vertragschließenden Praxisinhaber durchaus als Orientierung für die Festsetzung der Urlaubszeit gelten.
Für jeden Monat bestehen rund 2 Werktage Urlaubsanspruch. Die Zahl der Urlaubstage richtet sich auch nach der Altersgruppe des Assistenten.
Der Mustervertrag von KBV und Marburger Bund (Anhang, 14.7) sieht keine konkreten Vorgaben für die Zahl der zu beanspruchenden Urlaubstage vor.
In der Vergütungsgruppe BAT I und BAT Ia hat der Angestellte bis zum vollendeten 30. Lebensjahr einen Anspruch auf 26 Tage und danach auf 30 Tage Urlaub. In der Vergütungsgruppe BAT Ib bis BAT X bis zum vollendeten 30. Lebensjahr besteht ein Anspruch auf 26 Tage, bis zum vollendenden 40. Lebensjahr 29 Tage und ab dem 41. Lebensjahr auf 30 Urlaubstage.

Merke:

Voraussetzung für den *vollen Urlaubsanspruch* ist eine Wartezeit von 6 Monaten nach Beginn des Dienstverhältnisses. Bei kürzerer Dauer als 6 Monate ist der Jahresurlaub zu zwölfteln.

Bei der zeitlichen Festlegung des Urlaubs sind die *Urlaubswünsche* des Angestellten weitgehend zu berücksichtigen. Wenn dringende dienstliche Belange oder vorrangige Urlaubswünsche anderer Angestellter, die unter sozialen Gründen den Vorrang verdienen, diesem entgegenstehen, gilt das ausnahmsweise nicht.
Der Urlaubswunsch ist *rechtzeitig anzumelden.* Aus der Erfahrung läßt sich sagen, daß der Assistenzarzt im letzten Abschnitt seiner Weiterbildung die ihm zustehenden Urlaubstage bevorzugt zusammen am Ende seiner Weiterbildungszeit nimmt, um eine gewisse freie Zeit für die Vorbe-

reitung auf seine Facharztprüfung bzw. für die Niederlassung zu haben. Der Praxisinhaber sollte diesen Umstand von vornherein bedenken und mit seinem Assistenten offen besprechen – dies auch im Hinblick darauf, um ein allzu großes »Loch« in der fortlaufenden Beschäftigung von Assistenzärzten zu vermeiden.

Immer wieder gibt es Probleme, weil Arbeitnehmer ihren Urlaub nicht rechtzeitig nehmen und so die Urlaubstage »vor sich herschieben«. Meist wird der *Resturlaub* stillschweigend ins nächste Jahr übertragen, mitunter ist dies auch beabsichtigt, um auf diese Weise mit den neuen Urlaubstagen des Folgejahres einen größeren, zusammenhängenden Zeitraum an Urlaubstagen zu »bunkern«.

Merke:

Der *Resturlaub* muß nicht automatisch in das Folgejahr übertragen werden. Der Arbeitnehmer ist verpflichtet, den nichtverbrauchten Urlaub rechtzeitig geltend zu machen (ständige Rechtsprechung des Bundesarbeitsgerichtes).

Wenn der Resturlaub des Angestellten in das Folgejahr übertragen wird, so handelt es sich um eine *Kulanz des Arbeitgebers*. Ein Anspruch auf diese »Urlaubsautomatik« besteht jedoch nicht.

Kann der Urlaub wegen Beendigung des Arbeitsverhältnisses ganz oder teilweise nicht mehr gewährt werden, so ist er finanziell entsprechend abzugelten. Eine Übertragung auf das nächste Kalenderjahr ist nur statthaft, wenn dringende betriebliche oder in der Person des Arbeitnehmers liegende Gründe dies rechtfertigen.

Merke:

Der *Urlaub* sollte möglichst bis zum 31.12. des Kalenderjahres genommen werden; dies sollte auch für Arzthelferinnen gelten.

Als Anhalt für die – keineswegs verbindliche – zeitliche Freistellung unter Fortzahlung der *Vergütung bei besonderen Anlässen* kann sich der Praxisinhaber am BAT orientieren:

a) beim Umzug des Angestellten mit eigenem Hausstand: 2 Arbeitstage,
b) bei der Eheschließung des Angestellten: 2 Arbeitstage,
c) bei der Niederkunft der mit dem Angestellten in
   häuslicher Gemeinschaft lebenden Ehefrau: 2 Arbeitstage,
d) beim Tod des Ehegatten: 4 Arbeitstage,
e) beim Tod von Eltern, Großeltern, Schwiegereltern,
   Stiefeltern, Kindern oder Geschwistern, die mit dem
   Angestellten in demselben Haushalt gelebt haben 2 Arbeitstage.

In einem Arbeitsvertrag könnte sinngemäß ein Paragraph »Befreiung in besonderen Fällen« folgendermaßen formuliert sein:
»Dem Angestellten wird in folgenden Fällen ohne Anrechnung auf den Urlaub und unter Fortzahlung des Gehaltes Arbeitsbefreiung gewährt:
– bei eigener Eheschließung für 1 Tag,
– beim Ableben Angehöriger ersten Grades für 1 Tag,
– ...«
Bezüglich des Fortbildungsurlaubes vgl. 6.4.9.

6.4.2.4 Überstunden

Rechtsgrundlage für die Arbeitspflicht und ihren konkreten Inhalt – also auch ihr zeitliches Ausmaß – ist in erster Linie der zwischen Arzt und Praxisangestellten geschlossene Arbeitsvertrag in Verbindung mit den §§ 611–630 BGB. Sekundär können ergänzende Regelungen durch Tarifvertrag, Betriebsvereinbarungen, Allgemeine Arbeitsbedingungen, betriebliche Übung und letztlich das *Direktionsrecht des Arbeitgebers* eingreifen. Die vom Arbeitnehmer zu leistende Arbeitszeit (vgl. 6.4.2) ist gesetzlich nicht geregelt [119].

Soweit eine Bezahlung von *Überstunden* vorgesehen ist, richtet sich diese nach den einzelvertraglichen Vereinbarungen oder dem für das Arbeitsverhältnis gültigen Tarifvertrag. Das Arbeitszeitgesetz von 1994 (vgl. 6.4.2) beschränkt sich – im Gegensatz zu früheren Regelungen, die einen Zuschlag von 25% vorsahen – lediglich auf *Zeitausgleichsregelungen,* die tarifoffen sind.

Die Höhe der Mehrarbeitszeitvergütung muß im Sinne von § 612 Abs. 2 BGB ermittelt werden, wobei man auf die in einschlägigen Tarifverträgen vereinbarten Zuschläge wieder zurückgreifen kann. Dies gilt also so lange, soweit keine andere Regelung zwischen Arbeitgeber und Arbeitnehmer vereinbart wurde, etwa wie in manchen einzelvertraglichen Vereinbarungen mit leitenden Arzthelferinnen, die abweichend vom Tarifvertrag, jedoch unter Beachtung gesetzlicher Vorschriften mit dem Zusatz versehen wurden:
»Mit dem Bruttogehalt sind alle evtl. anfallenden Überstunden abgegolten.«

Merke:

Für einvernehmliche Arbeitszeitregelungen zwischen Praxisinhaber und Assistenzarzt gibt es nach dem Motto »Wo kein Kläger, da kein Richter« viel Raum.

Die Befugnis zum *Anordnen von Überstunden* ergibt sich aus der jeweiligen Praxishierarchie; i. allg. handelt es sich dabei um den/die Praxisinhaber, welche(r) die entsprechenden Überstunden verlangen. Es kann auch die betriebsübliche Arbeitszeit vorübergehend generell verlängert werden, soweit eine gesetzliche oder tarifliche Regelung nicht besteht.

Wenn der Assistent seinem Chef mitteilt, daß der vorliegende Arbeitsanfall nur mit Überstunden erledigt werden kann und der Arzt dies ohne Widerspruch zur Kenntnis nimmt, hat diese Mehrarbeit den Charakter von angeordneten Überstunden.

> **Merke:**
>
> *Angeordnete Überstunden* müssen in der Regel bezahlt werden.

Ein Angestellter muß nur dann Überstunden leisten, wenn sich eine derartige Verpflichtung aus einem Tarifvertrag, einer Betriebsvereinbarung, aus einer arbeitsvertraglichen Vereinbarung oder aus der Treuepflicht des Arbeitnehmers ergibt. Die *Verpflichtung aus der Treuepflicht zur Leistung zusätzlicher Arbeit* gilt nicht nur für ausgesprochene *Notfälle*, sondern bereits immer dann, wenn durch die geforderte Mehrarbeit ein sonst dem Arbeitgeber *drohender Schaden*, der auf andere Weise nicht abgewendet werden kann, vermieden wird [119].

Im Anstellungsvertrag (Anhang, 14.7) wird auch die Arbeitszeit des Assistenzarztes geregelt. Diese richtet sich i. allg. »nach den Erfordernissen der Praxis« (vgl. 6.4.2). Demnach werden *Mehrarbeitsleistungen*, also sog. *Überstunden*, »durch entsprechende Freizeit bis zum Ende des darauffolgenden Monats ausgeglichen«.

6.4.2.5 Teilzeitarbeit

Teilzeitweiterbildung und *Teilzeitarbeit* werden erfahrungsgemäß von Frauen im Rahmen der Kinderbetreuung in Anspruch genommen.

Was die Teilzeitweiterbildung betrifft, wird auf Abschn. 3.2.6 verwiesen. Eine Teilzeitweiterbildung kann nur dann anteilig angerechnet werden, wenn sie zuvor der betreffenden Landesärztekammer angezeigt und von dieser als anrechnungsfähig bestätigt worden ist.

6.4.2.6 Fortzahlung der Vergütung bei Arbeitsunfähigkeit

Der Fall der *Arbeitungsunfähigkeit* eines Arbeitnehmers ist in jedem Kleinbetrieb, also auch in einer Arztpraxis, stets eine organisatorische, arbeitsmäßige und finanzielle Belastung für die übrigen Mitbeschäftigten sowie für den Praxisinhaber. Dies gilt natürlich auch, wenn der angestellte Assistenzarzt durch Erkrankung ausfällt.

Für den Fall der Arbeitsunfähigkeit sieht der Mustervertrag (Anhang, 14.7) vor, daß der Praxisarzt dem Praxisinhaber die Arbeitsunfähigkeit wie auch deren voraussichtliche Dauer *unverzüglich anzuzeigen* hat. Dauert die Arbeitsunfähigkeit länger als 3 Kalendertage, ist eine ärztliche Bescheinigung über die Arbeitsunfähigkeit und deren voraussichtliche Dauer spätestens am ersten, dem Ablauf dieser Frist folgenden allgemeinen Arbeitstag vorzulegen.

Merke:

Auch wenn es sich im Erkrankungsfall um einen Kollegen handelt, sollte der Arbeitgeber dennoch darauf dringen (und dies auch im Arbeitsvertrag festhalten), daß der erkrankte Assistenzarzt – wie jeder andere Arbeitnehmer in der Praxis auch – sich am 1. Tag des Fernbleibens wegen Erkrankung zumindest mündlich beim Praxisinhaber abmeldet und daß er spätestens am 3. Tag eine formelle Arbeitsunfähigkeitsbescheinigung beibringt. Eine solche Regelung ist in beiderseitigem Interesse.

Das Vertragsmuster (Anhang, 14.7) regelt jene Fälle von Unfall, Krankheit oder Arbeitsunfall, bei denen der Praxisinhaber die Vergütung als Krankenbezüge weiterzuzahlen hat, jedoch nicht über das Ende des vorgesehenen Arbeitsverhältnisses hinaus:

»Im Falle einer durch *Unfall* oder durch *Krankheit* entstandenen Arbeitsunfähigkeit sind die Krankenbezüge für die Dauer von 6 Wochen zu zahlen. Bei der Arbeitsunfähigkeit, die durch einen bei dem Praxisinhaber erlittenen *Arbeitsunfall* oder durch eine bei dem Praxisinhaber zugezogene Berufserkrankung (vgl. 7.5) verursacht wurde, müssen die Krankenbezüge bis zum Ende der 26. Woche seit dem Beginn der Arbeitsunfähigkeit gezahlt werden. Voraussetzung ist jedoch, daß der zuständige Unfallversicherungsträger den Arbeitsunfall oder die Berufserkrankung anerkannt hat.«

6.4.3 Vermögensbildungsgesetz

Um den Mitarbeiter der Praxis mit jenem im Öffentlichen Dienst in etwa gleichzustellen, kann der Praxisinhaber Leistungen nach dem 5. Vermögensbildungsgesetz (BGBl I S. 137 vom 19.01.1989) gewähren. In den allermeisten Fällen besitzen die Weiterbildungsassistenten bereits entsprechende Verträge aus ihrer Klinikzeit. Üblich ist ein Zuschuß von maximal 78 DM/Monat, der jedoch der Lohnsteuer und der Sozialversicherung unterliegt.

6.4.4 Weihnachtsgeld

Bei der Festlegung der Zahlung eines *Weihnachtsgeldes* wird im Mustervertrag (Anhang, 14.7) von Marburger Bund und KBV auf die geltenden Regelungen für das sonstige Praxispersonal hingewiesen.

Für die Zahlung eines Weihnachtsgeldes ist für die Beschäftigten im Öffentlichen Dienst eine komplizierte Stichtagsregelung tarifiert worden. Die Anspruchsvoraussetzungen sind erfüllt, wenn das Arbeitsverhältnis am 1. Dezember besteht und eine ununterbrochene Tätigkeit im gleichen Bereich seit 1. Oktober des laufenden Jahres vorliegt (ersatzweise 6 Monate Beschäftigungsverhältnis bei demselben Arbeitgeber) und der Angestellte nicht bis zum 31. März des Folgejahres aufgrund einer Kündigung oder eigenen Verschuldens aus dem Arbeitsverhältnis ausscheidet.

Scheidet der Arbeitnehmer zum 31. März des Folgejahres oder früher aufgrund eigener Kündigung oder eigenen Verschuldens aus dem Arbeitsverhältnis aus, muß er das Weihnachtsgeld in voller Höhe zurückzahlen.

Endet das Arbeitsverhältnis durch Ablauf eines befristeten Vertrages (vgl. 6.4.1.3) zum 31. März des Folgejahres oder früher, so besteht keine *Rückzahlungsverpflichtung*, es sei denn, der Angestellte hätte die Befristung ausdrücklich gewünscht [43].

Das Weihnachtsgeld beträgt 100% der Urlaubsvergütung, die für einen Urlaub im Monat September zugestanden hätte. Bestand das Arbeitsverhältnis nicht während des ganzen Kalenderjahres, vermindert sich die Zuwendung für jeden Monat, in dem kein Anspruch auf Vergütung bestand, um 1/12.

Merke:

Wenn dem Praxisinhaber bei der Anstellung eines Arztes die Anspruchsvoraussetzungen auf Weihnachtsgeld im Öffentlichen Dienst zu kompliziert erscheinen, sollte er mit dem Praxisarzt eine Regelung vereinbaren, nach welcher der anzustellende Kollege für jeden Beschäftigungsmonat 1/12 seiner Bezüge im Durchschnitt der letzten 3 Beschäftigungsmonate als Weihnachtsgeld erhält, soweit seine Beschäftigungszeit mindestens 3 Monate beträgt und die Weihnachtsfeiertage umfaßt [43].

6.4.5 Arbeitskleidung

Im allgemeinen trägt der Assistenzarzt seine eigene Berufswäsche. Für die Kosten der Reinigung der *Arbeitskleidung* sind den Autoren keine Regelungen bekannt. Einzelne Praxen reinigen die Arbeitskleidung des Assistenzarztes zusammen mit der anfallenden Praxiswäsche.

Der Praxisinhaber als Arbeitgeber wird ein Interesse daran haben, daß der Assistenzarzt in stets korrekter und gepflegter Kleidung auftritt und auch auf diese Weise das Erscheinungsbild der Praxis positiv prägt (vgl. Kap. 13 »Hundert goldene Tips für Praxisinhaber und Assistent«). Die Berufskleidung kann übrigens derzeit noch steuerfrei vom Arbeitgeber übernommen werden.

6.4.6 Unterkunft und Verpflegung

Wenn dem Weiterzubildenden *Unterkunft* und *Verpflegung* gewährt werden, so müssen diese Sachbezugswerte auf die Lohnsteuer und Sozialversicherung angerechnet werden.

Merke:

Die steuerliche Behandlung bei Gewährung von *Unterkunft, Verpflegung und ähnlichen Vergünstigungen* durch den Arbeitgeber ist einer fortlaufenden Änderung durch den Gesetzgeber unterworfen. In jedem Fall sollte der Steuerberater nach dem aktuellen Stand gefragt werden.

6.4.7 Benutzung des Kfz

In den seltensten Fällen wird ein *eigener Praxis-Pkw* für die ärztlichen oder nichtärztlichen Mitarbeiter zur Verfügung stehen, obwohl dies aus steuerlichen Gründen zweckmäßig sein kann (umfassender Haftpflicht-, Vollkasko- und Unfallversicherungsschutz vorausgesetzt). Verständlicherweise wird der Arzt seinen Privatwagen nur ungern in fremde Hände geben. Der Assistent sollte in einem solchen Fall verpflichtet werden, die erforderliche Sorgfalt beim Umgang mit dem Fahrzeug des Praxisinhabers anzuwenden. Bei grober Fahrlässigkeit kann der Praxisinhaber dem Assistenten den verursachten Schaden anlasten.

Um Mißverständnisse bei der Benutzung des assistenteneigenen Kraftfahrzeugs auszuschließen, empfiehlt sich von vornherein eine vertragliche Regelung, daß die Benutzung des assistenteneigenen Kfz auch eine Vergütung für Dienstfahrten in Höhe des jeweiligen steuerlichen Höchstbetrages beinhaltet (derzeit 0,52 DM/km = 1,04 DM/dkm).

Eine andere Regelung könnte darin bestehen, im Vertrag folgenden Passus für einen Pauschalbetrag festzulegen:

»Für die Hausbesuchstätigkeit verwendet der Assistent seinen eigenen Pkw. Dafür werden Kosten für Benzin, Öl und Wagenpflege bis zu einem monatlichen Höchstsatz von 300 DM vergütet, wobei Einzelbelege vorzuweisen sind.«

Als weitere Regelung wäre denkbar (Beispiel aus einer Stadtpraxis), daß der Assistent für die anfallenden Hausbesuche ebenfalls seinen eigenen Wagen benützt und dafür »großzügig« auf Kosten der Arztpraxis tankt.

Was passiert jedoch, wenn der Assistenzarzt (aber auch die Arzthelferin bei Hausbesuchsfahrten z. B. zum Zweck der Blutabnahme) mit dem eigenen Pkw einen Unfall »baut«? Muß der Praxisinhaber in diesen Fällen für Eigenschäden aufkommen, die der Praxisangestellte aufgrund des Unfalls erlitten hat? Dabei geht es nicht nur um Personen- und Sachschäden, sondern auch um Vermögensschäden, die dem Angestellten aufgrund einer Rückstufung des Schadensfreiheitsrabattes entstanden sind.

Für *Personenschäden* des Angestellten kommen in der Regel die Gesetzlichen Unfallversicherungen auf, für die der Praxisinhaber Beiträge an seine Berufsgenossenschaft zahlt. Bei *Sachschäden* am Eigentum des Angestellten und dem sog. *»Rückstufungsschaden«* ist die Rechtslage nicht so eindeutig. Die spärliche und z. T. uneinheitliche Rechtsprechung zu dieser Frage hat erst im Laufe der Zeit durch Urteile des Bundesarbeitsgerichts (BAG) und der Landesarbeitsgerichte (LAG) deutlichere Konturen erhalten.

Grundsätzlich haftet in einem Arbeitsverhältnis der Arbeitgeber nur bei Verschulden. In Ausnahme hierzu hat der Große Senat des BAG einen Anspruch des Arbeitnehmers auf Wertersatz auch ohne Verschulden des Arbeitgebers bejaht, wenn der Angestellte in Vollzug einer gefährlichen Arbeit außergewöhnliche Sachschäden erleidet, mit denen er nach Art des Betriebes oder Art der Arbeit nicht rechnen muß (BAG NJW 1961, 411). Hergeleitet wird dieser Anspruch aus § 670 BGB, wonach ein Auftraggeber dem Beauftragten dessen Aufwendungen zu ersetzen hat. Diese Ersatzpflicht umfaßt auch Schäden, die dem Auftragnehmer in Durchführung des Auftrages entstanden sind. Über diese Anspruchsgrundlage besteht Einigkeit in der Rechtsprechung.

Problematisch sind aber die Voraussetzungen, unter welchen eine Einstandspflicht des Arbeitgebers eintreten soll. Das BAG hat in seiner Entscheidung aus dem Jahr 1980 eine Haftung dann bejaht, wenn der Angestellte mit Billigung des Arbeitgebers sein Kfz im Betätigungsbereich des Arbeitgebers verwendet hat, *ohne eine besondere Vergünstigung* für das damit verbundene Unfallrisiko zu erhalten (BAG NJW 1981, 1702). Demnach haftet der Arbeitgeber unter folgenden 2 Voraussetzungen:

1. Wenn die Dienstfahrt im Betätigungsbereich des Arbeitgebers liegt, d. h. »praxisbedingt« ist. Dies soll nach Auffassung des BAG dann der Fall sein, wenn der Arbeitgeber ohne den Einsatz des persönlichen Kfz des Angestellten ein eigenes Fahrzeug hätte stellen und das damit verbundene Risiko selbst tragen müssen. Die Fahrt ist nicht praxisbedingt, wenn der Angestellte seine Dienstaufgaben ebensogut ohne Auto hätte erledigen können und dieses nur zur persönlichen Erleichterung benutzt hat.

2. Wenn der Angestellte keine angemessene Vergütung für das mit der Dienstfahrt verbundene Unfallrisiko erhält. Wann eine solche Vergütung angemessen ist, wird auch vom BAG nicht endgültig geklärt. Jedenfalls soll aber die steuerlich anerkannte Kilometerpauschale von zur Zeit 0,52 DM hierfür nicht ausreichen. Anders hat ein Gericht in einem Fall entschieden, in dem der Angestellte *zusätzlich* zu der Kilometerpauschale einen Betrag von 260 DM netto monatlich erhielt. Die Parteien hatten dazu eine »Haftungsausschlußvereinbarung« abgeschlossen, wonach diese Vergütung auch zur teilweisen Finanzierung einer Vollkaskoversicherung für den Pkw des Angestellten verwendet werden konnte und der Arbeitgeber seine Haftung für Unfallschäden ausgeschlossen hatte. Hier sah das angesprochene Gericht eine angemes-

sene Vergütung als gegeben an. Der Praxisinhaber mußte daher den Schaden nicht ersetzen (LAG Baden-Württemberg NZA 1992, 458).

Der *Rückstufungsschaden* ist ein sog. »mittelbarer« Vermögensschaden. Nach Auffassung des BAG soll dieses Risiko durch eine vom Arbeitgeber bezahlte Kilometerpauschale abgegolten sein. Der Arbeitgeber habe für diesen Schaden nur dann einzustehen, wenn dies zwischen den Vertragsparteien ausdrücklich vereinbart worden sei (BAG DB 1992, 2555) [25].

Fahrten zwischen der Wohnung und der Arbeitsstätte des Assistenten (= Angestellten) unterliegen derzeit nicht der Sozialversicherung und werden mit dem Lohnsteuersatz von nur 20% versteuert.

6.4.8 Nebentätigkeit

Nebentätigkeiten können beim angestellten Arzt – meistens handelt es sich um Krankenhausärzte – oftmals eine bedeutsame finanzielle Rolle spielen. Im wesentlichen handelt es sich dabei um die Erstellung von großen Gutachten, die von einem Dritten angefordert werden und die damit nicht im Sinne des BAT zur Haupttätigkeit, also zu den Dienstaufgaben, gehören. Für solche Gutachten, die der Praxisinhaber dem Assistenzarzt überträgt, steht dem Praxisarzt ein Honorar nach Abzug der Sachkosten zu.

Aus Gründen der Steuervereinfachung empfiehlt es sich, daß der Assistenzarzt solche größeren Gutachten mit seinem eigenen Stempel versieht und sich das Honorar direkt auf das eigene Konto überweisen läßt.

Die Ausübung von Nebenerwerbstätigkeiten durch den Assistenten (z. B. Unterrichtstätigkeit in einer Krankenpflegeschule, Geschäftsführertätigkeit, Vertreter in anderen Praxen) bedarf der ausdrücklichen (am besten schriftlichen) Genehmigung des Praxisinhabers. Der Praxisinhaber darf die Zustimmung nur versagen, wenn durch die Ausübung der vom Assistenten ins Auge gefaßten Nebentätigkeit rechtliche Interessen des Praxisinhabers beeinträchtigt werden. Der Praxisinhaber darf weiterhin seine Zustimmung versagen, wenn dadurch Sinn und Ziel der Assistententätigkeit erheblich gemindert oder gefährdet wird [71].

Die *selbständige Liquidation* von Leistungen bei Privatpatienten nach GOÄ z. B. im Rahmen der für den Praxisinhaber vertretungsweisen Wahrnehmung des Sonntagsdienstes durch den Assistenten hat sich aus vielfältigen Gründen nicht bewährt (vgl. 8.4).

Schließlich muß noch darauf hingewiesen werden, daß Nebentätigkeiten natürlich auch lohnsteuerrechtliche Probleme aufwerfen können.

6.4.9 Fortbildung und Seminarweiterbildungskurse

§ 10 Abs. 1 der Berufsordnung für die deutschen Ärzte (Muster-Berufsordnung MuBO) in der Fassung der Beschlüsse des 98. Deutschen Ärztetages 1995 in Stuttgart verpflichtet den Arzt, sich beruflich fortzubilden.

Dies gilt gleichermaßen für den Praxisinhaber wie auch für den Assistenzarzt.

Merke:

Wie die *Fortbildung* des einzelnen erfolgt, bleibt jedem Arzt überlassen. Er muß sich aber bis an die Grenze des Zumutbaren über die Erkenntnisse und Erfahrungen der Wissenschaft unterrichtet halten (BGH vom 05.12.1967 – VersR 1968 S. 276 –; BGH vom 15.03.1977 – VersR 1977 S. 546).

Auch nach der gefestigten Rechtsprechung besteht für den approbierten Arzt als Folge des Wandels in der ärztlichen Wissenschaft eine *Fortbildungspflicht*, der zufolge er sich über die Grundlagen und Fortschritte der Heilkunde nach bestem Können unterrichten muß, wobei er sich neuen Lehren nicht aus Bequemlichkeit, Eigensinn oder Hochmut verschließen darf. Dies hat das Reichsgericht schon im Jahr 1930 entschieden. Dieser Satz gilt heute noch [86].

§ 7 Abs. 1 MuBO beschreibt die »geeigneten Mittel der Fortbildung«. Insbesondere sind dies:
- »Teilnahme an allgemeinen oder besonderen Fortbildungsveranstaltungen (Kongresse, Seminare, Übungsgruppen, Kurse, Kolloquien),
- klinische Fortbildung (Vorlesungen, Visiten, Demonstrationen und Übungen),
- Studium der Fachliteratur,
- Inanspruchnahme audiovisueller Lehr- und Lernmittel.« (§ 7 Abs. 2 MuBO)

Nach § 7 Abs. 4 MuBO muß der Arzt eine den Absätzen 1–3 entsprechende Fortbildung gegenüber der Ärztekammer in geeigneter Form nachweisen können.

Eine begrenzte Freistellung des Assistenten (z. B. für 2 Arbeitstage/ Quartal) ohne Fortzahlung der Vergütung für die Teilnahme an Fortbildungsveranstaltungen, z. B. Strahlenschutz-, Sonografie- oder Betriebsarztkurse, Großkongresse (Teilnahmenachweis) und für berufspolitische Tätigkeit empfiehlt sich ebenfalls vertraglich festzulegen.

Eine solche Freistellung wird in besonderem Maße Bedeutung gewinnen für die Teilnahme an den von den Landesärztekammern angebotenen Kursen im Rahmen der 240stündigen Seminarweiterbildung (vgl. Kap. 10). Erfahrungsgemäß beabsichtigen die meisten Assistenzärzte, diese meist 6wöchige Weiterbildungszeit möglichst während der Weiterbildung in Klinik oder Praxis berufsbegleitend zu absolvieren. Der Praxisinhaber und der Assistenzarzt sollten sich bereits zu Beginn des Arbeitsverhältnisses darüber im klaren sein, ob, wann und ggf. in welchem zeitlichen Umfang die Seminarweiterbildung neben der laufenden Angestelltentätigkeit durchgeführt werden kann. Entsprechend sind Regelungen über unbezahlten bzw. bezahlten Urlaub zu treffen.

Bezüglich der Regelung von Reisekosten zu Fortbildungsveranstaltungen vgl. 5.2.

6.4.10 Abmahnung und Kündigung

Bitte und Ermahnung sind Bestandteile der normalen täglichen Betriebsführung. Das Arbeitsverhältnis ist hiervon nicht betroffen.

Die *Abmahnung* kann als besondere Form der *Rüge* (Rüge ist ein gebräuchlicher Ausdruck, aber keine gesetzliche Definition) gehandhabt werden, wenn durchaus die Absicht der Weiterbeschäftigung besteht [104].

Definition:

> Die *Abmahnung* ist eine Information des Arbeitgebers an seinen Mitarbeiter, bei der unmißverständlich bestimmte Verhaltensweisen beanstandet werden (*Hinweisfunktion*), verbunden mit dem Hinweis, daß im Wiederholungsfall arbeitsrechtliche Konsequenzen, insbesondere der Ausspruch einer Kündigung zu befürchten sind *(Warnfunktion)*.

Die Form, in der die Abmahnung erteilt wird, ist nicht vorgeschrieben. Sie kann im Einzelfall auch mündlich erfolgen.

Natürlich kann sich auch einmal in der Praxis die Notwendigkeit zur *Kündigung* eines Assistenten ergeben. Dabei ist es entscheidend, daß es zu einer »*wirksamen Kündigung*« kommt, die form- und fristgerecht erfolgen muß.

Definition:

> Die *Kündigung* ist eine einseitige Erklärung mit dem Ziel, das Arbeitsverhältnis zu beenden. Sie kann vom Arbeitnehmer wie vom Arbeitgeber ausgehen, und sie muß dem Gekündigten zugehen: die Kündigung ist empfangsbedürftig [104].

Am geeignetsten ist die Schriftform *(»Einschreiben mit Rückschein«)*. Die ausschließlich *mündliche Kündigung* sollte die absolute Ausnahme bleiben.

Nur selten wird in einem Arbeitszeugnis auch eindeutig beschrieben, wer der eigentliche Kündigende war und welcher Kündigungsgrund vorlag.

Bei der *Kündigung durch den Arbeitgeber* beträgt die regelmäßige, gesetzliche Kündigungsfrist 4 Wochen zum 15. oder Ende eines Monats. Die Sechswochenfrist fiel bereits vor einigen Jahren weg. Auch bei der *Kündigung durch den Angestellten gilt* die Frist von 4 Wochen. Ist in einem schriftlichen Arbeitsvertrag eine längere Kündigungsfrist vereinbart, so gilt diese.
Es gibt 2 große Unterformen der Kündigung:
– ordentliche Kündigung,
– außerordentliche Kündigung.

Die außerordentliche Kündigung wird auch als *»Kündigung aus wichtigem Grund«* oder *»fristlose Kündigung«* bezeichnet.
Eine außerordentliche Kündigung ist grundsätzlich immer möglich und kann durch keine vertraglichen und rechtlichen Regelungen ausgeschlossen werden. Meistens ist einer solchen fristlosen Kündigung bereits eine Menge Ärger vorausgegangen. Bestimmte Voraussetzungen müssen jedoch unbedingt gegeben sein, um eine solche Kündigung auszusprechen:
– Das Vertrauensverhältnis muß durch vorliegende Tatsachen so erschüttert sein, daß eine Fortsetzung des Arbeitsverhältnisses mit dem Assistenten nicht mehr zumutbar erscheint. Dabei muß dies objektiver Beurteilung standhalten.
– Schwere Vertragsverletzungen könnten z. B. auch sein:
  – Abwerbung von Personal,
  – erhebliche, ständige Fehlzeiten,
  – häufige Unpünktlichkeit,
  – grobe Beleidigung,
  – falsche Behauptung einer Krankheit bei eindeutig fehlendem Arbeitswillen,
– eigenmächtiger Urlaub [95, 28].

Die Kündigung muß innerhalb von 2 Wochen erfolgen, nachdem der Arzt von dem Kündigungsgrund erfahren hat.
Bei der Kündigung aus wichtigem Grund und bei Vorlage eines Schiedsvertrages wird zunächst die KV bzw. Ärztekammer als Vermittler eingeschaltet.
In Einzelfällen könnte sich auch die Situation ergeben, daß der Assistent trotz eines abgeschlossenen Arbeitsvertrages gar nicht erst zum Dienst erscheint. Hier hat sich aus der Praxiserfahrung folgender Vertragszusatz als zweckmäßig erwiesen:
»Tritt der Assistent trotz Gültigkeit dieses Vertrages seinen Dienst nicht an, so kann der Praxisinhaber den Vertragspartner zur Erstattung einer Entschädigung von höchstens einem Brutto-Monatsgehalt heranziehen.«
Solche *Vertragsstrafenvereinbarungen* sind freilich nur dann rechtsgültig, wenn sie keine unzulässigen Kündigungserschwerungen enthalten. So kann beispielsweise die Zahlung einer Vertragsstrafe für den Fall einer fristgemäßen Kündigung durch den Arbeitnehmer nicht rechtswirksam vereinbart werden, weil auf diese Weise dem Arbeitnehmer das Recht

einer ordnungsgemäßen Kündigung genommen würde. Die Vereinbarung zu Lasten des Arbeitnehmers ist also zulässig (vgl. LAG Berlin vom 09.05.1980 – NJW 1981, 480 –).

Weitere Einzelheiten s. auch in 6.4.11 »Kündigungsschutz«.

6.4.11 Kündigungsschutz

Der *Kündigungsschutz* gilt, wenn nicht besonders vereinbart, nur in Betrieben mit in der Regel mehr als 10 Arbeitnehmern (ausschließlich der Lehrlinge) und für jeden Arbeitnehmer nach einer Beschäftigungszeit von 6 Monaten ohne Unterbrechung in derselben Praxis.

Nach § 1 des Kündigungsschutzgesetzes (KSzhG) ist die Kündigung eines Arbeitsverhältnisses gegenüber dem Arbeitnehmer nicht wirksam, wenn sie sozial ungerechtfertigt ist. Dies ist dann der Fall, wenn die Kündigung nicht durch Gründe, die in der Person oder im Verhalten des Arbeitnehmers liegen, oder durch dringende betriebliche Erfordernisse, die einer Weiterbeschäftigung des Arbeitnehmers in diesem Betrieb entgegenstehen, bedingt ist.

Bei ärztlichen Mitarbeitern in der Allgemeinpraxis, die in der Regel einen befristeten Arbeitsvertrag haben, wird die Frage des Kündigungsschutzes keine besondere Rolle spielen. Dies kann jedoch für die ärztliche Mitarbeiterin, die während ihrer Weiterbildungszeit in der Allgemeinpraxis schwanger wird, eine wichtige Frage sein.

Das Gesetz sieht besondere Kündigungsrechte, aber auch einen besonderen Kündigungsschutz der Mitarbeiterin vor. So kann der Frau während der *Schwangerschaft* und bis zum Ablauf von 4 Monaten nach der Entbindung nicht gekündigt werden (weder fristgemäß noch fristlos), wenn dem Arbeitgeber zum Zeitpunkt der Kündigung die Schwangerschaft oder Entbindung bekannt waren oder innerhalb von 2 Wochen nach Zugang der Kündigung mitgeteilt werden (§ 9 Abs. 1 Mutterschutzgesetz). Aber auch hier greifen die Kündigungsfristen, die durch Zeitvertrag bereits bei Abschluß des Vertrages festgelegt worden sind, d. h. der Kündigungsschutz nach dem Kündigungsschutzgesetz wird nach dem Ablauf des befristeten Arbeitsverhältnisses beendet [71].

6.4.12 Zeugnis

Nach der Weiterbildungsordnung ist der zur Weiterbildung befugte Praxisinhaber zur »*Zeugniserteilung innerhalb einer angemessenen Frist verpflichtet*«.

Zeugnisse sind laut Gesetz bei Beendigung eines Arbeitsverhältnisses auszustellen. Dabei ist es gleichgültig, ob der Angestellte oder der Praxisinhaber kündigt, ob die Kündigung fristgerecht oder fristlos erfolgt.

Wird z. B. dem Assistenten fristgerecht gekündigt, so hat er zum Termin der Kündigung, also nicht erst bei Beendigung des Arbeitsverhältnisses,

Anspruch auf ein »*vorläufiges Zeugnis*« oder »*Zwischenzeugnis*«, damit er sich um eine neue Stelle bewerben kann.

Die »Erteilung von Zeugnissen über die Weiterbildung« ist im § 10 der Weiterbildungsordnung, der MuWO von 1993, geregelt:

»*Der befugte Arzt hat dem in der Weiterbildung befindlichen Arzt oder Arzt im Praktikum über die unter seiner Verantwortung abgeleistete Weiterbildungszeit ein Zeugnis auszustellen, das die erworbenen Kenntnisse, Erfahrungen und Fertigkeiten darlegt und zur Frage der fachlichen Eignung ausführlich Stellung nimmt.*«

Die während der Weiterbildungszeit erworbenen Kenntnisse und Erfahrungen können entweder in einem ausführlich formulierten Zeugnis festgehalten (Abb. 10) oder dem Zeugnis als separate Anlage beigefügt werden (Anhang, 14.5).

In den »Richtlinien über den Inhalt der Weiterbildung« (vgl. 3.4) heißt es weiter:

»*Die Richtlinien sind ... Grundlage für die Weiterbildung, für die Erstellung und den Inhalt der Zeugnisse, aber auch für die in der Weiterbildungsordnung vorgeschriebene Prüfung.*«

Merke:

Im Zeugnis hat der Weiterbilder Stellung zu beziehen zu den während der Weiterbildungszeit »erworbenen Kenntnissen, Erfahrungen und Fertigkeiten«.

Die korrekte Abfassung des Zeugnisses ist auch deswegen von Bedeutung, da der Prüfungsausschuß nach dem Fachgespräch aufgrund der vorgelegten Zeugnisse und der mündlichen Darlegungen entscheidet, ob der Kandidat die Weiterbildung erfolgreich absolviert hat.

Der zur Weiterbildung befugte Arzt hat sich neben der Darlegung der erworbenen Kenntnisse und Fähigkeiten auch ausführlich mit der Frage der »*fachlichen Eignung*« des Assistenten auseinanderzusetzen und sich hierzu wahrheitsgemäß zu äußern.

Das Zeugnis (Abb. 10) muß bestimmte Angaben enthalten (Übersicht 6), um den Anforderungen der Weiterbildungsordnung zu genügen.

Übersicht 6. Anforderungen an ein Zeugnis für einen Weiterbildungsassistenten, das der Weiterbildungsordnung für die Ärzte Bayerns vom 01.10.1993 entspricht:

– *Dauer* der abgeleisteten Weiterbildungszeit sowie *Grund und Dauer der Unterbrechungen* der Weiterbildung z. B. durch Krankheit, Schwangerschaft, Sonderbeurlaubung oder Wehrdienst;
– die in dieser Weiterbildungszeit im einzelnen vermittelten und erworbenen (ggf. *eingehenden*) *Kenntnisse, Erfahrungen* und *Fertigkeiten*;

– die *erbrachten ärztlichen Leistungen* in Diagnostik und Therapie;
– die *sonstigen vermittelten Kenntnisse*;
– die *fachliche Eignung*.

Auf Antrag des in Weiterbildung befindlichen Arztes oder auf Ersuchen der Kammer ist nach Ablauf je eines Weiterbildungsjahres ein Zeugnis auszustellen, das diesen Anforderungen entspricht.

Der Praxisinhaber sollte bei der Abfassung des Zeugnisses für seinen Weiterbildungsassistenten bestimmte Gesichtspunkte darin berücksichtigen (Übersicht 7).

Übersicht 7. Erstellung eines Zeugnisses für einen Weiterbildungsassistenten

– Auf welchen Zeitraum bezieht sich die Beurteilung? (von ... bis ....)?
– Wie beurteilen Sie die beruflichen Fähigkeiten des Bewerbers (ausgezeichnet/gut/durchschnittlich/knapp durchschnittlich)?
– Was kann er/sie besonders gut?
– Worin bestehen Lücken, was fällt schwer?
– Was können Sie allgemein über das Arbeitsverhalten sagen?
– Wie beurteilen Sie die Selbständigkeit (in welchen Bereichen)?
– Wie beurteilen Sie die Bereitschaft und Eignung zur Zusammenarbeit mit Ihnen und den nichtärztlichen Mitarbeitern?
– Welche außerberuflichen Kenntnisse und Fähigkeiten sind Ihnen bekannt?
– Welche besonderen psychischen Belastungen war (ist) der Bewerber ausgesetzt, und wie wurde (wird) er mit diesen fertig?
– Wie beurteilen Sie die Zuverlässigkeit?
– Wie beurteilen Sie die Kontaktfähigkeit?
– Worin sehen Sie die Stärken des Assistenten?
– Worin sehen Sie die Schwächen?

Merke:

Im Zeugnis über die erfolgreich abgeschlossene Weiterbildungszeit in der Allgemeinpraxis (Abb. 10) darf nicht der Satz fehlen, daß die Kollegin/der Kollege*zur Fachärztin/zum Facharzt für Allgemeinmedizin fachlich geeignet*« ist.

Die während der allgemeinmedizinischen Weiterbildungszeit durch den Weiterbilder vermittelten und durch den Assistenzarzt erworbenen besonderen Kenntnisse und Fertigkeiten können auch als *Anlage zum Zeugnis* im einzelnen aufgeführt werden (Anhang 14.5). Ein solcher detaillierter

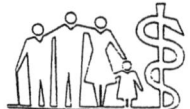

DR. MED. DETLEV DURCHBLICK
Facharzt für Allgemeinmedizin

Flinker Weg 4
91302 Weitschau
Tel. 09999 / 4711
Fax 09999 / 99007

Zeugnis

Frau Dr. med. R. M., geb. 28.1.1966 in B., wohnhaft in R., Brittingstraße 11A, war ununterbrochen und ganztägig in der Zeit vom 1.1.1997 bis zum 31.12.1997 in meiner Landarztpraxis in Z. als Assistenzärztin zur Weiterbildung zur Ärztin für Allgemeinmedizin beschäftigt. Die Weiterbildungszeit war nicht durch längere Krankheit oder Abwesenheit unterbrochen.

Der Praxisinhaber besitzt die Befugnis zur Weiterbildung in der Allgemeinmedizin für 1 1/2 Jahre.

Frau Dr. M. hatte bereits erfolgreich als Ärztin im Praktikum sowie als Weiterbildungsassistentin die Weiterbildungsabschnitte in Innerer Medizin und Chirurgie absolviert.

Während der Weiterbildungszeit in meiner Praxis hatte Frau Dr. M. ausreichend Gelegenheit, sich mit dem unausgelesenen Krankengut einer Allgemeinpraxis vertraut zu machen; so führte sie eigenverantwortlich, jedoch unter Anleitung, eigene Sprechstunden und eine umfangreiche Hausbesuchstätigkeit bei akut und chronisch Kranken durch, überwachte die Hauskrankenpflege unter Einbeziehung der sozialen Dienste am Ort und begleitete Sterbende.

Sie hatte Gelegenheit zur Früherkennung von Gesundheitsstörungen und Erkrankungen, insbesondere von Abwendbar gefährlichen Verläufen, unabhängig von Alter und Geschlecht, daneben führte sie zunächst unter Anleitung, später selbständig, Vorsorgeuntersuchungen bei Kindern (U3–U9), Krebsvorsorgeuntersuchungen bei Frauen und Männern nach den gesetzlichen Bestimmungen sowie Jugendarbeitsschutzuntersuchungen durch.

In der Erkennung, Versorgung und Weiterleitung von schweren Unfällen und internen Notfällen erwies sich Frau Dr. M. als sicher. Dabei kamen ihr ihre Kenntnisse aus ihrer anästhesiologischen Weiterbildungszeit zugute. Sie nahm am kassenärztlichen Notfalldienst teil.

Frau Dr. M. hatte reichlich Gelegenheit, sich mit der Erkennung und Behandlung von psychosomatischen Gesundheitsstörungen in unterschiedlicher Ausprägung vertraut zu machen. Sie bewies dabei großes Geschick in der Führung des strukturierten ärztlichen Gespräches unter Einbeziehung verhaltenstherapeutischer Maßnahmen und der Führung der Bezugspersonen. Dazu gehörte auch die Krisenintervention bei akuter seelischer Dekompensation. In Zusammenarbeit mit dem Praxisinhaber betreute sie Patientengruppen (Koronarsportgruppe, Programmierte Diabetikerschulung).

Frau Dr. M. konnte sich in ihrer Diagnostik auf ein umfangreiches Notfallabor in der Praxis sowie auf die Analysen in einer Laborgemeinschaft stützen, ferner bestand die Möglichkeit zur Diagnostik mittels EKG, Ergometrie und Lungenfunktionsprüfung. Sie wertete selbständig und korrekt über 100 Ruhe- und Belastungs-EKGs aus. In 25 Fällen stellte sie die Indikation für ein Langzeit-EKG und legte dies auch selbständig an. Nach externer Analyse besprach sie mit dem Patienten die erforderlichen Konsequenzen. Sie erlernte die Diagnostik und Therapie von Erkrankungen im Enddarmbereich; sie führte 27 Rektoskopien durch.

Frau Dr. M. hatte bereits von ihrer klinischen Weiterbildungszeit her fundierte Kenntnisse in der Ultraschalldiagnostik, die sie an 62 dokumentierten Untersuchungsfällen im Abdominalbereich und an 27 Fällen im Bereich von Prostata bzw. des weiblichen Genitales vertiefen konnte.

Sie versorgte selbständig bzw. in Assistenz mit dem Praxisinhaber einfache und komplizierte Wunden bei Kindern und Erwachsenen, nahm Probeexzisionen vor, exstirpierte kleinere Hauttumore, eröffnete Abszesse und legte einfache Schienen und starre Verbände bei Kontusionen und Distorsionen an. Sie führte Punktionen der Schulter- und Kniegelenke unter aseptischen Bedingungen durch. Sie erlernte die therapeutische Lokalanästhesie in der Schmerzbekämpfung, ferner die einfachen mobilisierenden Techniken im Wirbelsäulenbereich.

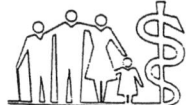

DR. MED. DETLEV DURCHBLICK
Facharzt für Allgemeinmedizin

Flinker Weg 4
91302 Weitschau
Tel. 09999 / 4711
Fax 09999 / 99007

– 2 –

*Sie motivierte und beriet die Patienten hinsichtlich der Standard-Impfprogramme im Kindes-
und Erwachsenenalter (aktive und passive Immunisierungen, auch unter dem Aspekt von
Auslandsreisen).*
*Über Art und Anzahl der von Frau M. während der Weiterbildungszeit erbrachten speziellen
Leistungen gibt die in der Anlage beigefügte Zusammenstellung Auskunft.*
*Frau Dr. M. wurde von mir auch auf die Erfordernisse einer wirtschaftlichen und zweckmäßigen
kassenärztlichen Praxisführung hingewiesen und konnte sich Kenntnisse in allgemeinärztlich
relevanten, sozialmedizinischen Fragen (z. B. Beurteilung der Arbeitsfähigkeit, Indikation und
Einleitung von Rehabilitationsmaßnahmen) erwerben. Sie bewies einen sicheren Umgang in der
Auswahl der Medikamente, auch von Phytopharmaka, in der Beratung von Mädchen und Frauen
in der hormonellen und nichthormonellen Empfängnisverhütung, in der ärztlichen Dokumentation sowie in der kassenärztlichen Abrechnung.*
*Frau Dr. M. wurde zur gezielten Zusammenarbeit mit den Spezialisten in Praxis und Klinik ange-
halten. Sie wurde mittels der in der Praxis vorhandenen Literatur in die Berufstheorie und
Fachsprache der Allgemeinmedizin eingeführt. Sie erwarb Kenntnisse und Erfahrungen in der
praxisgerechten und problemorientierten Diagnostik und Therapie durch Auswahl und Einsatz
der Diagnostischen Programme als Beitrag zu Qualitätskontrolle und Qualitätssicherung in der
Allgemeinpraxis.*
*Aufgrund ihrer bisherigen Weiterbildung brachte Frau Dr. M. solide Kenntnisse und Erfahrungen
aus dem chirurgischen und internen Gebiet mit, wobei einzelne Anregungen von ihr (z. B. systematische Erfassung der onkologischen Patienten) in die Praxisroutine Eingang fanden. Sie war
eine geschätzte und kritische Kollegin, die in ihrer stillen, bescheidenen und gewissenhaften Art
eine gleichermaßen geachtete Partnerin sowohl bei den nichtärztlichen Mitarbeitern als auch für
mich war. Ihre Kooperations- und Integrationsfähigkeit sind hervorzuheben. Bei den Patienten
war sie durch ihren einfühlsamen und freundlichen Umgang sowie ihr Engagement beliebt.*
*Mit diesem Weiterbildungsabschnitt hat Frau Kollegin M. ihre Weiterbildungszeit zur Fachärztin
für Allgemeinmedizin abgeschlossen. Ich halte Frau Dr. M. für den Beruf der Fachärztin für
Allgemeinmedizin in hohem Maße für geeignet.*
*Im Anschluß an die Weiterbildungszeit bei mir wird sich Frau Dr. M. in eigener Praxis in I. nie-
derlassen. Ich wünsche der Kollegin einen guten Start in die freiberufliche Existenz und zugleich
als Ärztin eine erfolgreiche Hand.*

Dr. med. A. E. L.
Facharzt für Allgemeinmedizin

<u>*Anlage:*</u> *Leistungsverzeichnis*

Abb. 10. Beispiel eines ausführlich formulierten Zeugnisses für eine Weiterbildungsassistentin am Ende des Weiterbildungsabschnittes in einer Allgemeinpraxis.
Bezüglich der erwähnten „Anlage" vgl. das Beispiel eines Diariums in Anhang 14.5.

Tabelle 22. Beurteilung der fachlichen Kompetenzen, des Arbeitsverhaltens und des interaktionären Verhaltens im Team durch den weiterbildenden Arzt. Evaluationsprotokoll der Verbindung der Schweizer Ärzte FMH

		Anforderungen erfüllt			
		Ja	Teil-weise	Nein	Nicht beur-teilbar
1	*Fachliche Kompetenzen*				
1.1	Lernverhalten	❏	❏	❏	
1.2	Kenntnisse und deren Anwendung	❏	❏	❏	
1.3	Problemorientierendes, planvolles Vorgehen	❏	❏	❏	
1.4	Kontaktaufnahme, Aufbau eines Vertrauensverhältnisses	❏	❏	❏	❏
1.5	Gesprächsführung mit Patienten, Angehörigen und weiteren Beteiligten	❏	❏	❏	❏
1.6	Anamnese	❏	❏	❏	❏
1.7	Klinische Untersuchung	❏	❏	❏	❏
1.8	Diagnose, Prognose	❏	❏	❏	❏
1.9	Therapie, Patientenbetreuung	❏	❏	❏	❏
1.10	Notfälle	❏	❏	❏	❏
1.11	Berichterstattung	❏	❏	❏	
1.12	Fachspezifische Kompetenzen (siehe Extrablätter)	❏	❏	❏	
2	*Arbeitsverhalten*				
2.1	Einsatz	❏	❏	❏	
2.2	Effizienz	❏	❏	❏	
2.3	Selbständigkeit, Selbstsicherheit, Entschlußfähigkeit	❏	❏	❏	
2.4	Belastbarkeit, Streßtauglichkeit	❏	❏	❏	
2.5	Zuverlässigkeit	❏	❏	❏	
2.6	Sorgfalt, Ordnung, Sauberkeit	❏	❏	❏	
3	*Interaktionelles Verhalten im Team*				
3.1	Allgemein	❏	❏	❏	
3.2	Gegenüber Kollegen und Kolleginnen	❏	❏	❏	
3.3	Gegenüber Angehörigen anderer Gesundheitsberufe	❏	❏	❏	
3.4	Gegenüber Vorgesetzten	❏	❏	❏	

Tätigkeitskatalog in Übersichtsform ist beispielsweise bei Gebietsärzten wie Anästhesisten oder Chirurgen üblich.

Einzelne Weiterbilder orientieren sich bei der Anlage zum Zeugnis der Einfachheit halber wörtlich am Text der »Richtlinien zum Inhalt der Weiterbildungsordnung« (vgl. 3.4), indem sie diese Formulierungen wörtlich abschreiben (oder fotokopieren) und mit den entsprechenden Zahlen für die einzelnen erbrachten Leistungen versehen.

Die Verbindung der Schweizer Ärzte (Foederatio Medicorum Helveticorum/FMH) hat ein »Evaluationsprotokoll« entwickelt, das dem Leiter der

Weiterbildungsstätte in Klinik und Praxis eine systematische Beurteilung der fachlichen Kompetenzen, des Arbeitsverhaltens und des interaktionellen Verhaltens des Kollegen im Team ermöglicht (Tabelle 22).

Die Schweizer Autoren regen an, das Zeugnis mit folgendem Satz zu beschließen: »*Das Zeugnis wurde im Rahmen eines persönlichen Gespräches erläutert und zur Kenntnis genommen.*«

Dem Zeugnis des weiterbildenden Arztes kommt also maßgebliche Bedeutung zu. Besondere Fähigkeiten nach Ableistung der Weiterbildungszeit werden nicht einfach unterstellt. Ihr Vorhandensein muß vielmehr von den zur Weiterbildung befugten Ärzten bestätigt werden. Deshalb ist trotz Einführung des Fachgespräches die fachliche Beurteilung des Bewerbers durch den die Weiterbildung leitenden Arzt maßgebliche Voraussetzung für die Anerkennung einer Gebiets-, Teilgebiets- oder Zusatzbezeichnung.

Sind mehrere Ärzte zur Weiterbildung befugt (z. B. in einer Gemeinschaftspraxis), so müssen alle gemeinsam das Zeugnis erteilen.

Überschneidungen von Weiterbildungszeiten können voll angerechnet werden, wenn es sich um die Zeit eines zustehenden Urlaubs handelt. Dies muß im Zeugnis entsprechend bestätigt werden.

Der Weiterbilder muß eindringlich vor falschen oder Gefälligkeitszeugnissen gewarnt werden, ggf. kann ihm die Befugnis zur Weiterbildung (vgl. 4.1) entzogen werden. In § 16 der »Berufsordnung für die deutschen Ärzte« (98. Deutscher Ärztetag 1995) wird gefordert: »Bei der Ausstellung ärztlicher Gutachten und Zeugnisse hat der Arzt mit der notwendigen Sorgfalt zu verfahren und nach bestem Wissen seine ärztliche Überzeugung auszusprechen.«

Ebenfalls im § 16 ist eine »*angemessene Frist*« für die Erstellung der Zeugnisse vorgesehen: »Bei Zeugnissen über Mitarbeiter und Ärzte in Weiterbildung sollte eine Frist von 3 Monaten nach Antragstellung oder Ausscheiden nicht überschritten werden.«

6.4.13 Konkurrenzschutzklausel

Einige Praxisinhaber erklären unumwunden, sie scheuten sich vor einer Beschäftigung eines Weiterbildungsassistenten, da letztlich nicht sichergestellt werden könnte, ob sich der junge Kollege im Anschluß an seine Weiterbildung in direkter Nachbarschaft des Weiterbildners niederläßt.

Solche Fälle kommen durchaus nicht vereinzelt vor und führen zu einer extremen Belastung der Praxis, da neben der persönlichen Enttäuschung nicht unbeträchtliche wirtschaftliche Verluste damit verbunden sind.

Der 88. Deutsche Ärztetag (1985) hat eine Änderung der (Muster-)Weiterbildungsordnung dahingehend beschlossen, daß es insbesondere *berufsunwürdig* ist, wenn ein Arzt im Praktikum oder ein Weiterbildungsassistent sich innerhalb eines Zeitraums von 2 Jahren ohne Zustimmung des Praxisinhabers im Einzugsbereich derjenigen Praxis niederläßt, in welcher er die bezeichneten Tätigkeiten mindestens 3 Monate ausgeübt hat.

Die rechtlich mögliche Absicherung des Praxisinhabers gegen eine dennoch geplante Niederlassung des Weiterbildungsassistenten im Einzugsbereich ist problematisch. Die Berufsordnungen und die Zulassungsordnungen zur vertragsärztlichen Tätigkeit kennen keinen *Konkurrenzschutz*. Das Bürgerliche Gesetzbuch wie das Handelsgesetzbuch sehen einen derartigen Schutz für die Zeit nach Beendigung eines wie auch immer gearteten Vertragsverhältnisses ebenfalls nicht vor. Auch eine sog. *nachvertragliche Treuepflicht* schützt die Interessen des Vertragspartners nicht.

Die Privatautonomie des Zivilrechts gestattet es aber, derartige Konkurrenzschutzklauseln zu vereinbaren, allerdings nicht schrankenlos [71].

Merke:

Der Praxisinhaber darf mit einem AiP, Dauer- oder Weiterbildungsassistenten ein zeitlich beschränktes *Wettbewerbsverbot* vereinbaren. Das Verbot muß schriftlich fixiert, von beiden Parteien unterschrieben und dem Vertragspartner übergeben werden. Wichtig ist, daß die zeitliche Sperre höchstens 2 Jahre betragen und die örtliche Begrenzung des Einzugsgebiets der Praxis nicht überschreiten darf.

Dem Assistenten muß jedoch als Gegenleistung für die Einhaltung des Wettbewerbsverbotes eine *Karenzentschädigung* gezahlt werden. Wird keine Entschädigungszahlung vereinbart, ist das Wettbewerbsverbot unwirksam. Dies hat das Landesarbeitsgericht Niedersachsen am 31. August 1993 in einem Urteil (Az 11 Sa 604/94) entschieden. Die Höhe der Entschädigung muß mindestens die Hälfte der zuletzt erhaltenen monatlichen Bezüge erreichen. Der Assistent muß sich darauf jedoch alles anrechnen lassen, was er während der Dauer des Wettbewerbsverbotes anderweitig verdient oder zu verdienen böswillig unterläßt. Darüber hinaus kann die Vereinbarung dadurch abgesichert werden, daß der Assistent in jedem Fall des Verstoßes eine Vertragsstrafe in bestimmter Höhe zahlen muß.

Möglich sind *Wettbewerbsverbote*, die sich auf einen Zeitraum von unter 2 Jahren nach Beendigung des Dienstverhältnisses erstrecken. Sie sollten folgende Regelungen enthalten:

- die Verpflichtung des Assistenten, sich auf die Dauer von höchstens 2 Jahren nach Beendigung der Assistententätigkeit nicht als Arzt in gleicher Gebietsrichtung niederzulassen oder die Zulassung zu vertragsärztlicher Tätigkeit zu beantragen;
- die Verpflichtung des Praxisinhabers, für die Dauer des Wettbewerbsverbotes eine *Entschädigung* in Höhe der Hälfte der zuletzt bezogenen monatlichen Bezüge des Assistenten zu bezahlen;
- eine Vereinbarung, daß auf die Karenzentschädigung alles angerechnet wird, was der Assistent durch anderweitige Verwertung seiner Arbeits-

kraft erwirbt oder zu erwerben böswillig unterlassen hat. Die Anrechnung hängt davon ab, daß der Verdienst des Assistenten am Neubeschäftigungsort zusammen mit der Karenzentschädigung des früheren Arbeitgebers die ursprünglichen Bezüge beim früheren Arbeitgeber um mehr als 1/10 bzw. um mehr als 1/4 bei Tätigkeiten außerhalb des bisherigen Ortes übersteigt [86].

6.5 Beschäftigung des Ehepartners als Assistent

Bei manchen Ehepaaren, bei denen beide Partner Ärzte sind, kann gelegentlich die Frage auftauchen, wie weit der eine Partner (meist der männliche) den anderen als Assistenzarzt in seiner Praxis beschäftigen darf.

Grundsätzlich gelten dieselben Vorschriften wie im Falle der Beschäftigung eines ärztlichen Mitarbeiters, mit dem man nicht verheiratet ist. Bei einem solchen Beschäftigungsverhältnis sollten vielleicht daneben noch folgende Punkte besonders beachtet werden:

– Teilzeitbeschäftigung? (vgl. 6.4.2.4)
– Zulassung und Befugnis des »Arbeitgebers« (vgl. 4.1 und 4.2)
– schriftlicher Vertrag (ggf. für Finanzamt und KV) (vgl. 6).

7 Versicherungsrechtliche Aspekte

Jeder Arzt ist durch Gesetz gehalten, sich für Alter, Invalidität sowie seine Angehörigen für den Fall seines Todes abzusichern: durch die Pflichtmitgliedschaft als angestellter Arzt in der Bundesversicherungsanstalt für Arbeit (BfA) oder als niedergelassener Arzt bei seinem ärztlichen Versorgungswerk.

7.1 Krankenversicherung

Der Arbeitgeber hat den Weiterbildungsassistenten, soweit er unter der Krankenversicherungspflichtgrenze[1] liegt, bezüglich der *Kranken- und Arbeitslosenversicherung* bei einer gesetzlichen Krankenkasse (z. B. BKK für Heilberufe)[2] oder Ersatzkasse anzumelden.

Liegt das Gehalt über 6.150 DM brutto/Monat, was wohl nur ausnahmsweise der Fall sein dürfte, so hat der Arbeitnehmer die Wahl, ob er weiter freiwillig bei der gesetzlichen Krankenkasse als Mitglied bleibt und sich evtl. zusätzlich privat versichert, oder ob er aus der Krankenkasse austritt und Mitglied einer privaten Krankenkasse wird.

Ist der Assistent freiwillig Mitglied einer gesetzlichen Krankenkasse, so hat ihm der Arbeitgeber den hälftigen Arbeitgeberanteil (=50%) zur Kranken- und Arbeitslosenversicherung (vgl. 7.2) auszubezahlen, und der Weiterbildungsassistent führt Arbeitnehmer- und Arbeitgeberanteile an die Kasse ab.

> **Merke:**
>
> Ist der Assistent Mitglied einer gesetzlichen Krankenversicherung kann er nach Beendigung seines Angestelltenverhältnisses – unter möglicherweise anderen Konditionen – wieder in die private Krankenversicherung zurückkehren. Eine Fortführung der Mitgliedschaft bei einer gesetzlichen Krankenversicherung im Rahmen einer freiwilligen Versicherung nach § 9 SGB 5 setzt voraus, daß beim Ausscheiden aus der Versicherungspflicht mindestens 12 Monate ununterbrochene Mitgliedschaft in der GKV vorgelegen haben muß.

---

[1] Versicherungspflicht für Krankenversicherung und Pflegeversicherung im Jahr 1997 bis 6.150 DM/Monat; für Rentenversicherung und Arbeitslosenversicherung bis 8.200 DM/Monat
[2] BKK für Heilberufe. Am Seestern 18, 40547 Düsseldorf

7.2 Arbeitslosenversicherung

Alle angestellten Ärzte – unabhängig davon, ob sie der Angestelltenversicherung oder einer Ärzteversorgung angehören – sind Pflichtmitglieder der gesetzlichen *Arbeitslosenversicherung.*

Der Beitrag wurde 1998 auf 6,5% des Bruttoverdienstes (höchstens 8.400 DM) festgelegt. Die Kosten für die Arbeitslosenversicherung tragen Arbeitgeber und Arbeitnehmer je zur Hälfte.

7.3 Altersversorgung

Für die Weiterbildungsassistenten wurde neben der gesetzlichen Rentenversicherung bereits im Krankenhaus bei der Versorgungskasse des Bundes, der Länder oder bei einer kirchlichen Zusatzversorgungskasse eine Zusatzversicherung zur *Altersversorgung* abgeschlossen. Die Ärzte, die sich später niederlassen, erreichen in den seltensten Fällen einen Anspruch aus der Zusatzversorgung, da die Versicherungszeiten zu kurz sind.

Praxisinhaber, welche ihrem Weiterbildungsassistenten eine Zusatzversicherung zur Altersversorgung anbieten wollen, können eine *Direktversicherung* für ihren Mitarbeiter abschließen, wobei die Beiträge nach § 40b EStG nur mit dem Pauschalsteuersatz von 10% besteuert werden.

Um eine zusätzliche finanzielle Belastung durch die Rentenversicherung zu vermeiden, kann der Assistenzarzt einen Antrag auf *Befreiung von der Angestelltenpflichtversicherung* stellen. Dies dürfte er in aller Regel tun, da ein voller Beitrag zur Rentenversicherung und ein Mindestbeitrag beim Ärzteversorgungswerk das monatliche Gehalt stark belasten. Den Antrag hat das Mitglied zu Beginn seiner ärztlichen Tätigkeit selbst zu stellen.

Die Vorteile der ärztlichen Versorgungswerke liegen v. a. darin, daß sofort ein Berufs- und Erwerbsunfähigkeitsschutz besteht, während bei der Rentenversicherung eine Wartezeit von 5 Jahren gegeben ist. Aber auch Nachteile sind bei den ärztlichen Versorgungswerken vorhanden: Wenn der Arzt später frei praktiziert, muß er sich überlegen, ob er nicht gemäß § 2 Nr. 11 AVG wieder der gesetzlichen Rentenversicherung beitreten will.

7.4 Haftpflichtversicherung für Arzt und Assistent

Die Verpflichtung des Kassenarztes, einen Assistenten zur Erfüllung der vertragsärztlichen Pflichten anzuhalten, befreit den Kassenarzt nicht von der rechtlichen Verantwortung für die ärztliche und vertragsärztliche Tätigkeit des Assistenten.

Da der Behandlungsvertrag allein mit dem Praxisinhaber abgeschlossen wurde, muß dieser zivilrechtlich auch für ein fehlsames Verhalten des Assistenten (Behandlungsfehler, Verletzung der Aufklärungspflicht) ohne die Möglichkeit der Exkulpation einstehen. Regelmäßig sind die Folgen eines Behandlungsfehlers oder eines Verstoßes gegen die ärztliche Aufklärungspflicht durch den Assistenten durch die *Haftpflichtversicherung* des Praxisinhabers gedeckt. Dies gilt für Schadensersatzansprüche aus Behandlungsvertrag und aus unerlaubter Handlung, die dem Praxisinhaber gegenüber geltend gemacht wird.

Merke:

Die Folgen eines Behandlungsfehlers des Assistenzarztes sind durch die Haftpflichtversicherung des Praxisinhabers gedeckt. Trotzdem sollte auch der Assistent eine eigene Haftpflichtversicherung abschließen.

Schadensersatzansprüche gegenüber dem Praxisinhaber werden immer aus zwei Rechtsgründen geltend gemacht:
– aus Vertrag und
– aus unerlaubter Handlung.

Während aus Vertrag der Praxisinhaber für ein fehlsames Verhalten seines Assistenten ohne die Möglichkeit der Exkulpation einstehen muß, kann er sich im Falle der unerlaubten Handlung exkulpieren und sich damit entlasten, er habe den Assistenten nicht nur sorgfältig ausgewählt, sondern auch angeleitet und überwacht. In einem solchen Fall kann der Assistent direkt in Anspruch genommen werden; er sollte deshalb eine entsprechende Haftpflichtversicherung abschließen.

Im übrigen darf der Assistent entsprechend seinem Kenntnisstand innerhalb der Praxis auch selbständig tätig werden (gilt nicht für AiP – vgl. 2.4). Da aber die Gesamtverantwortung beim Praxisinhaber liegt, sollten die Tätigkeitsbereiche und Zuständigkeiten des Assistenten kollegial mit dem »Chef« abgeklärt werden.

Auch für die Erfüllung der vertragsärztlichen Pflichten, insbesondere für das Wirtschaftlichkeitsgebot, haftet der Praxisinhaber. Es empfiehlt sich deshalb auch insoweit eine intensive Information und Anleitung des Assistenten [71].

Tip:

Der Praxisinhaber ist verpflichtet, den Assistenten zur Beachtung des Wirtschaftlichkeitsgebotes anzuhalten; es hat sich bewährt, daß der Assistent alle diesbezüglichen KV-Informationen erhält und dies auch durch sein Handzeichen bestätigt.

7.5   Unfallversicherung

Alle in einer Arztpraxis Beschäftigten sind gemäß § 539 Abs. 1 Ziff. 1 RVO aufgrund ihres Arbeits-, Dienst- oder Lehrverhältnisses in der *gesetzlichen Unfallversicherung* versichert. Darunter fallen auch Assistenzärzte.

Beitragspflichtig hierfür ist ausschließlich der Arbeitgeber. Er muß einen entsprechenden Beitrag an die Berufsgenossenschaft für Gesundheitsdienst und Wohlfahrtspflege (bgw) in 22089 Hamburg, Pappelallee 35–37, bezahlen. Einer Anmeldung des Assistenten bei dieser Berufsgenossenschaft bedarf es nicht. Die Unfallversicherung tritt kraft Gesetzes ein. Der Assistent wird lediglich – wie die nichtärztlichen Mitarbeiter der Praxis – der Berufsgenossenschaft alljährlich zahlenmäßig gemeldet.

Der Versicherungsschutz der Berufsgenossenschaft gilt übrigens auch automatisch für Medizinstudenten, die in der Praxis im Rahmen einer Hospitation (vgl. 2.2.5) oder als Famulanten (vgl. 2.2) tätig sind.

Der Versicherungsschutz umfaßt Arbeitsunfälle einschließlich solcher Unfälle, die auf dem Weg zur und von der Arbeitsstätte eintreten. Mitversichert ist auch die Teilnahme an offiziellen Fortbildungsveranstaltungen der Ärztekammer und deren Untergliederungen z. B. Kreisärzteschaften und der KV. Der Kausalzusammenhang zwischen Unfall und Besuch der Fortbildungsveranstaltung ist nachzuweisen. Deshalb sollten durch den Praxisinhaber (aber auch durch den Assistenzarzt) Fortbildungsnachweise z. B. durch Teilnahmebestätigungen geführt werden. Andere Fortbildungsveranstaltungen genießen dieses Privileg nicht.

Neben dem *Wegeunfall* ist auch die *Berufskrankheit* vom Versicherungsschutz der BG umfaßt. Was als Berufskrankheit anerkannt wird, ergibt sich aus der Berufskrankheitenverordnung vom 20.06.1968 (BGBl. I S. 721).

7.6   Arbeitsausfallversicherung

Der Arbeitgeber kann bestimmte Tarifvarianten der Privaten Krankenversicherung (PKV) ausnutzen und damit das Risiko der gesetzlichen Gehaltsfortzahlung (vgl. 6.3 und 6.4) bei weiterzubildenden Ärzten absichern. Diese Spezialtarife sehen eine Tagegeldleistung bei völliger Arbeitsunfähigkeit des Assistenten bis zur Höhe des auf den Tag umgerechneten durchschnittlichen Bruttomonatsverdienstes vor.

Die Beitragsberechnung orientiert sich am Alter des Versicherten, also des Assistenten, und der Karenzzeit, die z. B. 4 Tage oder eine Woche, evtl. mehr, betragen kann. Nach Ablauf dieser Karenzzeit beginnt die Leistungsverpflichtung des Versicherers. Sie endet üblicherweise nach Ablauf der 6. Krankheitswoche. Die Zahlung des Tagegeldes schließt Sonn- und Feiertage ein. Somit sind beispielsweise für einen 39jährigen Assistenten für ein Tagegeld von 100 DM/Tag derzeit 85 DM/Monat aufzuwenden. Eine vertragliche Regelung kann vorsehen, daß die Versicherungsprämie zu gleichen Teilen von Arbeitgeber und Arbeitnehmer bezahlt wird.

8 Organisatorische Aspekte

Gerade die organisatorischen Probleme bei der Beschäftigung eines Weiterbildungsassistenten in der Vertragsarztpraxis können manchen Praxisinhaber vor schier unüberwindlich scheinende Hürden stellen.

Zu selten und zu wenig vorbereitet ist nämlich der niedergelassene Arzt – im Gegensatz zum Klinikchef – mit der Situation konfrontiert, daß er einen (approbierten) Kollegen in abhängiger Stellung zu beschäftigen hat. Hier kann sich die systematische Beachtung und Anwendung einiger bewährter organisatorischer Tips (vgl. 13) als recht hilfreich erweisen.

8.1 Stellensuche und Vermittlung

Im allgemeinen wird man in den Ärzteblättern keine Stellenangebote finden, die speziell für Ärzte in der Weiterbildung zum Facharzt für Allgemeinmedizin ausgeschrieben sind, da die begehrten Stellen durch »Mundpropaganda« ihren Adressaten erreichen.

Die Bundesanstalt für Arbeit besitzt das Monopol zur Vermittlung von Arbeitsplätzen. Dafür wurde eigens in Frankfurt vor Jahren eine Zentralstelle für Arbeitsvermittlung (ZAV) mit einer eigenen Abteilung für medizinische Berufe eingerichtet. Die ZAV veröffentlicht halbjährlich eine Übersicht über die Berufs- und Arbeitsmarktsituationen der Ärzte.

Daneben gibt es auf kammer- und berufsständiger Ebene den inoffiziell operierenden Vermittlungsservice, der sowohl für den Praxisinhaber als auch für den Assistenzarzt zugänglich ist. Die Vermittlertätigkeit der regionalen (oder auch überregionalen) KV-Stellen beschränkt sich meist auf die bloße Herausgabe der Adressen der zur Weiterbildung befugten Ärzte und der entsprechenden Zeit der Weiterbildungsbefugnis. Der Stellensuchende selbst muß dann reihum mit den Weiterbildern in telefonischen oder schriftlichen Kontakt treten.

Darüber hinaus besteht für stellensuchende Ärzte, die Mitglied in einem medizinischen Fachverband sind, die Möglichkeit, in dem betreffenden Organ (z. B. die Zeitschriften *Der Allgemeinarzt*, *Der Hausarzt*) kostenlos zu inserieren.

Nicht hoch genug einzuschätzen sind gute Kontakte des Praxisinhabers zu den Chefs der regionalen Krankenhäuser; dies macht sich v. a. bei der langfristigen Planung der zu besetzenden Assistentenstellen bezahlt. Oftmals läßt sich in Notfällen (z. B. plötzliche Erkrankung des

Praxisinhabers) über solche »Kanäle« kurzfristig ein Praxisvertreter (vgl. 4.3) organisieren.

8.2 Bewerbung und Einstellung

Ein kurzes, maschinengeschriebenes *Bewerbungsschreiben* mit Hinweisen auf die Interessen und Schwerpunkte des Bewerbers betont dessen Stärken und zeigt, daß er sich sicher ist und weiß, was er will.

Tip:

Der Bewerber sollte sein Bewerbungsschreiben grundsätzlich nur im Original und nicht als x-te Kopie verschicken.

Ferner sollten beigefügt werden:
- Ein tabellarischer Lebenslauf. Dabei ist auf Lückenlosigkeit zu achten, das erspart in einem späteren Gespräch unnötige Rückfragen;
- ein Lichtbild, auf dessen Rückseite die vollständige Adresse steht;
- das Abiturzeugnis bzw. eine beglaubigte Kopie;
- das Zeugnis über den 3. Abschnitt der ärztlichen Prüfung bzw. eine beglaubigte Kopie (gilt für AiP) bzw. eine Approbationsurkunde im Original (oder in beglaubigter Kopie);
- Nachweis über die bereits absolvierten Fächer (auch während des PJ oder während der AiP-Zeit);
- Bescheinigung über den Wehr-/oder Zivildienst (oder ähnliche Dienste);
- Nachweis über studienbegleitende Fächer oder bestimmte ärztliche Kenntnisse oder Fertigkeiten, v. a., wenn sie in Verbindung zur künftigen Tätigkeit in der Allgemeinpraxis stehen.

Der Praxisinhaber sollte – im Idealfall und bei langfristiger Planung – spätestens 1/2 Jahr vor dem anvisierten Einstellungstermin erstmals mit dem anzustellenden Kollegen in ein ausführliches Gespräch treten. Dabei können bestimmte Vorstellungen auf seiten des Assistenten wie auf seiten des Praxisinhabers besprochen werden (Übersicht 8).

Übersicht 8. Fragen, die bei einem Erstkontakt zwischen Praxisinhaber und einem stellungsuchendem Weiterbildungsassistenten besprochen werden können:

- Maximale Dauer der Weiterbildungsbefugnis des Praxisinhabers,
- Beginn und Dauer der Weiterbildungszeit,
- bisheriger Weiterbildungsgang in Klinik und Praxis, ggf. Militär- und ziviler Ersatzdienst.

- vorhandene Kenntnisse, Erfahrungen und Qualifikationsnachweise (z. B. Sonografie, Notarzt, Akupunktur, Chirotherapie, bestimmte Fachkunden),
- Regelarbeitszeit (einschließlich Abendsprechstunden), Überstunden, Erholungs- und Fortbildungsurlaub,
- ggf. Nachtdienste, Sonn- und Feiertagsdienste,
- Benutzung des (ggf. eigenen) Pkw für Praxisfahrten,
- Wohnmöglichkeiten, ggf. Umzug,
- Vorstellungen über die Vergütung, ggf. Sonderzuwendungen,
- spätere berufliche Ziele (z. B. Niederlassung, Angestellten- oder Beamtenverhältnis).

Zweckmäßig ist es, bereits zu diesem Zeitpunkt auch den Ehepartner oder Lebensgefährten des Anzustellenden in das Gespräch einzubinden; in nicht unbeträchtlichem Maße ist die Harmonie der zukünftigen Praxiszusammenarbeit davon mitbeeinflußt, wie weit der Partner des angestellten Arztes dieses spezielle Arbeitsverhältnis akzeptiert und mitträgt.

Dabei könnte auch angesprochen werden, ob und in welchem Umfang der (Ehe)-Partner als Gast in der Praxis später einmal sich umsehen wird, um beispielsweise den Praxisablauf zu studieren, seine Laborroutine zu verfeinern oder Abrechnungskenntnisse zu erwerben, soweit an eine spätere Mitarbeit in der eigenen Praxis überhaupt gedacht ist. Bewährt hat sich auch eine gemütliche Nachmittagskaffeerunde im Familienkreis, die manche Hemmung auf allen Seiten nehmen kann.

Ein Vierteljahr später sollte sich der Praxisinhaber bei seiner KV um die Genehmigung (vgl. 4.2) bemühen und erst nach verbindlicher schriftlicher Zusage der KV einen Vertrag (vgl. 6.3) abschließen (Anhang, 14.7).

Es könnte sinnvoll sein, wenn der künftige ärztliche Mitarbeiter in der für ihn völlig neuen Praxisumgebung ein paar Tage lang hospitiert, bevor er seinen Dienst antritt, damit er zugleich auch die nichtärztlichen Mitarbeiter und die wichtigsten Hausbesuchsrunden kennenlernen kann. Dabei könnte der »Neue« auch den bisherigen Assistenten kennenlernen und von ihm einige »Tips« mitnehmen.

Wenn der Tag des Dienstantrittes zufällig auf einen Montag fällt, so sollte der Praxisinhaber dies gut überlegen, damit der Einstieg des Jungarztes nicht zugleich mit dem »vollen Haus« einer Montagssprechstunde zusammenfällt.

Der Assistenzarzt sollte möglicherweise schon am Vorabend am Praxissitz eintreffen und nicht »pünktlich auf die Minute«, wenn die Praxis bereits voll angelaufen ist und der Arbeitsrhythmus durch sein Erscheinen aus dem Gleis geworfen wird.

Der Praxisinhaber wird den Assistenten darauf aufmerksam machen, daß die Meldeordnung für Ärzte im Kammergesetz des betreffenden Bundeslandes eine Meldung des Jungarztes sowohl beim ärztlichen *Kreisverband* als auch beim *Gesundheitsamt* vorsieht. So steht beispielsweise in der Meldeordnung für Ärzte im Kammergesetz des Freistaates Bayern vom 09.03.1968, zuletzt geändert am 14.08.1986 in Art. 4 Abs. (6):

»Die Mitglieder sind verpflichtet, sich bei dem ärztlichen Kreisverband und dem Gesundheitsamt unter Vorlage der Berechtigungsnachweise zu melden. Außerdem haben die Mitglieder Beginn und Beendigung ihrer Berufsausübung unverzüglich den im Satz 1 genannten Stellen (den ärztlichen Kreisverbänden, den ärztlichen Bezirksverbänden und der Landesärztekammer) anzuzeigen. Im Falle der Aufnahme der Berufsausübung ist

1. die Anschrift der Niederlassung oder der Beschäftigungsstelle anzugeben und

2. die Berechtigung zur Ausübung des Berufs oder zur Führung der Berufsbezeichnung nachzuweisen.«

Eine solche Meldepflicht gilt natürlich nur für jene Kollegen, die in den Kammerbezirk des Praxisinhabers zugezogen sind und sich bisher noch nicht angemeldet hatten.

8.3 Merkblatt für Assistenten

Der Praxisinhaber wird den Weiterbildungsassistenten i. allg. bereits vor Dienstantritt auf bestimmte vertragsrechtliche und organisatorische Aspekte hingewiesen haben (vgl. 8.2). Hierzu hat sich in den Gemeinschaftspraxen der Autoren schon seit Jahren ein Merkblatt bewährt (Abb. 11).

8.4 Akzeptanz des Assistenten durch die Patienten

Eine aussagekräftige Antwort darüber, wie sich die Patienten mit der Mitarbeit eines Assistenzarztes abfinden, kann nur die jeweilige einzelne Praxis selbst geben. Nicht nur die Unterschiede in der Zusammensetzung eines Klientels, nicht nur die Lage der Praxis, ob Stadt-, Stadtrand- oder Kleinstadt- oder Dorfpraxis, sondern auch die Mentalität der Bevölkerung spielen eine große Rolle, überhaupt die ganze Einstellung der Patienten zu »ihrem« Arzt [31].

Patienten, die erst vor kurzem einen Arztwechsel vorgenommen haben, erwarten natürlich eine Behandlung durch den neuen Praxisinhaber selbst, ebenso auch der überwiegende Teil der Privatpatienten oder eine kleine Gruppe von psychiatrisch oder psychosomatisch Kranken.

Eine bemerkenswerte Beobachtung gerade über diese letzte Gruppe von Patienten teilt Paul Lüth mit, der einmal einen Assistenten beschäftigt hatte, der aus Amerika kam und sich nicht nur in kleiner Psychiatrie und Psychosomatik, sondern auch als *»Socialworker«* hatte ausbilden lassen. Bei diesem Kollegen habe es keine Beratung gegeben, die unter 20 Minuten abgelaufen ist. Die Patienten waren zunächst freilich ganz begeistert. Aber beim 2. Mal sagten sie bereits der Sprechstundenhilfe am Schalter:

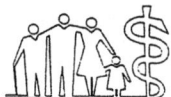

DR. MED. DETLEV DURCHBLICK
Facharzt für Allgemeinmedizin

Flinker Weg 4
91302 Weitschau
Tel. 09999 / 4711
Fax 09999 / 99007

Sehr geehrte Frau Kollegin, sehr geehrter Herr Kollege!

Sie haben sich um die Stelle eines Assistenten zur Weiterbildung zum Allgemeinarzt in unserer Praxis beworben. Heute treten Sie Ihren Dienst bei uns an. Wir freuen uns schon jetzt auf eine gute, kollegiale Zusammenarbeit.

Die Arbeit in einer allgemeinärztlichen Vertragsarztpraxis dürfte für Sie neu sein und Sie zunächst mit ungewohnten Problemen konfrontieren. Um Ihnen dabei zu helfen, haben wir dieses Merkblatt zusammengestellt, das Ihnen einige wichtige Dinge erläutert und vielen Ihrer Vorgänger bereits von Nutzen war.

Ärztliche Verantwortung
Sie sind approbierter Arzt und haben schon eine gewisse Weiterbildungszeit als Klinikassistent hinter sich. Es wird daher erwartet, daß Sie Ihre ärztlichen Entscheidungen und Maßnahmen selbständig und eigenverantwortlich treffen.

Es kann jedoch in einigen Fällen ein bestimmtes Krankheitsbild oder ein organisatorisches Problem auftreten, das Ihnen bisher noch nicht begegnet ist. Wenden Sie sich dann bitte offen und unverzüglich an den Praxisinhaber, der Ihnen gerne in Ihrer Eigenschaft als Weiterbildungsassistent beratend zur Seite stehen wird.

Schweigepflicht
Erlauben Sie uns den Hinweis, daß auch Ärzte untereinander zur Einhaltung der ärztlichen Schweigepflicht angehalten sind, sofern der Patient das ausdrücklich zu erkennen gibt. Beherzigen Sie die Goldene Regel: »Datenschutz + Verschwiegenheit + Diskretion = Garantie der ärztlichen Schweigepflicht«!

Freie Arztwahl
Der Patient hat grundsätzlich – also auch in dieser Praxis – freie Arztwahl.

Erfahrungsgemäß werden Sie zu Beginn Ihrer Tätigkeit meist jene Patienten behandeln, die als Notfälle oder unangemeldet unsere Praxis aufsuchen. Ebenso werden Sie Hausbesuche bei Akutkranken oder nach entsprechender Einweisung auch bei unseren chronisch Kranken fahren. Seien Sie nicht überrascht, wenn Sie bemerken, daß nicht selten Patienten aus »Ihrer« Behandlung wieder in die des Praxisinhabers hinüberwechseln – oder auch umgekehrt.

Die Praxisinhaber besitzen die volle Kassenzulassung. Privatpatienten werden in der Regel durch die Praxisinhaber selbst behandelt.

Wenn Sie mit Patienten in einen persönlichen Kontakt kommen und von Ihnen oder vom Patienten aus die Weiterbehandlung gewünscht wird, tun Sie dies bitte dadurch kund, daß Sie die Karteikarte des entsprechenden Patienten mit einer »temporären Markierung« versehen. Die Helferinnen können dadurch die betreffenden Patienten bei ihrem Eintreffen in der Praxis rascher Ihnen zuordnen.

Praxisstruktur
Unsere Praxis wird in Form einer Gemeinschaftspraxis geführt. Jeder Praxisinhaber ist zur Weiterbildung von Assistenten auf dem Gebiet der Allgemeinmedizin für eine Zeitdauer von $1\frac{1}{2}$ Jahren befugt. Wir betreuen Patienten beider Geschlechter und aller Altersstufen hausärztlich und führen sämtliche Vorsorge- und Früherkennungsuntersuchungen durch (Kinder, Männer, Frauen, Jugendarbeitsschutz) sowie Gesundenuntersuchungen (»Check-up«). Ferner werden die üblichen Impfprogramme für Kinder und Erwachsene sowie die Impfprophylaxe für Fernreisen angeboten.

Unsere Praxis arbeitet nach dem Bestellsystem, das Ihnen am besten unsere Helferin an der Anmeldung erklärt. Vormittags gilt ebenso wie für Vorsorgeuntersuchungen das Bestellsystem, wobei

Abb. 11. Merkblatt für Assistenten in einer Gemeinschaftspraxis, die seit Jahren Assistenzärzte zur Weiterbildung in der Allgemeinmedizin beschäftigt

für Notfälle jederzeit Untersuchungs- und Behandlungsmöglichkeiten bestehen. Die 3 Abend-sprechstunden sind sog. »offene« Sprechstunden für Berufstätige und Patienten mit Mitfahr-gelegenheit, d.h. es erfolgt keine Terminvergabe.

Einzugsgebiet
Sie werden bald sehen, daß wir zahlreiche Dörfer, Höfe und Weiler betreuen, die z.T. erheblich aus-einander liegen. Eine spezielle Wegekarte und Kilometerliste finden Sie in der Anmeldung bzw. auf Ihrem Arbeitsplatz.

Dienstplan
der Dienstplan mit Ihren Dienstzeiten befindet sich in Ihrem Schrank und berücksichtigt die 40-Stunden-Woche.
Überstunden sind nicht vorgesehen, können jedoch gerade in einer Landpraxis im Einzelfall anfal-len. Wir werden uns um einen Freizeitausgleich bemühen.
Bitte erscheinen Sie rechtzeitig zum Dienstbeginn, um so die Organisation unserer Praxis nicht zu gefährden.
Zum Nachtdienst sowie zum Sonntagsdienst (oder Wochenenddienst) werden Sie nicht herange-zogen, wobei sich jedoch nach vorheriger Absprache Ausnahmen ergeben können. Die Teilnahme am kassenärztlichen Notfalldienst (»Sonntagsdienst«) ist Gegenstand Ihrer Weiterbildung und wird mit Ihnen im Einzelfall besprochen.

Arbeitsplatz
Sie haben einen Arbeitsplatz, der mit den Praxisinhabern gemeinsam benützt wird. Bitte behalten Sie möglichst unsere aus der langjährigen Praxis gewachsene Anordnung bei, damit auch die anderen Kollegen sich sofort, ohne umzudenken, an diesem Arbeitsplatz zurechtfinden. Natürlich können Sie bestimmte persönliche, kleinere Umstellungen vornehmen.
Verwenden Sie bitte auf Ihrem Kittelrevers das mit Ihrem Namen versehene Plastikschildchen, damit sich der Patient leichter Ihren Namen merken kann.

Dokumentation
Die Eintragungen in der Kartei (Karteikarte bzw. EDV) sollten möglichst standardisiert erfolgen, d.h. neben der Nummer der Abrechnung erscheint das Beratungsergebnis (»Diagnose«); dieses ist zu unterstreichen. Ein evtl. appliziertes Medikament wird in Klammern vermerkt, zusätzlich einige spe-zielle, im Stenogramm festgehaltene Notizen, damit Sie selbst, die Praxisinhaber und die künftigen Assistenten ausreichend informiert sind.
Bemühen Sie sich bitte um eine möglichst große Kontinuität bei der Rezeptur von Medikamenten, um die Patienten nicht zu verunsichern und Ihr Vertrauen in die therapeutischen Maßnahmen zu stärken. Verordnen Sie also bitte möglichst die in dieser Praxis »eingefahrenen« Präparate.
Sollten sich medizinische, organisatorische oder kassenrechtliche Probleme für Sie ergeben, so fragen Sie bitte unverzüglich die Praxisinhaber oder unsere Helferinnen um Rat.

Wirtschaftliche Verordnungsweise
Bedenken Sie, daß Sie auch als Weiterbildungsassistent die Wirtschaftlichkeitsgebote zu beachten haben, die in einer kassenärztlichen Allgemeinpraxis Geltung besitzen. Beachten Sie das bitte vor allem bei Ausstellung von Arbeitsunfähigkeitsbescheinigungen und bei der Verordnung von Medikamenten sowie von physikalischer Therapie. Wir empfehlen Ihnen, sich mit den »32 golde-nen Tips zur Regreßvermeidung«[1] vertraut zu machen.
Über das Laborprogramm, das sowohl in unserer Praxis selbst als auch in Zusammenarbeit mit dem Laborarzt durchgeführt wird, informieren wir Sie mündlich. Bezüglich der Anforderung von Laboranalysen gelten dieselben Überlegungen zur Wirtschaftlichkeit.

Überweisung und Einweisung
Unsere Praxis arbeitet schon immer in der Vertiefung von Diagnostik und Therapie vertrauensvoll und erfolgreich mit bestimmten niedergelassenen Spezialisten in der Umgebung zusammen. Zum Wohle unserer Patienten können Sie sich auf diese bewährte kollegiale Zusammenarbeit verlassen. Krankenhauseinweisungen sollten zu Beginn Ihrer Tätigkeit – abgesehen von Notfällen – möglichst mit den Praxisinhabern abgesprochen werden.

Wir wünschen Ihnen viel Freude und Erfolg
bei Ihrer Arbeit in unserer Praxis!

---

[1] In: Brüggemann E, Mader FH (1996) Abrechnungstechnik – Praxistechnik – Finanztechnik. Für Hausärzte und Helferinnen. 3. Aufl., Springer, Berlin Heidelberg New York Tokyo

»Heute will ich nicht zu dem jungen Doktor, ich habe keine Zeit. Und was der alles fragt!« [67].

Die *Akzeptanz des Assistenten* liegt aber nicht allein in der Praxisstruktur und Patientenzusammensetzung begründet. So spielt auch das Geschlecht eine Rolle (»Bei einer Frau kann ich mich besser ausweinen«, während andere sich gerade von einer Frau nur zögernd ein Atherom entfernen lassen wollen), ferner die Frage, wie lange der Assistenzarzt in der Praxis bleibt (»Herr Doktor, haben Sie wohl schon wieder einen Neuen?«) oder der Umstand, ob eine Praxis nur gelegentlich einen Assistenten beschäftigt (und im unglücklichen Fall eine Praxis sich »ein Quartal lang erst wieder erholen muß«) oder ob die Beschäftigung eines Assistenten quasi institutionalisiert ist. Eine solche Praxis wird viel eher auch mal einen weniger erfolgreichen Kollegen »verkraften« und besitzt obendrein den Vorzug eines permanenten Organisationszuschnitts auf Arbeitsstil und -volumen von zwei Ärzten.

Beachte:

Eine Weiterbildungspraxis muß zu jeder Stunde dem Patienten das Gefühl vermitteln, daß er nicht irgendeinem »Vertreter« des Hausarztes »ausgeliefert« ist, sondern einen jungen approbierten Arzt vor sich hat, der im Rahmen seiner Facharztweiterbildung einen bestimmten Weiterbildungsabschnitt eben nicht im Krankenhaus, sondern in dieser speziellen Praxis absolviert.

In einer Weiterbildungspraxis muß v. a. das Gefühl vorherrschen, daß der Praxisinhaber jederzeit persönlich zu sprechen ist und stets den gesamten Praxisablauf fest in Händen hat (vgl. 1.4).

Bewährt hat sich in vielen Praxen der Aushang eines kleinen Plakates, das auf das häufig unbekannte und ungewohnte Beschäftigungsverhältnis hinweist (Abb. 12). Andere Praxen haben zusätzlich ein großes Plakat ausgehängt, das dem Patienten das Fachgebiet Allgemeinmedizin inhaltlich und aufgabenmäßig darstellen soll (Abb. 13).

Daneben empfiehlt sich die Auslage von Handzetteln für die Patienten an der Anmeldung, worin auf die Besonderheit dieser Weiterbildungspraxis aufmerksam gemacht wird (Abb. 14).

Beachte:

Für eine Praxis mit solider Weiterbildungstradition läßt sich nach übereinstimmenden Berichten (Feld, Kalinski, Mader, Sturm, Weißgerber) eine Patientenverteilung zwischen 60 und 70% auf den Praxisinhaber und zwischen 30 und 40% auf den Assistenzarzt zugrunde legen (vgl. 8.6.1).

> **Die Landesärztekammer**
> **hat den Inhaber dieser Praxis**
> **zur allgemeinmedizinischen Weiterbildung**
> **befugt.**
>
> **Gegenwärtig ist**
>
> **Herr/Frau Dr. med.** _____
>
> **als Assistenzarzt**
> **im Rahmen der mehrjährigen Weiterbildung**
> **zum Facharzt für Allgemeinmedizin tätig.**
>
> Herausgeber: Berufsverband der Allgemeinärzte Deutschlands – Hausärzteverband – e.V. (BDA)

Abb. 12. Wartezimmeraushang »Weiterbildungsassistent«, herausgegeben vom Berufsverband der Allgemeinärzte Deutschlands – Hausärzteverband – e.V. (BDA). [Zu beziehen gegen Voreinsendung von DM 5,– in Briefmarken über: Institut für Praxisforschung (PRAFO) im BDA, Talstraße 5, 93152 Nittendorf, Fax 09404–1857]

Manche Praxisinhaber, die nur gelegentlich einen Weiterbildungsassistenten beschäftigen, beklagen einen Verlust von 8–10% ihrer Patienten/Quartal, insbesondere wenn der beschäftigte Kollege aus persönlichen Gründen oder aufgrund einer zu spezialistischen vorausgegangenen Weiterbildung gar nicht »ankommt«. Im allgemeinen finden sich jedoch die meisten Patienten nach Ausscheiden des Assistenten rasch wieder ein.

Dagegen können die Autoren seit Jahren immer wieder beobachten, wie zahlreiche neue oder seit Jahren ferngebliebene Patienten die Praxis aufsuchen und einige davon sogar ausdrücklich eine Behandlung durch den Assistenzarzt wünschen, von dem sich schnell herumgesprochen hat, daß er über besondere Kenntnisse, Erfahrungen oder eben über eine »besondere Ausstrahlung« verfüge.

Auch gibt es einige Assistenten, die bereits eine abgeschlossene Weiterbildung hinter sich haben (vgl. 9.3) und von den Patienten deswegen besonders gerne angenommen werden.

Andere Patienten wiederum erinnern sich gerne sogar noch nach Jahren an die »blonde, zierliche Frau Doktor« oder an den »fröhlichen Norddeutschen mit dem roten Bart«.

Der Facharzt für Allgemeinmedizin

**ist Ihr Fachmann für hausärztliche Betreuung
in gesunden und kranken Tagen.**

Der Facharzt für Allgemeinmedizin

**ist für diese Aufgabe besonders qualifiziert
durch eine
4jährige Weiterbildung nach dem
Studium in Klinik und Praxis.
Mit Facharztprüfung.**

Der Facharzt für Allgemeinmedizin

**lebt mitten unter seinen Patienten und kennt
ihre Familien, Arbeitsbedingungen und ihre
Freizeitgestaltung. Lebenslang.**

Der Facharzt für Allgemeinmedizin

**ist umfassend geschult
in Krankheitsvorsorge
und Krankheitsfrüherkennung.**

Der Facharzt für Allgemeinmedizin

**macht Hausbesuche. Er ist Ihr Vertrauter
und Berater.
Nicht nur während der Sprechzeiten.**

Der Facharzt für Allgemeinmedizin

**verfügt über eine moderne Medizintechnik,
die ihm die
Krankheitserkennung
und Behandlung erleichtert.**

Der Facharzt für Allgemeinmedizin

**steht in engem Kontakt zu anderen
Fachärzten
und zu den Krankenhäusern.**

Der Facharzt für Allgemeinmedizin

Ihr Arzt der ersten Wahl.

Abb. 13. Großformatiges Wartezimmerplakat »Der Arzt für Allgemeinmedizin – Ihr Arzt der ersten Wahl«, herausgegeben vom Fachverband Deutscher Allgemeinärzte (FDA)

Liebe Patientin, lieber Patient,

Sie werden häufiger in meiner Praxis nicht nur mich, sondern auch eine junge Ärztin oder einen Arzt antreffen. Darf ich Ihnen das erklären.

Wir sind der Meinung, daß wir einen qualifizierten ärztlichen Nachwuchs im Interesse unserer Patienten heranbilden müssen. Das gilt im besonderen für die Tätigkeit des Hausarztes.

Unsere Erfahrung hat gezeigt, daß die Weiterbildung für den Beruf in den Krankenhäusern nicht ausreicht. Darum werden unsere jungen Kollegen, die »Fachärzte für Allgemeinmedizin« werden wollen, vor Abschluß ihrer Weiterbildung auch in meiner Praxis auf ihre zukünftige Berufstätigkeit vorbereitet. Meine jungen Kollegen sind voll ausgebildete Ärzte und haben oft mehrere Jahre Berufserfahrung in Krankenhäusern erworben. Bevor sie selbst eine eigene Praxis eröffnen, erhalten sie hier die Gelegenheit, ihr praktisches Wissen zu erweitern.

Wir Ärzte für Allgemeinmedizin hoffen, dadurch in Zukunft eine noch bessere ambulante Versorgung zu erreichen und gleichzeitig qualifizierte Hausärzte heranzubilden.

Wenn Sie den Wunsch haben, von mir persönlich behandelt oder beraten zu werden, so weisen Sie bitte in der Anmeldung darauf hin. Ich stehe Ihnen dann gern zur Verfügung; denn unser besonderes Vertrauensverhältnis und Ihr Recht, mich in Anspruch zu nehmen, soll keinesfalls eingeengt werden.

Vielen Dank für Ihr Verständnis

Ihr Hausarzt

Abb. 14. Patientenmerkblatt aus einer hessischen Weiterbildungspraxis. (Nach [32])

Die *Behandlung von Privatpatienten* sollte für jede Praxis individuell, jedoch verbindlich geregelt sein; während viele Autoren keine Unterschiede in der Behandlung durch Praxisinhaber oder Assistenten machen, obliegt in anderen Praxen deren Betreuung ausschließlich dem Praxisinhaber. Die Liquidation von Privatpatienten sollte jedoch grundsätzlich über den Praxisinhaber erfolgen (vgl. 6.4.8).

8.5 Technische Voraussetzungen der Weiterbildungspraxis

Jede Weiterbildungspraxis sollte allein schon aus der Tatsache heraus, daß zwei Ärzte oft gleichzeitig Sprechstunde halten, gewisse apparative, personelle und räumliche Grundvoraussetzungen aufweisen. Daneben ist auch die Befugnis zur Weiterbildung (vgl. 4.1) an bestimmte technische Voraussetzungen gebunden (vgl. 1.2).

8.5.1 Der Arbeitsplatz des Assistenten

Jede Weiterbildungspraxis muß über ausreichend Räume verfügen; der Assistent braucht einen *eigenen Arbeitsplatz*, und der ist meistens in der üblichen Praxis primär nicht vorhanden.

In dem noch aus dem Jahr 1971 stammenden (und heute noch sinngemäß gültigen) Beschluß der Akademie für Allgemeinmedizin zur Erteilung der Weiterbildungsbefugnis (vgl. 1.2) heißt es:

»Es soll keine bestimmte Zahl von Praxisräumen vorgeschrieben sein. Es muß aber möglich sein, daß der Praxisbetrieb einschließlich der Tätigkeit des Assistenten und des Hilfspersonals rationell und ungestört ablaufen kann.«

Einen solch ungestörten und rationellen Praxisablauf ermöglicht bereits in den meisten Fällen die Umfunktionierung eines anderen zweiten Behandlungsraums des Praxisinhabers zum Arbeitsplatz des Assistenten. Nur in wenigen Praxen, z. B. in neu erbauten Gemeinschaftspraxen, läßt sich ein eigener Raum von vornherein als Assistentensprechzimmer ausweisen.

Auch aus psychologischen Gründen ist die Einrichtung eines eigenen Assistentenarbeitsplatzes sinnvoll: Jeder Arzt hat nämlich seine eigenen organisatorischen Vorstellungen (z. B. Zahl und Art benötigter Stempel, Fachliteratur, Bereithaltung von kleinen diagnostischen Hilfsmitteln wie Augenspiegel, Maßband usw. im direkten Zugriffsfeld), seine eigenen Vorstellungen von »Ordnung« am Arbeitsplatz und individueller Atmosphäre. Gerade Mißklänge auf solch emotionalen Gebieten können sehr rasch das unbedingt erforderliche gute gegenseitige Einvernehmen belasten.

Der Assistentenarbeitsplatz sollte einige Ablagemöglichkeiten (z. B. Belege, Schränkchen) bieten, damit sich der angehende Kassenarzt nach eigener Systematik seine Literatur ablegen sowie die verschiedenen Ärztemuster einordnen und sich mit ihnen vertraut machen kann.

Wenn die Weiterbildungspraxis – als Maximallösung – über ein eigenes Assistentensprechzimmer verfügt, ist es günstig, wenn Assistenten- und Chefsprechzimmer räumlich zugeordnet sind, damit sowohl Praxisinhaber als auch Assistent im Fall einer Einzelsprechstunde zwischen den beiden Sprechzimmern »pendeln« können. Andererseits kann bei Abhaltung einer gemeinsamen Sprechstunde der Assistent rasch den Praxisinhaber im Fall einer fachlichen Rückfrage aufsuchen, für die man nur ungern die Sprechanlage benützt. Eine Zimmergröße von 3mal 4 m ist bereits ausreichend groß [69].

Die Raumausstattung ist üblich: Schreibtisch mit PC, Drehstuhl, 2 Patientenstühle, 1 Liege, Waschbecken, Abfalleimer, Papierkorb, kleiner Beistelltisch, ggf. Regalwand und Schrank für Kittelaufbewahrung.

8.5.2 Arzttasche und Notfallkoffer des Assistenten

Der Gebrauch einer *eigenen Arzttasche*[1] empfiehlt sich für den Assistenten in jedem Fall; entweder die Tasche gehört ihm selbst oder sie wird ihm von der Praxis gestellt.

Der junge Arzt sollte sich nach eigener Kenntnis und Erfahrung, aber auch unter Anleitung des Praxisinhabers, seinen Tascheninhalt möglichst gleich bei Dienstantritt sorgfältig zusammenstellen und ordnen: Ampullen, Spritzen, Katheter, Stempel, Formulare, Blutdruckgerät, Stethoskop, Lampe, Spatel, Ohrenspiegel, etc.

Ebenso wird sich der Assistent frühzeitig mit den für den Notfall bereitgehaltenen Medikamenten oder der Bestückung eines speziellen *Notfallkoffers*[2] vertraut machen, denn Hausbesuchs- und Notfalltätigkeit sind Schwerpunkte assistenzärztlicher Tätigkeit.

8.5.3 Apparative Ausstattung der Praxis

Die Akademie für Allgemeinmedizin forderte 1971 - ganz allgemein – eine *»ausreichende Praxisausstattung«* (vgl. 8.5.1), da es sich *»im einzelnen nicht festlegen läßt, welche Geräte und Methoden in einer Weiterbildungspraxis vorhanden bzw. anwendbar sein müssen«*.

Diese Aussage hat noch heute weitgehend Gültigkeit, v. a. weil das Spektrum der einzelnen Allgemeinpraxis selbst sowie die Neigungsschwerpunkte der zur Weiterbildung ermächtigten Allgemeinärzte oftmals beträchtlich variieren. Im folgenden können daher nur die Erfahrung der Autoren und ihre Kenntnis von anderen Weiterbildungspraxen wiedergegeben werden.

---

[1] Eine vorzügliche Zusammenstellung über die Bestückung von Arzttasche und Notfallkoffer ist dem Buch von Gatzenberger H, Sefrin P (1992) Arzttasche und Notfallkoffer. Bestückung, Einsatz, Notfalltherapie, Abrechnung. Kirchheim-Verlag, Mainz, zu entnehmen.
[2] Siehe Gatzenberger H, Sefrin P a.a.O.

Tip:

Die *apparative Ausstattung* des Arbeitsplatzes des Assistenten sollte möglichst identisch mit der des Chefzimmers sein, damit sich jeder Arzt im Falle der Abwesenheit des anderen Kollegen beim Pendeln zwischen den beiden Sprechzimmern sofort im anderen Sprechzimmer zurechtfindet.

Zur apparativen Grundausstattung eines Sprechzimmers gehören: Blutdruckmeßapparat, HNO-Spiegel, Spritzen, Kanülen und Staubinde, Taschenlampe und Mundspatel, Kinderspielzeug, Maßband, etc.

Eine Sprechanlage, die auch ins Telefon integriert sein kann, erspart in jeder Praxis unnötige Laufereien und stellt rasch freihändige Verbindungen her (z. B. zwischen Arzt und Anmeldung oder Labor). Schnurlose Telefone ermöglichen heute das bequeme Telefonieren von jedem Arbeitsplatz aus.

Wichtig sind auch die kleinen Organisationsmittel, wie Formularsätze, Kassenarztstempel, Datumstempel, Zusammenstellung der wichtigsten Gebührenordnungsziffern, Arzneimittelverordnungslisten[1] usw.

8.5.4 Assistent und EDV

Der Praxiscomputer, »ein Buch mit 7 Siegeln«, das nicht »geknackt« werden kann, könnte eine beträchtliche Barriere für den Zugriff durch den Weiterbildungsassistenten darstellen, wenn dieser nicht gewisse EDV-Vorkenntnisse[2] besitzt und durch den Praxisinhaber oder die Helferin in die Benutzung der Software rechtzeitig eingeführt worden ist.

Merke:

Kenntnisse und Fertigkeiten im Umgang mit dem PC werden heute auch in der Allgemeinpraxis als selbstverständlich vorausgesetzt. Dies gilt auch für den Assistenzarzt.

---

[1] Empfehlenswert: Bawidamann G (1997) Leistung und Gebühren. Der Abrechnungskatalog für den Hausarzt, 12. Aufl., Kirchheim-Verlag, Mainz

[2] Zum Thema »Praxis-EDV« ausführlich in Drews M, Kölling W, Mader FH (1994) Unternehmen Arztpraxis. Strategien zum Erfolg. Springer, Berlin Heidelberg New York Tokyo.

Weit mehr als die Hälfte aller Allgemeinärzte lassen derzeit ihre Abrechnung über einen Praxis-PC laufen, mit dem sie auch ihre Privatabrechnung erledigen. Erheblich weniger EDV-Anwender setzen jedoch die Maschine konsequent auch in der Praxisorganisation (z. B. Erstellung einer Praxisstatistik) oder für wissenschaftliche Zwecke (Fällestatistik, programmierte Diagnostik) ein.

Verantwortlich für den Computerboom auch in der Allgemeinpraxis sind folgende Erwartungen des Arztes:
- mehr Transparenz in Abrechnung, Verordnungs- und Überweisungsstatistik;
- pünktliche, fehlerfreie KV- und Privatabrechnung;
- Reduktion des Verwaltungsaufwandes, Zeitgewinn;
- Verbesserung von Organisation und Praxisablauf;
- Leistungssteigerung (z. B. durch Praxisvernetzung);
- mögliche Imageverbesserung der Praxis;
- Recallsystem (z. B. Impfungen und Tumornachsorge);
- Vernetzung der Praxen;
- Qualitätskontrolle und Qualitätssicherung der ärztlichen Leistung.

Merke:

Die Vorstellung, durch Computereinsatz in der Arztpraxis Arbeitsplätze bzw. Personal einsparen zu können, ist illusionär.

Die EDV-Anlage dient dazu, hochqualifiziertes Personal von bestimmten Routineaufgaben zu entlasten, so daß Kapazitäten für kreative, produktive und somit gewinnbringende Tätigkeiten frei werden können. Dies gilt auch sinngemäß für den Assistenzarzt. Dabei ist jedoch eine angemessene Einarbeitungszeit durch den Praxisinhaber oder das Praxispersonal von vornherein einzuplanen.

Der Praxisinhaber sollte schließlich auch überlegen, wie weit die eingesetzte Praxissoftware auch in der Lage sein soll, die vom Praxisinhaber einerseits und vom Assistenzarzt andererseits erbrachten Leistungen dem jeweiligen Arzt getrennt zuzuordnen.

8.6 Aufteilung der gemeinsamen Arbeit

Die Beschäftigung eines Weiterbildungsassistenten wird nur dann effizient und für beide Teile befriedigend sein, wenn die einzelnen Arbeits- und Aufgabenbereiche (z. B. Sprechstunden, Hausbesuchstätigkeit, Befund- und Attestdiktate, Bereitschaftsdienst) exakt beschrieben und festgelegt sind. Eine wichtiger Aspekt fällt dabei der *Aufteilung der gemeinsamen Arbeitszeit* zu.

8.6.1 Sprechstundenverteilung

Die wöchentliche Gesamtarbeitszeit (vgl. 6.4.2) sollte grundsätzlich vertraglich geregelt sein.

Die Aufteilung der einzelnen Arbeitsstunden (Tabelle 23) kann zweckmäßigerweise so erfolgen, daß möglichst der eine Arzt in Sprechstunden- und der andere in Fahrbereitschaft ist. Für *Sprechstunden* zu sog. Stoßzeiten (z. B. abends für Berufstätige, Montagvormittag) empfiehlt sich die gleichzeitige Sprechstundentätigkeit.

Tabelle 23. Beispiel für einen Wochendienstplan für einen Weiterbildungsassistenten in einer Gemeinschaftspraxis von Allgemeinärzten auf dem Lande

Wochentag	Vormittags	Nachmittags	Stundenzahl
Montag	8.00–12.30 Uhr	13.30–19.00 Uhr	11
Dienstag	8.00–12.30 Uhr	13.30–15.30 Uhr	$6^1/_2$
Mittwoch	8.00–12.30 Uhr	13.30–16.00 Uhr	7
Donnerstag	8.00–12.30 Uhr	13.30–19.00 Uhr	11
Freitag	8.00–12.30 Uhr	frei	$4^1/_2$
Gesamt			40

Die sog. kurzfristig arrangierten oder »schnellen« Termine (u. a. Notfälle) werden sich rasch als die Domäne des Assistenten entwickeln, weil hier Engpässe im Wartezimmer und Wartezeiten zu Hause für einen Praxistermin abgebaut werden können. Einer erfahrenen Arzthelferin in der Anmeldung kommt hier eine überragende Bedeutung zu, wenn sie es versteht, rasch, geschickt und kundig den Patientenstrom auf den jeweiligen Arzt zu verteilen.

In einer großen Untersuchung, die sich über mehrere Quartale hinweg und auf verschiedene Assistenten erstreckte und in einer Gemeinschaftspraxis mit 2 Praxisinhabern durchgeführt wurde, zeigte sich, daß der Weiterbildungsassistent während der täglichen 4 Vormittagssprechstunden durchschnittlich 8,3 Patienten behandelte (3,1 bestellte und 5,2 unbestellte), das entsprach etwas weniger als 1/3 der Patienten des Praxisinhabers, der jeweils ordinierte [68]. Dies gilt jedoch nur für jene Vormittagssprechstunden, die nach dem Bestellsystem organisiert sind (wobei in einer Landpraxis das Verhältnis von Bestellten zu Unbestellten allerdings 1:1 beträgt). Während der Abendsprechstunden (ohne Bestellsystem) werden weitaus mehr Patienten durch den Assistenten versorgt. Im übrigen steht die Zahl der durch den einzelnen Arzt betreuten Patienten keineswegs mit der entsprechenden Höhe des Umsatzes in Relation (vgl. Tabelle 17 in 5.3).

Bevorzugt werden also dem Assistenten jene Patienten zufallen, die akut erkrankt sind, meist jüngere Patienten, Kranke mit sog. banalen Infekten, frischen Verletzungen (z. B. mit berufsgenossenschaftlich relevanten oder Schulunfällen), Patientenstatus bei präoperativer Diagnostik oder im Rahmen von Check-up, Jugendarbeitsschutzuntersuchungen, kleine Gewebsentfernungen, Fortführung der eingeleiteten Therapie (z. B. Injektionsserie, Verbandswechsel), ferner EKG-Kontrollen, Präsenz bei der Ergometrie, Gefäßdoppler- oder sonographische Untersuchungen.

Dagegen werden Mütter mit ihren Kindern, (jüngere) Frauen mit Beratungsproblemen im Bereich des Genitale, ältere Kranke und Patienten mit oft jahrelang bestehenden persönlichen oder familiären Konfliktsituationen bevorzugt den Praxisinhaber aufsuchen. Allerdings läßt sich ebenso beobachten, daß gerade weibliche Assistenten besonders erfolgreich ihre Klientel in den genannten Patientengruppen finden.

Weitere Ausführungen sind Abschn. 8.6.1 »Leistungsspektrum des Assistenten« zu entnehmen.

In gemeinsamen Gesprächsstunden, die möglichst regelmäßig und außerhalb der Sprechstunde eingerichtet werden sollten, bleibt ausreichend Zeit, so daß auch der Praxisinhaber sich vom Assistenten gelegentlich die eine oder andere Anregung holen kann; auf diese Weise können vielleicht beide Kollegen voneinander lernen.

8.6.2 Organisation von Hausbesuchen und Visiten

Der *Hausbesuch* und die *Visite* in Alten- und Pflegeheimen gelten als charakteristische Tätigkeiten des Allgemeinarztes. Obwohl nach der Berufsordnung jeder niedergelassene Arzt verpflichtet ist, Hausbesuche durchzuführen, werden 90% aller Hausbesuche durch Allgemeinärzte absolviert [41].

Nach der Verden-Studie [80] ergeben sich dabei erhebliche Unterschiede zwischen den einzelnen untersuchten Praxen hinsichtlich ihrer Hausbesuchstätigkeit:
- Ausschließlich Praxistätigkeit: 97,3 bis 58,2%
- Besuch des Patienten in dessen Wohnung: 38,4 bis 2,4%
- Besuche anderswo (Unfälle): 4,0 bis 0%

Auf dem Lande nimmt die Besuchstätigkeit fast die Hälfte aller ärztlichen Zeit in Anspruch [46].

Patienten ab 65 Jahre benötigen die meisten Hausbesuche mit einer Dauer von über 10 min (Abb. 15; [111]).

Die bei den verschiedenen Autoren teilweise divergierenden Zahlen machen deutlich, daß der Umfang der Hausbesuchstätigkeit von vielerlei Faktoren abhängig ist, z. B. von der Jahreszeit, von der Lage des Praxissitzes (Stadt, Land), von der Zusammensetzung der Klientel und der Bereitwilligkeit des Arztes, »Hausbesuche zu fahren« [91].

Die Arbeitsteilung zwischen Praxisinhaber und Weiterbildungsassistent wird sich auch bei den Hausbesuchen i. allg. so darstellen wie für die Sprechstunden: der Chef sichtet die einlaufenden Hausbesuchsanforderungen und entscheidet im Einzelfall, ob der Besuch durch ihn selbst erledigt wird oder an den Assistenten delegiert werden kann oder ob zunächst beide den Kranken besuchen.

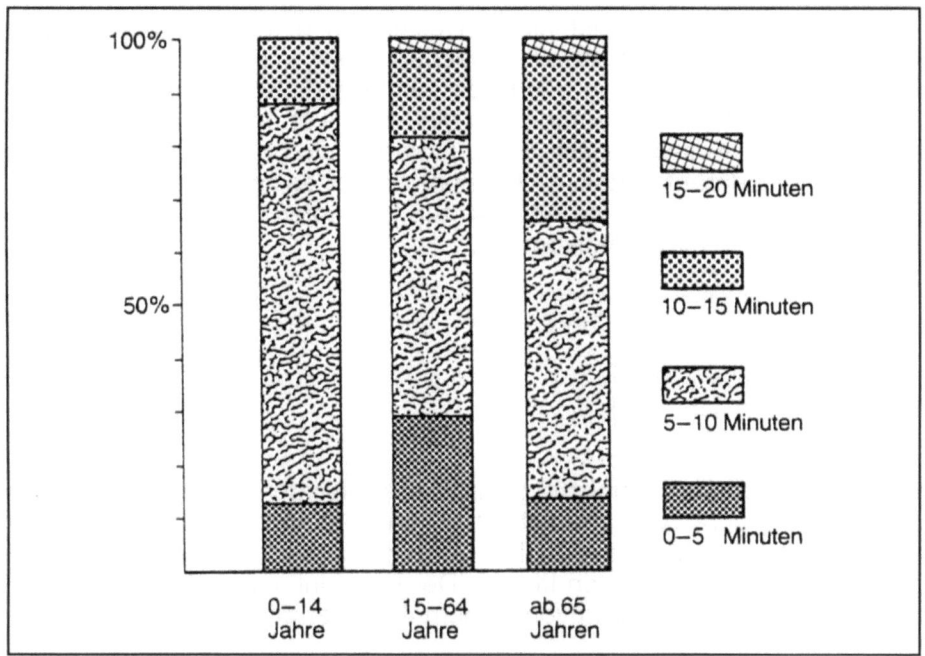

Abb. 15. Altersverteilung und Zeitaufwand bei 300 Hausbesuchen [111]

Der gemeinsame Besuch wird im allgemeinen dann erfolgen, wenn es gilt, den Assistenten bei meist chronisch Kranken oder Patienten, welche eine hohe Betreuungsaktivität erfordern (z. B. Tumorkranke, Sterbende) in die Familie einzuführen und ihn mit der Besonderheit der Erkrankung vertraut zu machen. Dadurch wird der Jungarzt um so rascher von den Angehörigen und dem Patienten selbst akzeptiert; dennoch muß sichergestellt sein, daß der Praxisinhaber sich immer wieder selbst vor Ort zeigt. Dies ist letztlich auch Ausdruck dafür, daß er selbst die Praxis fest im Griff hat.

Für dringend angeforderte Hausbesuche aus der Sprechstunde heraus und außerhalb der Sprechstunde wird der Weiterbildungsassistent wohl dann eingesetzt werden können, wenn der Praxisinhaber von den Kenntnissen und Fähigkeiten seines Assistenten gerade in der Notfallmedizin überzeugt ist. Solche speziellen Besuchsfahrten des Assistenzarztes sind dann eine echte Entlastung für den Praxisinhaber und können sicherlich manchen organisatorischen Zusammenbruch im Bestellsystem verhindern.

Merke:

Der Assistenzarzt, der einen Hausbesuch zu einem *Notfall* fährt und die Notwendigkeit für eine sofortige stationäre Einweisung erkennt, sollte sich nicht scheuen, zunächst mit dem Praxisinhaber Kontakt aufzunehmen.

In einigen Fällen kann es sich als sinnvoll erweisen, daß der Praxisinhaber selbst »schnell mal vorbeischaut« (»second look«), in anderen Fällen könnten Autorität und Erfahrung des Praxisinhabers die vielleicht etwas ratlosen Angehörigen von der stationären Maßnahme überzeugen und die Entscheidung des Kollegen bestätigen. Grundsätzlich muß sich jedoch der Praxisinhaber darauf verlassen können, daß er es mit einem »eigenverantwortlichen selbständigen Arzt« zu tun hat (sofern der Weiterbildungsassistent kein Arzt im Praktikum ist).

Merke:

Der Patient erlebt durch den Hausbesuch die Zuverlässigkeit im Arzt-Patienten-Verhältnis [46].

Weitere Hausbesuchstätigkeiten dürften sich für den Assistenten gerade bei der Betreuung von Pflegeheimen und Altenwohnheimen ergeben; besonders bei Langzeitpflegefällen werden sich seine in der Klinik erworbenen Kenntnisse umsetzen lassen. Der Praxisinhaber selbst wird dabei vielleicht manche Anregung von seinem Jungarzt mitnehmen können.

Tip:

Bei den ersten selbständig zu fahrenden Hausbesuchen empfiehlt es sich, dem Assistenten eine Helferin auf die Besuchstour mitzugeben; sie wird ihn rasch an den betreffenden Ort lotsen und kann ihm bei der Erledigung des »Formularkrams« behilflich sein.

Im übrigen kann die Anwesenheit der Helferin Vertrauen schaffen und verhindern, daß der Besuchte plötzlich mit einem ihm fremden Arzt konfrontiert wird.

Für den Praxisinhaber sollte es selbstverständlich sein, den Jungarzt mit einem kurzen Abriß der wichtigsten Krankendaten und den entsprechenden Informationen über die psychosoziale Situation des Patienten und seine Eigenheiten (»erlebte Anamnese«) loszuschicken. Das erspart manches Mißverständnis und manche Peinlichkeit.

8.6.3 Die erste Sprechstunde

Der Assistenzarzt sollte sich zweckmäßigerweise bereits vor Dienstantritt einen ersten Überblick über den Praxisablauf in der neuen Praxis verschafft haben.

Gerade für die ersten Tage empfiehlt es sich, wenn der Praxisinhaber seinen Assistenten möglichst zu jedem Behandlungsfall innerhalb und außerhalb der Praxis hinzuzieht. Nur so vermag der Praxisneuling die von der Klinik her unterschiedliche fachliche, organisatorische und abrechnungstechnische Arbeitsweise kennenzulernen.

Erst im Laufe der folgenden Wochen wird der Praxisinhaber den Assistenten zunehmend alleine arbeiten lassen. Bewährt hat sich das häufige gegenseitige Hinzuziehen des Kollegen, das schafft Vertrauen unter den Ärzten gleichermaßen wie zwischen Patient und Hausarzt und vermeidet jede Peinlichkeit, etwa: *»Herr Meier, schauen Sie bitte hier, das sieht aus wie Skabies, was meinen Sie?«*

Und umgekehrt, wenn der Assistent zum Patienten offen sagt: *»Fragen wir mal den Chef!«*

Der Jungarzt sollte einen Kittelanstecker tragen. Ebenso ist es vorteilhaft, im Wartezimmer eine Ankündigung mit dem Namen des Assistenten (vgl. Abb. 12 in 8.4) anzubringen.

Der Praxisinhaber sollte möglichst immer seinen Kollegen den Patienten vorstellen. Dabei reicht meistens ein: *»Dr. Meier«.* In vielen Praxen hat sich auch bewährt: *»Dr. Meier, Assistenzarzt bei mir.«*

Dadurch wird gegenüber den Patienten zum Ausdruck gebracht werden, daß es sich um einen angehenden Facharzt in der Weiterbildung handelt und nicht um »irgendeinen Vertreter«.

In der ehemaligen DDR, die bekanntlich schon seit 1961 eine Weiterbildung zum Facharzt für Allgemeinmedizin gekannt hatte (vgl. 3.2.1), wurde von einer Arbeitsgruppe ein Katalog für die *»Lehrsprechstunde«* erarbeitet, wie er auszugsweise und sinngemäß auch heute noch für die ersten Tage der Einführung in die Praxis gelten könnte [35]:

- »Die Lehrsprechstunde beginnt mit einem 'Mitlaufen' mit dem Betreuer und geht über lehrhafte Tätigkeit des Betreuers und der Beobachtung durch den Weiterbildungsassistenten zur Tätigkeit des Assistenten unter Beobachtung, Korrektur, Anleitung und Besprechung der Probleme seitens des Betreuers über...
- Die Lehrsprechstunde muß so gehalten sein, daß in dem Weiterbildungsassistent kein Lehrling, sondern ein echter junger Kollege gesehen wird. Also nicht schulmeisterlich auftreten!...
- Bei der Auswahl der Patienten für die Lehrsprechstunde ist auf besondere psychische Situationen gewisser Patienten wie auch auf den beabsichtigten Lehrzweck zu achten...
- In der Lehrsprechstunde muß eine klare Gewichtung der verschiedenen Therapieformen erfolgen und der Polypragmasie entgegen gewirkt werden. Therapeutische Standards (Hauspharmakopoe) können dabei eine gute Unterstützung sein.
- Der Lehrhausbesuch muß neben dem Erfassen der Besonderheiten der Arzt-Patienten-Situation der Beobachtung des Milieus dienen (Informationsgewinnung).«

8.7   Checkliste für den Praxisinhaber bei Einstellung

Die Beschäftigung eines Weiterbildungsassistenten bringt für den Praxis-inhaber zusätzliche Verwaltungsarbeiten, die u. U. erheblich über die Mühen hinausgehen, die bei anderen Mitarbeitern aufzuwenden sind.

Erste persönliche und organisatorische Kontakte werden oft schon $^1/_2$ Jahr vor Einstellung geknüpft (vgl. 8.2). Unmittelbar am Einstellungs-termin bewährt hat sich die Berücksichtigung folgender *Checkliste*:

- *Persönliche Daten des Assistenten.* Es müssen die vollständige An-schrift und das Geburtsdatum des neuen Mitarbeiters sowie die Fami-lienverhältnisse (ledig, verheiratet, Kinderzahl) erfragt werden. Dies ist für die Berechnung des Ortszuschlags und für die Beiträge zur Sozial-versicherung wichtig, wenn das Gehalt nach dem Bundesangestellten-tarif berechnet wird.
- *Lohnsteuerkarte und Sozialversicherungsunterlagen.* Der Mitarbeiter muß die Lohnsteuerkarte und das Sozialversicherungsheft abgeben. Es ist hier darauf hinzuweisen, daß seit 1981 von den Krankenkassen be-sonders vereinfachte Vordrucke für die Abführung der Rentenversiche-rungsbeiträge verwendet werden. Dies ist nur soweit von Interesse, als der Weiterbildungsassistent Mitglied bei der Angestelltenversicherung ist und zugleich einen Mindestbeitrag beim Ärztlichen Versorgungswerk entrichtet (vgl. 7.3).

Pflichtmitglieder in der Gesetzlichen Krankenversicherung (vgl. 7.1) sind Per-sonen bis zu einem monatlichen Bruttoeinkommen von 6.300 DM (Stand: 1998). Liegen die Monatsbezüge unter diesem Betrag, ist der Praxisinhaber verpflichtet, den Beginn der versicherungspflichtigen Beschäftigung des Assistenten bei der örtlichen AOK bzw. wenn bereits Mitgliedschaft bei einer gesetzlichen Ersatzkasse besteht, bei dieser anzumelden.

Die Anmeldung erfolgt auf einem Vordruck, den der Assistent bei Ein-stellung abzugeben hat und der bei der Krankenkasse erhältlich ist. 50% der Krankenversicherungsbeiträge bis maximal der Hälfte des monatli-chen Höchstbeitrags zur AOK muß der Praxisinhaber für den Assistenten bezahlen. Der Durchschnittsbeitrag bei den Ortskrankenkassen liegt der-zeit zwischen 13,7% (AOK Bayern) und 14,2% (AOK Sachsen) vom monatlichen Bruttoeinkommen (Stand: 1998).

Daneben werden noch weitere organisatorische Fragen besprochen wie
- Benützung von Telefon und Kopiergerät zu Privatzwecken und evtl. Vergütung der angefallenen Benutzerkosten;
- Zuweisung eines Pkw-Stellplatzes bzw. Empfehlung eines öffentlichen Parkplatzes;
- Aushändigung eines Praxisschlüssels;
- Hinweis auf die Möglichkeit der Verköstigung in der Nähe;
- Aufforderung, sich beim zuständigen Kreisverband umzumelden;
- Mitteilung der »Geheimnummer« des Praxisinhabers, unter der er nach Feierabend zu erreichen ist, ebenso Benennung der Assistentennum-mer, unter der Kollege oder seine Familie zu Hause erreichbar ist;

– Übergabe der Assistentenarzttasche und Hinweis auf den Standort des
  Notfallkoffers in der Praxis (vgl. 8.5.2);
– Ermahnung, die ärztliche Schweigepflicht einzuhalten.

8.8 Ausscheiden des Assistenten

Auch für das *Ausscheiden* hat sich eine Checkliste bewährt:
– Aushändigen von Praxisschlüssel, Stadt- und Wegeplänen;
– Abrechnung der Telefon- und Kopierkosten;
– Rückgabe der ausgefüllten Lohnsteuerkarte gegen Unterschrift des
  Assistenten;
– evtl. Rückgabe der grünen Angestelltenversicherungskarte;
– Rückgabe der Assistentenarzttasche und gemeinsame Überprüfung
  des Tascheninhalts (auch Betäubungsmittelampullen, soweit sie zum
  Praxisbedarf gehören);
– Abmeldung bei der Krankenkasse und beim Rentenversicherungsträger
  (Versorgungswerk);
– Aushändigung des Zeugnisses.

Keine Anmeldung und somit Abmeldung ist bei der Berufsgenossenschaft
(BG) erforderlich, da der Assistent (automatisch) für die Berufsgenossenschaft versicherungsrechtlich über die Praxis erfaßt wird. Ähnliches gilt für
die Haftpflichtversicherung (vgl. 7.4).

9 Inhalt der Weiterbildung

Der überwiegende Teil dieses Kapitels befaßt sich nicht mit den *berufs-rechtlichen und formalen Aspekten der Weiterbildung* zum Facharzt für Allgemeinmedizin (diese sind ausführlich in Kap. 3, 10 und 11 dargestellt), sondern mit den *berufstheoretischen Grundlagen des Faches.*

9.1 Definition des Fachgebietes Allgemeinmedizin

In der Medizin sind einige Fachgebiete durch das Geschlecht der Patien-ten (Gynäkologie, Andrologie), andere durch das Alter der Patienten (Pädiatrie, Geriatrie) charakterisiert. Aber auch die Methode (Chirurgie), das Organ (Kardiologie, Gastroenterologie) oder eine Krankheitengruppe (Onkologie) können für Umfang und Definition des Faches maßgeblich sein.

Nichts dergleichen trifft für die Allgemeinmedizin zu.

Beachte:

Die Allgemeinmedizin ist dadurch charakterisiert, daß Menschen *aller* Altersgruppen, *beiderlei* Geschlechts, mit *jeder* Gesundheitsstörung, in *jedem* Stadium und zu *jeder* Zeit Patienten des Allgemeinarztes sein kön-nen.

Voraussichtlich noch einige Jahre wird die 3jährige Weiterbildungsord-nung (Anhang, 14.1) des 95. Deutschen Ärztetags in Köln aus dem Jahr 1992 gültig sein. Eine völlig neugefaßte (Muster-)Weiterbildungsordnung für die Allgemeinmedizin mit einer 5jährigen Weiterbildungszeit hat der 100. Deutsche Ärztetag in Eisenach beschlossen (Anhang 14.3). Darin wird die Allgemeinmedizin wie folgt definiert:

»Die Allgemeinmedizin umfaßt die lebensbegleitende hausärztliche Be-treuung von Menschen jeden Alters bei jeder Art der Gesundheitsstörung, unter Berücksichtigung der biologischen, psychischen und sozialen Dimensionen ihrer gesundheitlichen Leiden, Probleme oder Gefährdungen und die medizinische Kompetenz zur Entscheidung über das Hinzuziehen anderer Ärzte und Angehöriger von Fachberufen im Gesundheitswesen.

Sie umfaßt die patientenzentrierte Integration der medizinischen, psychischen und sozialen Hilfen im Krankheitsfall, auch unter Berücksichtigung der Wirtschaftlichkeit.

Dazu gehören auch die Betreuung von akut oder chronisch Erkrankten, die Vorsorge und Gesundheitsberatung, die Früherkennung von Krankheiten, die Einleitung von Rehabilitationsmaßnahmen, die Zusammenarbeit mit allen Personen und Institutionen, die für die gesundheitliche Betreuung der Patienten Bedeutung haben, die Unterstützung gemeindenaher gesundheitsfördernder Aktivitäten, die Zusammenführung aller medizinisch wichtigen Daten des Patienten.«

Durch diese Definition ist sichergestellt, daß Ärzte für Allgemeinmedizin – genauso wie alle anderen Fachärzte – nicht mehr die *umfassende* Ausübung der Heilkunde am Menschen durchführen, sondern sich auf die Inhalte ihres Gebietes *beschränken* müssen. Dies ist, materiell gesehen, eine gewichtige Änderung gegenüber der ursprünglichen Forderung der Vertreter der Allgemeinmedizin aus den 70er Jahren [50].

Damit entwickelte sich das Weiterbildungswesen zunächst aus einer *»Schilderordnung«* in eine Art *Arbeitsteilungsordnung* und in mitigierter Form auch in eine *Bildungsordnung.* Diese Bildung bestand jahrelang lediglich darin, daß der Facharzt mindestens eine bestimmte Zeit bei einem berufserfahrenen derartigen Facharzt tätig gewesen sein mußte. Die ärztliche Standesorganisation erkannte dann eine derartige Tätigkeit als erfolgreich und damit die Führung der entsprechenden Facharztbezeichnung an [50].

Bereits 1987 hatte der Fachverband Deutscher Allgemeinärzte (FDA) anläßlich des 87. Deutschen Ärztetages in Aachen einen eigenen Vorschlag für die Definition der Allgemeinmedizin eingebracht (Formulierungen, die nicht kursiv sind, stellen die Ergänzungen der damals gültigen Weiterbildungsordnung durch den FDA dar):

»Die Allgemeinmedizin stellt eine tragende Säule der sozialen Sicherheit bei Erkrankungsfällen in der Bevölkerung dar. Ihrem Wesen nach ist sie nicht an bestimmte Gruppen von Krankheiten konzentriert. *Sie umfaßt* die Übernahme der ärztlichen Verantwortung bei den Gesundheitsstörungen, *die den gesamten menschlichen Lebensbereich betreffen, sowie die Gesundheitsführung der Patienten, unabhängig von Alter, Geschlecht und Art der Erkrankung.*
Die wesentlichen Aufgaben des Allgemeinarztes liegen daher in der praxisgerechten *und* problemorientierten Diagnostik und Therapie *jeder Art von Erkrankungen,* bevorzugt dem unausgelesenen Krankengut, ferner *in der Vorsorge und Gesundheitsführung, in der Früherkennung von* Erkrankungen, *insbesondere von* abwendbar gefährlichen Verläufen, *in der ärztlichen Betreuung chronisch Kranker und alter Menschen, in der Erkennung und Behandlung von milieubedingten Schäden, in der Einleitung von Rehabilitationsmaßnahmen sowie in der*

> *Integration der medizinischen, sozialen und psychischen Hilfen für die Kranken und in der gezielten Zusammenarbeit mit Ärzten anderer Gebiete, in Krankenhäusern und Einrichtungen des Gesundheitswesens.«*

Ein Vorschlag für die lexikalische Definition der »Allgemeinmedizin« für die Neuauflage der Enzyklopädie von Brockhaus lautet [94]:

> *»Allgemeinmedizin (englisch: ‚general practice'): eigenständige ärztliche Funktion, deren Schwerpunkt der rationelle und patientenbezogene Umgang mit dem von den Spezialfächern geschaffenen Wissen über Krankheiten und Erkrankungen darstellt. Ihrem Wesen nach ist sie nicht auf bestimmte Gruppen von Krankheiten konzentriert. Im Praxisalltag umfaßt sie die Übernahme der ärztlichen Verantwortung bei den Gesundheitsstörungen, die den gesamtmenschlichen Lebensbereich betreffen (haus- und familienärztliche Funktion), sowie die Gesundheitsführung der Patienten, unabhängig von Alter, Geschlecht und Art der Erkrankung (Gesundheitsbildungsfunktion). Die wesentlichen Aufgaben des Facharztes für Allgemeinmedizin liegen in der praxisgerechten und problemorientierten Diagnostik und Therapie, bevorzugt im unausgelesenen Krankengut (primärärztliche Funktion einschließlich Sieb- und Notfallfunktion), in der Früherkennung von Erkrankungen, insbesondere von Abwendbar gefährlichen Verläufen, in der Erkennung und Behandlung von milieubedingten Schäden, in der Einleitung von Rehabilitationsmaßnahmen sowie in der Integration der medizinischen, sozialen und psychischen Hilfen für die Kranken (soziale Integrationsfunktion) und in der gezielten Zusammenarbeit mit dem Spezialisten in Praxis und Klinik (Koordinationsfunktion).«*

Die Deutsche Gesellschaft für Allgemeinmedizin (DEGAM) hat die Allgemeinmedizin wie folgt definiert [24]:

> *»Allgemeinmedizin ist die Akut- und Langzeitbehandlung von kranken Menschen mit körperlichen und seelischen Gesundheitsstörungen und die ärztliche Betreuung von Gesunden unabhängig von Alter und Geschlecht unter besonderer Berücksichtigung der Gesamtpersönlichkeit, der Familie und der sozialen Umwelt.«*

9.1.1 Ziel der Weiterbildung

Der Weiterbilder tut sicher gut daran, dem Assistenten immer wieder anhand von konkreten und aktuellen Einzelbeispielen die *Grundlagen der Allgemeinmedizin in Theorie und Praxis* (vgl. 9.3.1) verständlich zu machen. Dabei soll auch auf die spezifischen Vorgehensweisen einschließlich Methoden und Techniken in Diagnostik und Therapie eingegangen werden.

> *»Ziel der Weiterbildung in der Allgemeinmedizin ist es, einen Arzt zu befähigen, voll verantwortlich und selbständig die Akut- und Langzeitbehandlung von kranken Menschen mit körperlichen und seelischen Gesundheitsstörungen und die ärztliche Betreuung von Gesunden unabhängig von Alter und Geschlecht unter besonderer Berücksichtigung der gesamten Persönlichkeit, der Familie und des sozialen Umfeldes in der Allgemeinpraxis übernehmen zu können.«* [24]

Die (Muster-)Weiterbildungsordnung des 100. Deutschen Ärztetages in Eisenach vom Mai 1997 definiert »Inhalt und Ziel der Weiterbildung« (Anhang, 14.3):

> *»Vermittlung, Erwerb und Nachweis eingehender Kenntnisse, Erfahrungen und Fertigkeiten der Gesundheitsförderung, Prävention, Früherkennung von Krankheiten, Beratung, Diagnostik und Therapie, insbesondere beim unausgelesenen Krankengut unter Berücksichtigung der biologischen, psychischen und sozialen Dimensionen, in der Langzeitbetreuung chronisch Kranker, in den Maßnahmen der ersten ärztlichen Hilfe beim Notfallpatienten, der Integration medizinischer, sozialer, pflegerischer und psychischer Hilfen einschließlich der Rehabilitation in den Behandlungsplan unter Einbezug des familiären und sozialen Umfeldes des Patienten.«*

9.1.2 Fachgebietsbegrenzung

Die (Muster-)Weiterbildungsordnung umfaßt eine kaum noch überschaubare Qualifikationsdifferenzierung durch Nachweise von
– Fachkunden (vgl. 3.2.10),
– Zusatzbezeichnungen (vgl. 3.2.9),
– Bereichen (vgl. 3.2.9),
– fakultativen Weiterbildungen (vgl. 3.5),
– Schwerpunkten,
– Gebieten (vgl. 3.2.2).

Es ist verständlich, daß jede ärztliche Gruppierung mit Spezialinteressen versucht, auf der Qualifikationsleiter möglichst bis zur höchsten Stufe, der *Anerkennung als Gebiet*, zu gelangen. Dabei gerät besonders die Allgemeinmedizin als der klassische Vertreter der gesamten angewandten Heilkunde in Gefahr, einzelne traditionell wahrgenommene Tätigkeiten und Funktionen an die Vertreter dieser Spezialinteressen (z. B. Allergologen, Phlebologen, Schmerztherapeuten, Diabetologen, Geriater etc.) zu verlieren [66].

Durch die Schaffung *»hausärztlicher Exklusivleistungen«* innerhalb des EBM '96 wurde ein weiterer Auftrag des Sozialgesetzes vollzogen, *wonach Leistungen festzulegen sind, die ausschließlich vom Hausarzt abrechenbar sind (§ 87 SGB V).*

Eine *Begrenzung des Fachgebietes Allgemeinmedizin* sowohl von sozialrechtlicher Seite (SGB) als auch von standesrechtlicher Seite (Weiterbildungsordnung, EBM) ist sinnvoll und berechtigt, nicht zuletzt auch, um innerärztliche Verteilungskämpfe vermeiden zu helfen. Solche Begrenzungen dürfen jedoch nicht Kernelemente des hausärztlichen Versorgungsauftrages betreffen.

9.1.3 Psychosomatische Grundversorgung

Unter die sog. Gesprächs- und Betreuungsleistungen fallen auch die Tätigkeiten der *»psychosomatischen Grundversorgung«*. Damit haben die Vertragspartner der Gesetzlichen Krankenversicherung der Tatsache Rechnung getragen, daß die psychiatrische Versorgung der Bevölkerung durch Hausärzte einerseits und Nervenärzte andererseits sich in Umfang und Inhalt unterscheidet (abgesehen von jenen Fällen, in denen diese Leistungen durch Hausärzte mit entsprechender Zusatzqualifikation erbracht werden). Damit wurde also eine weitere Abgrenzung der Gebiete (vgl. 9.1.2) vollzogen.

Die Abrechenbarkeit bestimmter Gebührenordnungsnummern ist an bestimmte Qualifikationsvoraussetzungen für Ärzte zur Durchführung der psychosomatischen Grundversorgung gebunden. Diese sind in den Psychotherapievereinbarungen mit den Pflichtkrankenkassen vom

»Maßnahmen der psychosomatischen Grundversorgung nach dem Leistungsinhalt der GNrn. 850, 851 BMÄ darf mit Einwilligung der für den Kassenarztsitz zuständigen KV ein an der kassenärztlichen Versorgung teilnehmender Arzt ausführen, wenn er seiner KV
- eine mindestens 3jährige Erfahrung in selbstverantwortlicher ärztlicher Tätigkeit,
- den Erwerb von Kenntnissen in der psychosomatisch orientierten Krankheitslehre sowie
- reflektierte Erfahrungen über die psychosomatische und therapeutische Bedeutung der Arzt-Patienten-Beziehung
nachweist.«

01.10.1990 in § 2 Abs. 6 festgelegt; gleichlautende Voraussetzungen finden sich ebenfalls im § 2 Abs. 6 der Anlage 1 Arzt-Ersatzkassen-Vertrag: Ärzte, die eine solche Qualifikation nicht besitzen, können ihre »psychosomatischen Gespräche« lediglich nach niedriger bewerteten Ziffern abrechnen [15].

Aus Zeugnissen und Bescheinigungen muß seit dem 01.01.1994 hervorgehen, daß
– die entsprechenden Kenntnisse und Erfahrungen in einem Umfang von insgesamt mindestens 80 h erworben wurden.

Im Rahmen dieser Gesamtdauer müssen gesondert belegt werden:
– Theorieseminare von mindestens 20 h Dauer, in denen Kenntnisse zur Theorie der Arzt-Patienten-Beziehung, Kenntnisse und Erfahrungen in psychosomatischer Krankheitslehre und der Abgrenzung psychosomatischer Störungen von Neurosen und Psychosen und Kenntnisse zur Krankheiten-Dynamik, Interaktion in Gruppen, Krankheitsbewältigung (»Coping«) und Differentialindikation von Psychotherapieverfahren erworben wurden;
– Reflexion der Arzt-Patienten-Beziehung durch kontinuierliche Arbeit in Balint- oder Selbsterfahrungsgruppen von mindestens 30 h Dauer (d. h. bei Balint-Gruppen mindesten 15 Doppelstunden);
– Vermittlung und Einübung verbaler Interventionstechniken von mindestens 30 h Dauer.

Die Kenntnisse und Erfahrungen müssen in anerkannten Weiterbildungsangeboten und die Reflexion der Arzt-Patienten-Beziehung bei anerkannten Balint-Gruppen-Leitern bzw. anerkannten Supervisoren erworben worden sein [15].

Die sog. Seminarweiterbildung (vgl. 10) beinhaltet bereits die Vermittlung der geforderten 80 h in psychosomatischer Weiterbildung.

9.2 Der klinische Weiterbildungsabschnitt

Der *Weiterbildungsabschnitt in der Klinik* im Rahmen der allgemeinmedizinischen Weiterbildung ist für den Jungarzt nicht nur eine Gelegenheit, sich die entsprechenden Kenntnisse und Fertigkeiten in den praktischen medizinischen Grundlagenfächern anzueignen, sondern auch eine erste Möglichkeit der Begegnung mit der teilweise ganz anderen Welt und Denkweise des »Praktikers draußen«; solche Kontakte erfolgen i. allg. im Rahmen der Einweisung von Patienten.

Der Chefarzt sollte seine Jungärzte anhalten, sich vor abfälligen und vorschnellen Urteilen über die Einweisungsindikation und -umstände des Hausarztes zu hüten. Das wäre sicherlich ein Beitrag zur dringend benötigten besseren Kollegialität unter den Ärzten (Abb. 16) [11].

Die gedankenlose und manchmal überheblich wirkende Haltung des Jungarztes gegenüber dem Arzt an der ersten ärztlichen Linie rührt daher,

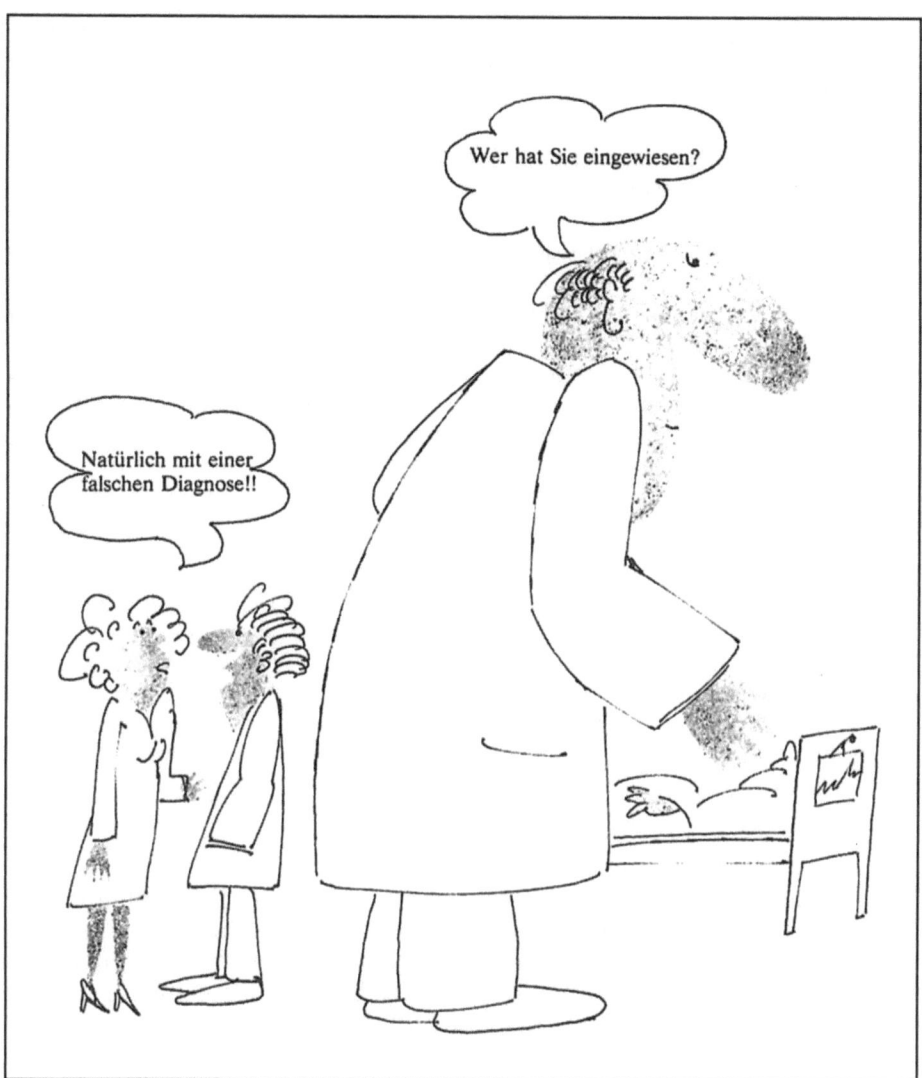

Abb. 16. Kein Beitrag zur Kollegialität zwischen Klinik und Praxis. (Nach [11])

daß die Assistenten im Laufe ihrer Ausbildung und Weiterbildung fast ausschließlich Kontakt mit Spezialisten haben.

Wer sich näher mit der klinischen Weiterbildung der zukünftigen Allgemeinärzte beschäftigt, stößt unweigerlich auf die Begriffe *»große«* und *»kleine« Fächer*.

Im entlegenen Provinzkrankenhaus werden die »kleinen Fächer« von den »großen Fächern« mitbetreut: Der Allgemeinchirurg tonsillektomiert auch, operiert im Kieferbereich oder entfernt die Prostata u. v. a. m. Analog kümmert sich der Allgemeininternist um die Haut-, Geschlechts-, Nerven- und Geisteskrankheiten etc. In den Großkliniken der Großstädte sind (zahlenmäßig betrachtet) die meisten Ärzte und die meisten Hilfskräfte für die meisten Patienten in den internen, pädiatrischen, chirurgischen und geburtshilflich-gynäkologischen Abteilungen tätig. Das mag dazu beigetragen haben, speziell bei diesen Fächern von den »großen Fächern« zu reden.

Die »kleinen Fächer« verfügen dagegen über weniger Betten, weniger Ärzte und weniger sonstiges Personal und relativ wenige Kranke. Allein durch diese verschiedenen »Machtpositionen« bekommt das Wort der Repräsentanten aus den Bereichen der »großen Fächer« mehr Gewicht. So nimmt es nach R. N. Braun nicht wunder, wenn die großen Fächer für wichtiger gehalten werden als die kleinen. Und ebenso ist es nicht verwunderlich, wenn sich das auch in der Weiterbildungsordnung für die Allgemeinmedizin widerspiegelt [11].

Merke:

Im Hinblick auf die Praxis der Allgemeinmedizin gibt es – berufstheoretisch gesehen – keine »großen« und keine »kleinen« Fächer. Diese Unterscheidung gilt, wenn überhaupt, nur innerhalb der Klinik. Für den Allgemeinarzt sind alle Fächer gleichwertig (Abb. 17). Für ihn gibt es nur die Gesamtheit der wichtigen (weil obligat und potentiell bedrohlichen) und der weniger wichtigen (weil meist harmlosen) Krankheiten. Im übrigen hat jedes Fach mit bedrohlichen Krankheiten zu tun [11].

Der Jungarzt sollte also nach Braun bereits vor seinem Praxiseintritt nicht nur Examenskenntnisse über die Krankheiten besitzen, sondern die wichtigsten und häufigsten von ihnen in den Krankenhäusern möglichst auch lückenlos zu Gesicht bekommen haben. Dabei ist zu bedenken, daß die Krankenhäuser durch ihr Einzugsgebiet im Jahr ein Vielfaches davon bieten, was der Jungarzt in seiner Einzelpraxis jährlich erleben wird.

Beachte:

Liefern etwa 30 Praktiker auf eine interne Abteilung ein, so sieht der Assistenzarzt in einem Jahr ebenso viele Fälle, welche die inneren Organe betreffen, wie er später in 30 Praxisjahren bzw. in einem ganzen Berufsleben zu Gesicht bekommen wird [11].

Im großen und ganzen werden es dieselben Fälle sein, wie sie der junge Klinikassistent später einmal selbst als Praxisassistent einweisen wird. Das allein macht die Krankenhaustätigkeit lohnend, auch wenn der

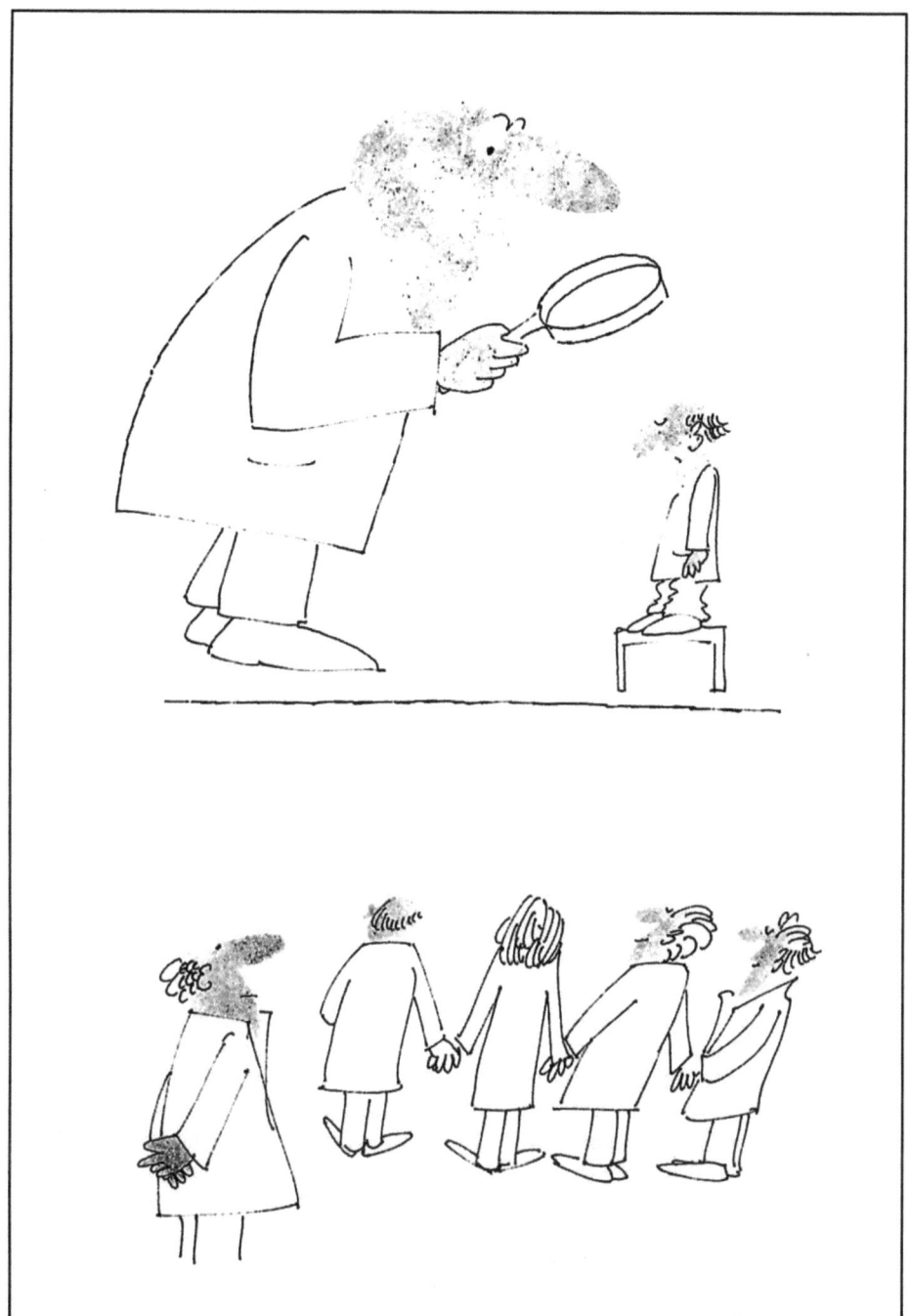

Abb. 17. Die Begriffe »große« und »kleine« Fächer gelten – wenn überhaupt – nur innerhalb der Klinik (oben). Für den Allgemeinarzt sind alle Fächer gleichwertig.(Nach [11])

Praktiker in der Allgemeinmedizin methodisch dann ganz anders vorgehen muß.

Soll jedoch die Weiterbildung optimal sein, dann dürfte der in Weiterbildung stehende Arzt nicht nur Handlangerdienste in der Klinik leisten. Er beabsichtigt ja nicht, sich im Fach »hochzudienen« oder eine Weiterbildung zum Spezialisten in diesem Fach zu absolvieren. Er sollte auf den Abteilungen vielmehr im Hinblick auf seinen speziellen Weiterbildungszweck als ein »Gast« betreut werden, dem gegenüber man besondere Verpflichtungen hat [11].

9.3   Die Weiterbildung in der Allgemeinpraxis

Der »ganz anderen Welt des Praktikers draußen« begegnet der Weiterbildungsassistent im allgemeinmedizinischen Abschnitt seines Curriculums.

Betrug in der 4jährigen (freiwilligen) Weiterbildung, die bis 1993 Gültigkeit hatte, der Mindestweiterbildungsabschnitt in der Allgemeinmedizin $^1/_2$ Jahr, so wurde er in der 3jährigen (Pflicht-)Weiterbildungsordnung von 1993/1994 (vgl. 3.2.4) auf eine Mindestzeit von 1 Jahr heraufgesetzt. Diese Relation von allgemeinmedizinischem Weiterbildungsabschnitt zu der Weiterbildungszeit in den spezialistischen Fächern (Innere Medizin und Chirurgie) ist mit gutem Grund zugunsten der Allgemeinmedizin verschoben worden: Der künftige Facharzt für Allgemeinmedizin kann allgemeinmedizinische Kenntnisse und Erfahrungen am besten eben nur im eigenen Fach erwerben. Das bedeutet natürlich nicht, daß er nicht ebenso über ein solides Fundament in den »klassischen klinischen Fächern« (vgl. 9.2) verfügen soll.

Freilich ist die derzeitige Gesamtweiterbildungszeit von 3 Jahren erheblich zu niedrig angesetzt, dies v. a. auch im Hinblick auf die umfangreichen Inhalte, wie sie in den »Richtlinien zum Inhalt der Weiterbildungsordnung« (vgl. 3.4) abgefordert werden.

Ein anderer Gesichtspunkt ist folgender: Die Assistenzärzte, welche noch nach der »alten« (4jährigen, freiwilligen) Weiterbildungsordnung den letzten Weiterbildungsabschnitt in der Allgemeinmedizin absolviert hatten, konnten auf eine vergleichsweise komfortable Weiterbildung im Krankenhaus in den verschiedenen klinischen Fächern zurückblicken und ihre diesbezüglichen Kenntnisse und Erfahrungen gut in die Allgemeinmedizin einbringen. In nicht wenigen Fällen hatten die Kollegen sogar eine komplette Facharztweiterbildung bereits absolviert (vgl. 8.4). So wiesen bei dem einen von uns noch bis Anfang der 90er Jahre von den bis dahin beschäftigten 38 Assistenten eine abgeschlossene oder nahezu abgeschlossene Weiterbildung auf: 3 in Gynäkologie, 2 in Neurologie und Psychiatrie, je 1 in Pädiatrie und Innerer Medizin.

Die Jungärzte, die nach der »neuen« (3jährigen, obligaten) Weiterbildung ausgebildet werden, kommen mit relativ schmaler klinischer Basis in die Praxis. Bis zu $^2/_3$ von ihnen haben bereits ihren Weiterbildungsabschnitt in der Inneren Medizin absolviert, viele von ihnen allerdings davon auf z.T. hochspezialisierten Abteilungen wie Kardiologie, Gastroenterologie oder Rheumatologie. Das Krankengut (und die entsprechende diagnostische und therapeutische Vorgehensweise) dieser Spezialkliniken und -abteilungen unterscheiden sich verständlicherweise erheblich von dem breiten, unausgelesenen Krankengut, wie es heute noch an vielen, meist in der Peripherie gelegenen Krankenhäusern der Grundversorgung angetroffen wird.

So kommt es, daß die Assistenzärzte in der Allgemeinpraxis häufig noch nicht sämtliche Punkte der »Richtlinien zum Inhalt der Weiterbildungsordnung« (vgl. 3.4) erfüllt haben (z. B. Proktoskopie, automatische Langzeitblutdruckmessung, Spirometrie) und diese Leistungen jetzt in einer entsprechend ausgerüsteten Allgemeinpraxis »selbständig durchführen und befunden« müssen. Hier ist es durchaus denkbar, daß es in der Allgemeinpraxis zu gewissen »Engpässen« kommen kann, so daß sich die vorgesehene *Mindest*weiterbildungszeit möglicherweise nicht einhalten läßt. Eine weitere Konsequenz davon wird sein, daß der Jungarzt durchaus auch die allgemeinmedizinische Weiterbildungsstätte wird wechseln müssen, sofern die eine oder andere Weiterbildungsstätte nicht über die betreffenden Untersuchungs- und Behandlungsverfahren verfügt oder nicht die vorgeschriebenen Richtzahlen aufgrund des Krankengutes realisieren kann.

Merke:

Das Wesentliche des allgemeinmedizinischen Weiterbildungsabschnittes ist nicht der Erwerb spezieller apparativer Kenntnisse, die in der Klinik nicht erworben werden konnten, sondern das ganz andere Umgehen mit dem Unausgelesenen Krankengut (vgl. 9.3.1 und 9.3.2.1). Der Assistent erlebt zum ersten Male, welche Anforderungen in der Allgemeinpraxis gestellt werden, denen er später gewachsen sein muß.

Während die Famulatur (vgl. 2.2) nur einen allgemeinen Eindruck von der Vielfalt der allgemeinmedizinischen Beratungsprobleme vermitteln konnte, erfolgt in der Praxisphase der Einstieg in die Probleme selbst und ihre Lösungsmöglichkeiten unter den Bedingungen des Praxisalltags.

Wenn der Assistent offene Augen hat, dann sieht er, wie sich die medizinischen Fragen in der Praxis in ganz anderem Zusammenhang darstellen als im Krankenhaus. Er erlebt, wie theoretisches Wissen in die Praxis umzusetzen ist, und er muß erkennen, daß die besten medizinischen Ratschläge Schiffbruch erleiden, wenn der Hausarzt nicht individuell auf den einzelnen Patienten eingeht und wenn er kein Verständnis aufbringt für dessen besondere psychische und soziale Situationen [47].

Beachte:

Am wichtigsten wird es während der Praxisphase für den Jungarzt sein zu erleben, daß sich die Allgemeinmedizin nicht als die Summe einer Unzahl von spezialistischen Fächern präsentiert, was ihr gemeinhin den Vorwurf eines »*Querschnittsfaches*« eingetragen hatte, sondern daß die Allgemeinmedizin ein eigenständiges, wissenschaftlich berufstheoretisch begründetes Fachgebiet ist, das über eine eigene Fachsprache verfügt, über zahlreiche eigene Standards in der programmierten Diagnostik und über eine Fülle verschiedener Behandlungsstrategien.

9.3.1 Theorie der Allgemeinmedizin

Die Allgemeinmedizin kann ihrem Wesen nach keine Konzentration auf bestimmte Gruppen von Krankheiten sein. Vielmehr ist sie mit allen Erkrankungen befaßt. Dadurch vermag der an der ersten Linie arbeitende Arzt das unausgelesen an ihn herangebrachte Gut von Beratungsursachen rasch und vernünftig zu versorgen [12]. Die *theoretische Basis der Allgemeinmedizin* als Prototyp der angewandten Heilkunde beruht daher nicht auf der klassischen klinischen Krankheitenlehre, sondern auf den *Fällen*, also auf den *Beratungsergebnissen (BE)* der Allgemeinpraxis und ihrem regelmäßig häufigen Vorkommen (vgl. 9.3.1.1; [75]).

Im »Konzept Allgemeinmedizin« (Abb. 18) steht die *Theorie der Allgemeinmedizin* im Mittelpunkt aller Überlegungen. Zu diesen Bausteinen für das wissenschaftliche Gebäude der Allgemeinmedizin gehören u. a. die diagnostischen Programme (vgl. 9.3.1.8) sowie eine spezifische allgemeinmedizinische Fachsprache (»Kasugraphie«) (vgl. 9.3.1.3). Für das therapeutische Vorgehen fehlen in unserem Fach derzeit »Standards«. Hier wird überall meist noch intuitiv oder nach den für die Praxisbedürfnisse nicht evaluierten Standards der Spezialisten vorgegangen.

Nach Kant gibt es »*nichts Praktischeres als eine gute Theorie*«. Letztlich dient also eine solche theoretische Untermauerung des eigenen Tuns einer höheren Qualifikation des Allgemeinarztes und damit einem *Mehr an Qualität* in seiner täglichen Berufsausübung [75].

9.3.1.1 Fälleverteilung

Der deutsche Statistiker v. Lexis hatte bereits 1914 daran gedacht, daß das Krankwerden der Menschen eine biologische Massenerscheinung sein könnte. Er verfügte jedoch über keine Fakten, um seine Meinung zu stützen. Der praktische Arzt R. N. Braun vermutete aufgrund seiner ersten Marburger Praxiseindrücke im Jahr 1944, daß es gewisse Regelmäßigkeiten gibt, welche die Morbidität betreffen.

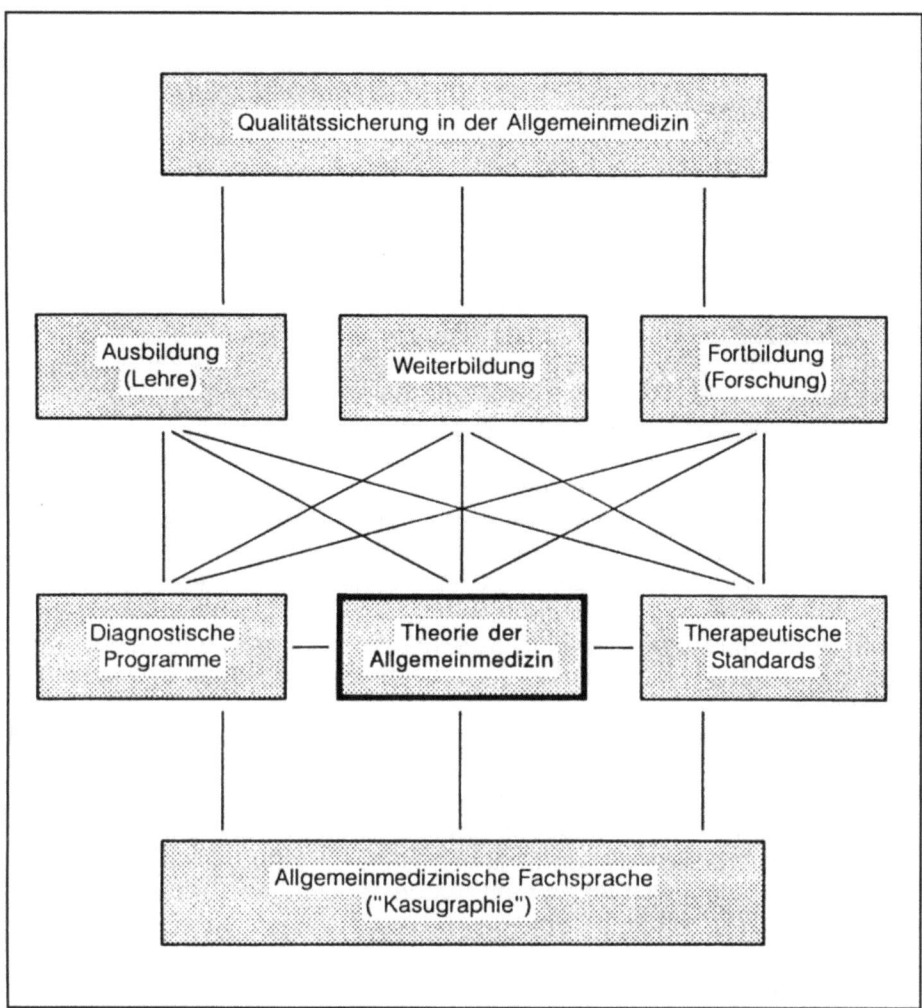

Abb. 18. Konzept der Allgemeinmedizin. Die Theorie steht im Mittelpunkt aller Überlegungen. (Nach [78])

Braun bestätigte seine Vermutungen durch Fällestatistiken aus der eigenen Praxis über die Jahre 1944–1954, ebenso durch 16 weitere Einjahresstatistiken (1954–1980). 10 Einjahresstatistiken von Prosénc, eine Einjahresstatistik von Göpel, 5 Einjahresstatistiken von Landolt-Theus (sowie von Danninger) lieferten weitere Beweise für diese Vermutung [22, 76].

Dieses Phänomen hatte R.N. Braun erstmals 1955 publiziert und als *Fälleverteilungsgesetz* bezeichnet. Dabei ist (Natur-) »Gesetz« als »regelmäßiges Vorkommen« bzw. »regelmäßiges Verhalten wahrnehmbarer Dinge« bzw. als ein »inneres Ordnungsprinzip« zu verstehen:

Definition:

> **Fälleverteilung**
> »Menschen, die unter ungefähr gleichen Bedingungen leben, sind dem Faktor Gesundheitsstörungen mit ungefähr gleichen Ergebnissen unterworfen. Ausgenommen davon sind unverbundene Massenerscheinungen wie Seuchen und Katastrophen« [8].

Der Schweizer Landolt-Theus hat das von Braun beschriebene biologische Phänomen in seinen 5 Einjahresstatistiken (1983–1988) untersucht und bestätigt: Etwa 300 Positionen von den derzeit rund 40.000–60.000 beschriebenen und voneinander abgrenzbaren Krankheiten und Syndromen machten 98% aller Fälle seiner Allgemeinpraxis aus. Bei Braun war es 1977–1980 ebenso. Mit diesen rund 300 Positionen hat es also der Allgemeinarzt in einer durchschnittlich großen Praxis mindestens einmal pro Jahr zu tun [61]. Zu weitgehend identischen Ergebnissen kommt jüngst der Österreicher H. Danninger in seinen 5 Einjahresstatistiken (1991–1996) [22].

Die Aufschlüsselung dieser regelmäßig häufigen und nicht mehr regelmäßig häufigen Praxisfälle ist ausführlich dargestellt in Mader FH, Weißgerber H: Allgemeinmedizin und Praxis.[1]

Ein Blick in die Häufigkeitsreihungen solcher Fällestatistiken (Tabelle 24) ermöglicht es jedem jungen Arzt, rasch und ziemlich genau zu ersehen, was ihn an Berufsarbeit in der Allgemeinpraxis später erwartet. Der erfahrene Arzt wiederum wird dagegen erkennen können, daß die Häufigkeiten der Fälle, sofern sich die dort verwendeten Begriffe mit seinen eigenen vergleichen lassen, weitgehend mit seinen unbewußten Erfahrungen übereinstimmen ([75]; vgl. 9.3.1.3).

9.3.1.2 Prozeßgerechte Klassifizierungen

Ein weiteres wesentliches Ergebnis der berufstheoretischen Forschung in der Allgemeinmedizin war der schon vor Jahrzehnten erbrachte Nachweis, daß sich in einer Allgemeinpraxis – auch unter der üblichen Zusammenarbeit mit den Spezialisten in Klinik und Praxis – nur in 1 von 10 allgemeinmedizinischen Fällen, also in rund 10%, eine exakte Diagnose im Sinne einer überzeugenden Zuordnung zu einem wissenschaftlichen Krankheitsbegriff stellen läßt.

In der überwiegenden Mehrheit wird der Allgemeinarzt den jeweiligen Fall klassifizieren als

---

[1] Mader FH, Weißgerber H (1999) Allgemeinmedizin und Praxis. Anleitung in Diagnostik und Therapie. Mit Fragen zur Facharztprüfung, 3. Aufl. Springer, Berlin Heidelberg New York Tokyo
[2] Das Problem der einheitlichen Fachsprache wird ausführlich unter 9.3.1.3 erörtert.

Tabelle 24. Auszugsweise Darstellung der 30 häufigsten Beratungsergebnisse von insgesamt 19082 aus dem unausgelesenen Krankenheit des Schweizers P. Landolt-Theus (Stadtpraxis) der Jahre 1983–1988, aufgeschlüsselt nach durchschnittlichem Häufigkeitsrang und Häufigkeit in ‰ im Vergleich zu den Zahlen des Österreichers R.N. Braun (Landpraxis) der Jahre 1977–1980. Bereits die 100 häufigsten Beratungsergebnisse von Landolt-Theus zeigen eine Übereinstimmung in 88% mit den Häufigkeitsreihungen von Braun

P. Landolt- Theus *1983–1988*				R.N.Braun *absolut 1977–1980*
Rang	*Beratungsergebnis (BE)*	*[‰]*	*n*	*Rang*
1	Myalgien, einfache	71,9	1372	3
2	Fieber, uncharakteristisches (UF)	55,5	1060	1
3	Afebrile Allgemeinreaktion (AFAR)	33,0	629	10
4	Arthropathie und Periarthropathie	27,8	530	4
5	Kontusion	24,2	462	18
6	Hypertonie	23,3	445	2
7	Hautwunden	21,3	406	13
8	Kreuzschmerzen	19,9	379	7
9	Erbrechen und/oder Durchfall	18,3	350	11
10	Schwindel	16,0	305	12
11	Präkordiale Schmerzen	14,4	274	24
12	Zerumen	13,5	258	31
13	Kopfschmerzen	13,5	257	16
14	Tonsillitis acuta/Angina tonsillaris	12,8	244	33
15	Otitis media acuta	12,7	243	20
16	Schlafstörungen, Agrypnie	12,5	239	28
17	Ekzem	11,6	222	8
18	Abdomenopathie, sonstige	11,0	210	21
19	Arthrose	11,0	210	48
20	Husten, afebriler	10,3	196	6
21	Rhinitis, afebrile (Schnupfen)	10,3	196	35
22	Distorsio pedis	10,1	192	37
23	Nervosität	9,9	188	22
24	Verruca, Warze	9,6	184	41
25	Herzinsuffizienz, chronische	9,1	173	9
26	Harnwegsinfekt, Zystitis	8,7	166	76
27	Oberbauchschmerzen, Epigastralgie	8,6	164	58
28	Diabetes mellitus	8,4	161	15
29	Gewichtszunahme, Adipositas	8,3	158	45
30	Neuralgie	8,0	152	5

- Symptom (in rund 25% der Fälle; z. B. »Sodbrennen«, »uncharakteristischer Schwindel«),
- Symptomgruppe (in rund 25% der Fälle; z. B. »uncharakteristisches Fieber«, »uncharakteristische Bauchschmerzen«) oder als
- Bilder von Krankheiten (in rund 40% der Fälle), wobei die zweifelsfreie Zuordnung zu einem exakten Krankheitsbegriff noch nicht möglich ist (z. B. »Masern«, »eitrige Tonsillitis« oder »Psoriasis«, solange der Erregernachweis bzw. das histologische Ergebnis fehlen).

Exakte Diagnosen im Sinne dieser stringenten Anwendung der Klassifizierung sind beispielsweise eine »2 cm breite und oberflächliche Schnittwunde«, ein »sichtbarer Fremdkörper auf der Hornhaut«, eine »Fraktur der Rippe IX links bei positivem Röntgenbefund«, »Dupuytren-Kontraktur der 4. und 5. Finger der rechten Hand«, Zerumenpfropf rechts »nach Ausspülung eines Ohrschmalzpfropfens«.

Merke:

Rund die eine Hälfte aller Beratungsprobleme in einer Allgemeinpraxis sind Symptome im weitesten Sinn, die andere Hälfte machen exakte Diagnosen oder diagnosenahe Zuordnungen aus. Das ist die Realität des Praxisalltages und zugleich ein Charakteristikum der Allgemeinmedizin.

9.3.1.3 Fachsprache, Kasugraphie

Wie die Regelmäßigkeiten wesentlicher Bestandteil eines jeden Faches sind, so gehört auch die *Fachsprache* zu einem Fach. Eine spezifische allgemeinmedizinische Sprache, die auch wissenschaftlichen Kriterien genügen kann und allgemein anerkannt ist, fehlt bisher weitgehend. Gerade bei den häufigsten Beratungsergebnissen bestehen erhebliche Unterschiede in der Benennung (vgl. 9.1.3.2).

Allein an der unterschiedlichen Handhabung des Erkältungsbegriffs im internationalen Schrifttum kommt zum Ausdruck, wie sehr jeder Praktiker letztlich gezwungen ist, das nomenklatorische Vakuum durch persönlich entwickelte Begriffe nach eigenem Vermögen auszuschmücken. Dies geschieht unbewußt, in verwirrender Weise und unter weitgehender Benutzung der gegebenen klinischen Krankheitszeichen. Diese erhalten folglich eine von Allgemeinarzt zu Allgemeinarzt wechselnde und vom klinischen Begriff mehr oder weniger weit entfernte 2. Bedeutung [9].

Es wird daher Aufgabe künftiger berufstheoretischer Forscher in der Allgemeinmedizin sein, ähnlich der an den Krankheiten orientierten und in den Lehrbüchern beschriebenen *Nosographie des Klinikers* eine an Fällen der Allgemeinmedizin orientierte *Kasugraphie*[1] *des Praktikers*, wie sie von Braun zusammen mit Landolt-Theus und Danninger bereits geschaffen wurde, weiter zu entwickeln.

Merke:

Während die Nosographie die klassischen *klinischen Krankheiten* beschreibt, hat die Kasugraphie die *Fälle* zum Gegenstand, wie sie sich im Alltag präsentieren.

---

[1] Landolt-Theus P, Braun RN, Danninger H (1994) Kasugraphie. Benennung der regelmäßig häufigen Fälle in der Allgemeinpraxis, 2. Aufl. Kirchheim-Verlag, Mainz

Die Kasugraphie hat den Zweck, gleichartige Fälle, die bisher verschieden bezeichnet wurden, nur noch einem einzigen Begriff zuzuordnen [78].

9.3.1.4 Zeitfaktor

Trotz der Bedeutung seines Faches (»Tragende Säule der sozialen Sicherheit« – vgl. 9.1) ist der Allgemeinarzt gezwungen, die Beratungen seiner Patienten meistens in kurzer Zeit durchzuführen.

Kein Staat der Erde verfügt über die nötigen Mittel, um jedem einzelnen Erkrankten eine tiefschürfende ärztliche Befragung und Untersuchung zu finanzieren. Die Regeln der klinischen Diagnostik können übrigens nicht einmal bei dem kleinen Bruchteil jener Patienten voll eingehalten werden, deren Versorgung im hochspezialisierten Krankenhaus erfolgt [11].

Selbst unter idealen Bedingungen kann bei der Masse der allgemeinärztlichen Patienten für die »nackte« Diagnostik und Therapie höchstens mit insgesamt durchschnittlich 7–9 min kalkuliert werden [78]. Nach Angaben der Verden-Studie liegen bei rund 50% der Behandlungsanlässe beim Allgemeinarzt die Kontaktzeiten unter 1,5 min, bei 40% zwischen 2 und 10 min, beim Rest darüber [80].

Die Allgemeinmedizin wird also sehr wesentlich vom *Zeitfaktor* geprägt. Man muß ihn akzeptieren, will man die angewandte Medizin begreifen [10, 82].

Im übrigen hat die Entwicklung der letzten Jahrzehnte gezeigt, daß trotz zunehmender Ärztezahlen die für den einzelnen Patienten in der Allgemeinpraxis verfügbare Zeit nicht zugenommen hat. Um nur einen Grund dafür zu nennen: Die Versicherten werden immer mehr dazu motiviert, schon bei minimalen Gesundheitsstörungen, ja auch dann, wenn sie sich gesund fühlen, ihren Hausarzt zu beanspruchen [23].

9.3.1.5 Abwartendes Offenlassen

Der Begriff *abwartendes Offenlassen* wurde durch die berufstheoretische Forschung von R.N. Braun in den 60er Jahren in die Medizin eingeführt. Die bewußte Anwendung des Begriffs *abwartendes Offenlassen* schützt den Arzt davor, in der diagnostischen Aufmerksamkeit nachzulassen. Selbstverständlich ist dazu auch die volle Mitarbeit des Patienten erforderlich (*»geteilte Verantwortung«*).

Definition:

> ### Abwartendes Offenlassen
> Der Begriff »abwartendes Offenlassen« drückt aus: das diagnostische Problem ist mehr oder weniger offen, d. h. die überzeugende Zuordnung zu einem Krankheitsbegriff war nicht möglich. Nicht die »Diagnose« wird abwartend offen gelassen, sondern der Fall.

Die vermeintliche diagnostische Sicherheit bei *vorzeitiger* Diagnosestellung läßt den Arzt in die Falle der Banalität und in die Falle der atypischen Verläufe geraten. Das *kontrollierende Beobachten* hat daher zum Ziel,

- bei jeder weiteren Beratung die Klassifizierung zu überprüfen und entsprechend zu handeln sowie möglicherweise weitere Ebenen der Diagnostik in Anspruch zu nehmen,
- Abwendbar gefährliche Verläufe (AGV) (vgl. 9.3.1.6) zu bedenken,
- die Falle der Banalität und atypischen Verläufe zu umgehen,
- die Therapie auf die Klassifikation auszurichten.

Der Zeitraum des abwartenden Offenlassens kann bis zu mehreren Wochen betragen. Während dieser Zeit verschwinden in sehr vielen Fällen die geklagten oder beobachteten Beschwerden völlig. Bei anderen Fällen wird eine weitere Diagnostik für den Hausarzt, seltener eine Diagnostik im spezialistischen Bereich und in einigen wenigen Fällen die Einweisung in die Klinik erforderlich sein, besonders wenn ein abwendbar gefährlicher Verlauf (AGV) zu befürchten ist (vgl. 9.3.1.6;[64]).

9.3.1.6 Abwendbar gefährlicher Verlauf (AGV)

Der Begriff »*abwendbar gefährlicher Verlauf*« wurde ebenfalls durch die berufstheoretische Forschung von R.N. Braun in den 60er Jahren in die Medizin eingeführt.

Definition:

> **Abwendbar gefährlicher Verlauf (AGV)**
> Die Formulierung »abwendbar gefährlicher Verlauf« (AGV) lenkt die Aufmerksamkeit auf *bedrohliche* Gesundheitsstörungen. Das Beiwort »*abwendbar*« betont die hohe Verantwortung des Arztes und damit die Notwendigkeit der Anwendung diagnostischer Handlungsanleitungen (vgl. 9.3.1.8).

In der Verteilung der regelmäßig häufigen Vorkommnisse in der Allgemeinmedizin (vgl. 9.3.1.1) spielen die abwendbar gefährlichen Verläufe nur eine geringe Rolle. Trotz ihrer Seltenheit sind sie jedoch im diagnostischen Alltag von eminenter Bedeutung.

> **Merke:**
> Die überragende Dominanz des Banalen im unausgelesenen Krankengut bedeutet für die Ärzte in der Praxis eine stete Herausforderung, darüber hinaus nicht die gefährliche Seltenheit zu vergessen.

Ob es sich tatsächlich um eine Bagatelle gehandelt hatte, weiß man erst im nachhinein. Die programmierte Diagnostik (vgl. 9.3.1.8) sorgt jedoch automatisch dafür, daß die wichtigsten seltenen AGV nicht vergessen werden [65].

Der Arzt muß immer an einen AGV denken, besonders an einen atypischen Verlauf. Ein gutes Beispiel dafür ist das klassische »Bild einer akuten Gastritis«, hinter deren ganz typischer Symptomatik sich z. B. eine völlig atypisch verlaufende, akute Wurmfortsatzentzündung verbergen kann [78].

Merke:

Ein »typisches« Krankheitsbild darf niemals Anlaß sein, auf eine Falsifizierung (»Sieht so aus wie..., aber was ist es wirklich?«) zu verzichten.

Wenn ein abwendbar gefährlicher Verlauf zu befürchten ist, muß der Patient während dieser Zeit durch den Hausarzt stets unmißverständlich darüber aufgeklärt werden, wann er sich, ggf. bei welchen Symptomen, an wen (z.B. Hausarzt, Klinik) zu wenden hat. Dies sollte auch in der Krankenakte des Patienten schriftlich festgehalten werden (=Dokumentation).

Ein solches Vorgehen ist ein weiterer Schritt auf dem Weg zur *Qualitätssicherung* in der Allgemeinmedizin.

9.3.1.7 Multiple Beratungsprobleme

Es gibt zahlreiche Statistiken darüber, daß der Allgemeinarzt durch seine Patienten anläßlich derselben Konsultation mit wesentlich mehr als einem einzigen Beratungsproblem konfrontiert wird. Die Literaturangaben schwanken zwischen $1^1/_2$ und 8 Klassifizierungen pro Patient [1].

Unkorrekterweise wird im Praxisjargon hierfür gerne das Wort »Multimorbidität« verwandt, die berufstheoretische Fachsprache schlägt dagegen die Bezeichnung »*multiple Beratungsprobleme*« vor.

9.3.1.8 Programmierte Diagnostik

Die Weiterbildung zum Allgemeinarzt darf nicht nur auf die Vermittlung von Fertigkeiten und Fähigkeiten in der Allgemeinpraxis reduziert sein. Vielmehr muß der Assistent auch lernen, qualitätsorientiert und qualitätsstandardisiert zu arbeiten.

Ein solcher Baustein im »Qualitätskonzept Allgemeinmedizin« (Abb. 18 in Kap. 9.3.1) sind die *programmierte Diagnostik* als erstes originäres und spezifisches Werkzeug in der Allgemeinmedizin.

Definition:

> **Programmierte Diagnostik**
> Die programmierte allgemeinmedizinische Diagnostik mittels Handlungs-
> anweisungen ist ein allgemeinmedizinisches, spezifisches Werkzeug, mit
> dem der Allgemeinarzt bei seinen Problemfällen primär so effektiv arbeiten
> kann, daß dabei das Häufige wie das weniger Häufige, das Typische wie
> das Atypische ebenso wie das abwendbar Gefährliche (vgl. 9.3.1.6) durch
> die Falsifizierung (vgl. 9.3.1.6) möglichst umfassend berücksichtig wird.

Derzeit gibt es 82 solcher Handlungsanweisungen[1]. Diese Programme
sind primär nicht dazu da, mehr »Diagnosen« zu stellen, sondern bedeuten ärztliches Arbeiten unter optimaler Ausnützung von Zeit und Mitteln.
Letztlich sind sie dazu da, dem Arzt ein standardisiertes und jederzeit
reproduzierbares diagnostisches Vorgehen zu ermöglichen, das sowohl
den Bedürfnissen der Praxis als auch den anerkannten Anforderungen der
medizinischen Wissenschaft genügt [14].
    Der Arzt darf beruhigt sein, auf diese Weise nichts Machbares zu unter-
lassen. Ohne Programm fällt ihm davon nachweisbar bestenfalls die Hälfte
ein. Die später bewußt werdenden »Versäumnisse« vergällen jedem Arzt
laufend das Berufsleben, wie dies hunderte von Ärzten in der Zeitschrif-
tenkolumne »Mein Fall«[2] beklagt haben.

9.3.2 Tätigkeitsspektrum der Allgemeinarztes

Die Spezifität des Fachgebietes Allgemeinmedizin läßt sich – aufs
äußerste komprimiert – mit folgenden Charakteristika beschreiben:

Bedingungen der Allgemeinmedizin

Die Allgemeinmedizin hat es
– unabhängig von Alter und Geschlecht mit
– dem unausgelesenen Krankengut zu tun. Dabei muß der Allgemeinarzt
  stets
– die Gesetzmäßigkeit der Fälleverteilung, aber auch
– atypische Verläufe und
– abwendbar gefährliche Verläufe (AGV) bedenken und
– in vertrauensvoller Zusammenarbeit mit den Kranken,
  deren Angehörigen und den Spezialisten sich immer wieder fragen, wo

---

[1] Braun RN, Mader FH, Danninger H (1994) Programmierte Diagnostik in der Allgemeinmedizin.
82 Handlungsanweisungen für den Hausarzt, 3. Aufl., Springer, Berlin Heidelberg New York
Tokyo. Empfohlen von der Deutschen Gesellschaft für Allgemeinmedizin (DEGAM).
[2] Braun RN (1994) Mein Fall. Allgemeinmedizin für Fortgeschrittene. Springer, Berlin
Heidelberg New York Tokyo.

und wie lange er abwartend offenbleiben kann, wobei es ihm nur in einer bescheidenen Minorität aller Fälle möglich ist,
– eine wissenschaftlich exakte Diagnose zu stellen. – Das alles unter Herausforderung des raschen Beratens (vgl. 9.3.1.4; [78]).

Die Zusammensetzung des Patientengutes, das einem Weiterbildungsassistenten in einer Allgemeinpraxis begegnet, wurde in Abschn. 9.3.1.1 »Fälleverteilung« ausführlich dargestellt. Die Lektüre dieses Abschnitts kann dem Weiterbildungsassistenten, aber auch dem Praxisinhaber nachhaltig empfohlen werden.

Die verschiedenen »Fälle«, welche dem Allgemeinarzt im »unausgelesenen Krankengut« begegnen, lassen sich auch nach ihrem Beratungs- und Behandlungsbedarf zusammenfassen [27]:
– *akute* Beschwerden,
– *chronische* Gesundheitsstörungen,
– *soziale* Gründe,
– Fragen zur *Gesundheit,*
– zwischenmenschliche *Konflikte.*

Was tut der Allgemeinarzt wie häufig? Dazu gibt es eine Zusammenstellung aus einem Abrechnungsquartal in einer Berliner Einzelpraxis, welche dem Praxisneuling einen Einblick in den Arbeitstag eines Allgemeinarztes ermöglicht (Tabelle 25).

Die Arbeitsinhalte wie auch ihr jeweiliger zeitlicher Aufwand sind ganz wesentlich durch die unterschiedlichen Ärzte, ihre Mentalität, ihr Engagement, ihre Schwerpunkte und durch das Gesundheitssystem einschließlich des Honorierungssystems ärztlicher Leistungen bestimmt [1].

Tabelle 25. Was tut der Allgemeinarzt wie häufig? Abgerundete Durchschnittswerte bei 750 Berliner Patienten eines Abrechnungsquartals. (Nach [1])

An einem Arbeitstag:	
Konsultationen	45–80
Hausbesuche	2
Arbeitsunfähigkeitsschreibungen	9
Überweisungen	5
Ausführliche körperliche Untersuchungen	13
Psychotherapeutisch orientierte Gespräche	2
Längere Gespräche bei chronischen Erkrankungen	5
Blutabnahme	6
EKG-Ableitungen	1–2
i.m.-Injektionen	11
Mikrowelle	7
Verbände	3
In einer Arbeitswoche:	
Belastungs-EKG	1
Lungenfunktionstest	1

Einen Überblick über die diagnostischen und therapeutischen Maßnahmen in 14 allgemeinmedizinischen Praxen vermittelt die Zusammenstellung aus der sog. »Verden-Studie« (Tabelle 26).

Definition:

> ### Verdrängung durch fachärztlichen Wettbewerb – Prosénc-Phänomen B
> Fachärztlicher Wettbewerb übt auf die Fälleverteilung eines teilspezialisierten Allgemeinarztes keinen nivellierenden Einfluß aus, wenn der spezialistische Ruf des Allgemeinarztes verankert ist.

9.3.2.1 Praxisschwerpunkte

Bekanntlich wird die angewandte Heilkunde weltweit unter recht unterschiedlichen Rahmenbedingungen ausgeübt. Während manche Gesundheitssysteme primär keine Inanspruchnahme der Spezialisten vorsehen (z. B. Niederlande, Großbritannien), ermöglicht das deutsche Sozialversicherungssystem dem Patienten, von vornherein den Facharzt aufzusuchen, also die freie Inanspruchnahme aller niedergelassenen Ärzte: So werden hier Kinder vielfach primär zum Kinderarzt gebracht, Frauen gehen direkt zum Frauenarzt, Männer mit Störungen bei Wasserlassen zum Urologen oder Patienten mit Rückenschmerzen zum Orthopäden.

Tabelle 26. Häufigkeit von diagnostischen und therapeutischen Maßnahmen in % bei 5711 Arzt-Patienten-Kontakten in 14 allgemeinmedizinischen Praxen (sog. »Verden-Studie«) [80]

Diagnostik	[%]	Therapie	[%]
Keine	36,3	Rezeptverordnung	50,7
Verlaufsbefragung	30,5	Injektionen	13,0
Gezielte Anamnese/Untersuchung	17,3	Beratung zur Lebensführung	10,4
Zusätzlich mit technischen Hilfsmitteln	6,7	Keine	8,6
Systematische große Untersuchung	0,5	Physikalische Therapie	7,6
Größere diagnostische Maßnahmen	4,2	Ärztliche Eingriffe	2,5
		Arbeitsunfähigkeitsschreibung	2,5
		Überweisung zum Gebietsarzt	2,4
		Kur, Rehabilitation	1,0
		Krankenhauseinweisung	0,5
		Psychosoziale Maßnahmen	0,5
		Fremdbefragung	0,3
		Gesamt:	100,0

In Deutschland suchen derzeit knapp 60% der Patienten zuerst den Allgemeinarzt bzw. Praktischen Arzt auf, rund 40% konsultieren ohne Überweisung direkt den Spezialisten. Dieser Trend hat durch die Einführung der Krankenversicherungskarte (»Chipkarte«) zugenommen. Diese Fälle laufen zwar an der allgemeinmedizinischen Praxis vorbei, doch verändert das deren Krankengut nicht völlig *(Prosénc-Phänomen B)*.

Der burgenländische Praktische Arzt F. Prosénc arbeitete seine Krankenkartei der Jahre 1946–1956 im nachhinein nach den fällestatistischen Methoden und der Nomenklatur von Braun auf. Die Sonderinteressen von Prosénc galten den Erkrankungen des Auges und des Stützapparates. Dabei konnte er nachweisen, daß besondere *Weiterbildungs- und Interessenschwerpunkte des Praxisinhabers* zu einzelnen »Ausreißern« in der sonst üblichen statistischen Kurve führen *(Prosénc-Phänomen A)* [76].

Definition:

> **Besondere Interessen des Praxisinhabers –**
> **Prosénc-Phänomen A**
> Bei Allgemeinärzten, die selbst in einem spezialistischen Gebiet besonders weitergebildet sind und in der Allgemeinpraxis ein Schwergewicht auf diese Sparte legen, fallen diesbezüglich mehr Beratungsprobleme an.

Eine solche Schwerpunktbildung kommt auch in der Fällestatistik der eigenen Praxis zum Ausdruck: Gegen den Hintergrund einer Normalkurve der Fälleverteilung ragen die relativ und absolut vermehrten Fälle wie »Schornsteine« heraus.

> **Merke:**
> Das bevorzugte Interessengebiet des Praxisinhabers wird bei vorhandener Praxiskonkurrenz unter fälleverteilungsstatistischen Gesichtspunkten eher noch betont, d. h. die »Schornsteine« werden in einer durch die Konkurrenz verkleinerten Praxis paradoxerweise im Verhältnis dazu noch höher.

Viele Praxisinhaber, die zur Weiterbildung befugt sind, weisen erfahrungsgemäß Interessenschwerpunkte in ihrem Praxisspektrum auf. Solche *»Neigungsschornsteine«* machen oft einen beträchtlichen Anteil in den ärztlichen Leistungen der betreffenden Praxis aus und tragen in nicht unerheblichem Maße zum Ruf dieser Praxis und zur Bindung einer entsprechenden Patientenklientel an den Praxisinhaber bei.

> **Tip:**
>
> Jeder Praxisinhaber sollte einmal in einer ruhigen Stunde sich seine Fälleverteilung und seine möglichen »Neigungsschlote« im Sinne des Prosénc-Phänomens A vor Augen halten.

Die realistische Kenntnis der eigenen Praxisstruktur birgt für den Praxisinhaber selbst manchmal sogar eine interessante Überraschung und kann zugleich für den zur Weiterbildung anstehenden Jungarzt eine Entscheidungshilfe abgeben, welche ärztlichen Leistungen speziell in dieser Praxis anfallen und im Rahmen der Weiterbildung vermittelt werden können bzw. – was für den Jungarzt noch viel wichtiger ist – *nicht* vermittelt werden können. Dies kann für den Weiterbildungsassistenten die Konsequenz haben, daß er sich möglicherweise in einer anderen Allgemeinpraxis um die entsprechende Ergänzung seiner Kenntnisse bemühen muß (vgl. 3.2.3 und 3.4).

> **Beachte:**
>
> Für den Jungarzt können Überlegungen zum Prosénc-Phänomen B insofern beruhigend und natürlich auch hilfreich sein, als er damit vor Augen geführt bekommt, daß solide Neigungsschwerpunkte trotz Überarztung seinem »Durchbruch« nach der Niederlassung zugute kommen werden.

9.3.2.2 Überweisung zum Spezialisten

Zur Spezifität des Faches Allgemeinmedizin gehört auch die *gezielte Zusammenarbeit mit den verschiedenen spezialisierten Ärzten* in Klinik und Praxis.

Der Weiterbildungsabschnitt in einer Allgemeinpraxis ist für den Jungarzt in mehrfacher Hinsicht von Bedeutung für seine spätere Tätigkeit in eigener Praxis: Einmal lernt er das im Gegensatz zum Krankenhaus völlig anders zusammengesetzte Fällespektrum kennen, zugleich erwirbt er Kenntnisse und Erfahrungen in der rationellen, praxisorientierten und optimalen Versorgung der betreffenden Patientenklientel unter Einbeziehung der niedergelassenen Fachärzte.

> **Merke:**
>
> Gerade die Vermittlung des »Handlings«, wann und bei welchem Patienten welche ambulante Maßnahme in Diagnostik und Therapie in Frage kommt, ist ein wichtiger Bestandteil des allgemeinärztlichen Weiterbildungsinhalts.

Die Zusammenarbeit des Allgemeinarztes mit den niedergelassenen Spezialisten gestaltet sich in vielfältiger Weise (meist organisatorisch und v. a. ökonomisch) anders, als es der Jungarzt vom früheren Klinikbetrieb her in seiner Eigenschaft als Stationsarzt im Umgang mit den Spezialisten am selben Hause gewohnt war.

Rund 10% aller Patienten einer Allgemeinpraxis werden zum Spezialisten mit einer »gezielten« Fragestellung zur weiterführenden Diagnostik und Therapie überwiesen [73]. H.-H. Abholz bestätigt dies: Demnach kommen auf 60 Konsultationen 6 (=10%) gezielte Über- und Einweisungen [1]. Zu ähnlichen Ergebnissen wie Mader u. Abholz bezüglich der Zahl der *gezielten Überweisungen* kommt die Verden-Studie [80].

In einer anderen allgemeinärztlichen Studie, die als Erhebungseinheit den einzelnen Arzt-Patienten-Kontakt zugrunde legt, erfolgen auf 1000 solcher Patienten-Kontakte in Deutschland 55,6 Überweisungen (5,6%). 77% aller dieser Überweisungen gehen an niedergelassene Spezialisten, 15,3% an ambulante und 7,2% an stationäre Einrichtungen von Krankenhäusern [110].

9.3.2.3 Funktionen des Allgemeinarztes

Was ist Allgemeinmedizin? Die Allgemeinmedizin ist zunächst eine *Funktion* und nicht ein *Fach* im Sinne der klassischen klinischen Krankheitenlehre.

Während der Allgemeinarzt seine Funktion *problembezogen* wahrnimmt und sich am *Individuum orientiert*, übt der Spezialist sein Fach überwiegend *krankheitenorientiert* aus und geht *systematisch* vor.

Die Deutsche Gesellschaft für Allgemeinmedizin (DEGAM) hat die *Funktionen* des Allgemeinarztes in den sog. »Hodenhagener Beschlüssen« 1979 beschrieben [24], die auf den ehemaligen Präsidenten der DEGAM, Hans Hamm im Jahr 1978 zurückgehen:

Übersicht 9. Funktionen des Allgemeinarztes (nach DEGAM 1979)

Primärärztliche Funktion (einschließlich Sieb- und Notfallfunktion)	Ärztliche Basisversorgung an der ersten Linie *(»primary medical care«)* einschließlich des Aussiebens gefährlicher Krankheitszustände und der Notfallversorgung.
Haus- und familienärztliche Funktion	Langzeitig gerichtete ärztliche Behandlung und Betreuung von Patienten, unabhängig von Alter und Geschlecht, im häuslichen Milieu und im Bereich der Familie *(Familienmedizin)*, bei Identität der Lebensbereiche von Arzt und Patient; Hausbesuchstätigkeit.
Soziale Integrationsfunktion	Integration von Hilfen aller Art in die Behandlung des Patienten und Vertretung des gesundheitlichen Interesses des zu Behandelnden.

| *Gesundheitsbildungsfunktion,* *Gesundheitsförderung* | Umfassende Gesundheitsberatung und Gesundheitserziehung des Patienten einschließlich von Maßnahmen der Prophylaxe und der Rehabilitation. |
| *Koordinationsfunktion* | Abstimmung aller Behandlungsmaßnahmen aufeinander und die Beurteilung der Zumutbarkeit für den Patienten. |

1996 hat die DEGAM 2 weitere Funktionen des Allgemeinarztes [38] beschrieben:
- *Ökologische Funktion:* Hausärztliche Tätigkeit bei Fragen zu gemeindenahen und gesundheitsfördernden Maßnahmen.
- *Ökonomische Funktion:* Hausärztliche Verantwortung für den problemgerechten Einsatz von medizinischen Ressourcen u. a. in der Arzneimitteltherapie. Zumutbarkeit von diagnostischen, insbesondere medizinischen Maßnahmen.

9.3.2.4 Psychosoziale Kompetenz

Immer vielfältigere Aufgaben und Forderungen werden heute an die Allgemeinmedizin herangetragen. Diese entsprechen weitgehend auch gesundheits- und sozialpolitischen Überlegungen.

Die »Ärzte der ersten Linie« haben schon immer gewußt, daß die Trennung in somatische und psychologische Medizin den täglichen Anforderungen nicht gerecht wird. In der Primärversorgung hat sich daher eine solche Polarisierung wie in der Krankenhausmedizin nicht ergeben. Ein befriedigendes und effektives Vorgehen unter *Berücksichtigung der psychosozialen Aspekte* ist aber nicht nur an den Erwerb theoretischer Kenntnisse und entsprechender Erfahrungen im Praxisalltag gebunden, sondern erfordert auch das Erlernen praktischer Fertigkeiten und die Bereitschaft zur Selbstreflektion. Dies setzt ein entsprechendes Engagement voraus. Das Ergebnis kommt dann nicht nur den Kranken, sondern den Ärzten selbst zugute [40].

Bei zahlreichen Beratungsanlässen spielen psychosoziale Aspekte eine Rolle. Damit soll keineswegs nur die ursächliche Bedeutung psychischer und sozialer Faktoren – bei funktionellen Störungen, neurotischen Körpersymptomen oder psychosomatischen Erkrankungen – angesprochen werden. Ebenso ist an Probleme der Krankheitsbewältigung (»*Coping*«) und der Zusammenarbeit mit dem Arzt (»*Compliance*«) zu denken sowie an die vielfältigen Auswirkungen aller, auch primär organischer, Erkrankungen auf Selbstwertgefühl, Partnerschaft, Familie und Beruf.

Schließlich kann der Umgang mit sog. Problempatienten, die sich beispielsweise durch gereiztes, betont klagsames, vorwurfsvolles oder dramatisierendes Verhalten auszeichnen, durch die Berücksichtigung psychischer und sozialer Aspekte erleichtert werden [40].

Im Gegensatz zum spezialisierten Arzt in Praxis und Klinik weist der Hausarzt v. a. mit zunehmender Dauer seiner Tätigkeit eine Reihe günstiger Voraussetzungen für ein psychosozial kompetentes Vorgehen auf. Hierzu zählen in erster Linie die Einblicke in das familiäre, berufliche und soziale Umfeld sowie – durch »Befunderhebung in der Zeit« – die Kenntnis der Krankengeschichte des Patienten. Von Bedeutung sind ferner die Integration der Informationen auch bei Über- und Einweisungen sowie die Kenntnis der professionellen und nicht-professionellen psychosozialen Hilfsangebote der Gemeinde. Auch der Patient selbst signalisiert durch die freie Wahl seines Arztes bestimmte – oft unbewußte – Erwartungen an diese Beziehung, die der entsprechend geschulte Arzt wahrnehmen und mit dem Kranken beachten sollte. Auf diese Weise können »abwendbare Krankenkarrieren« vermieden werden, also Chronifizierungen psychischer, psychosomatischer und psychosozialer Störungen, die v. a. durch somatische Fixierungen und den Marsch durch die ärztlichen Institutionen entstehen [40].

Die Notwendigkeit, Inhalte und Methoden zur aktuellen und kompetenten Gesundheitsberatung in der ärztlichen Aus- und Weiterbildung zu berücksichtigen, belegt eine Untersuchung über 4554 Konsultationen in 10 Arztpraxen; demnach entfielen 23,3% auf die Gesundheitsberatung. Solche »präventivmedizinischen Leistungen« sind dabei
- Fragen zur Lebensführung (6,9%),
- die psychosozialen Beratungen (5,6%),
- Rentenanliegen (2,9%),
- Attestanliegen (2,0%),
- Reiseberatungen (1,3%),
- arbeitsmedizinische Beratungen (0,6%),
- Hygieneberatungen (0,3%),
- Impfberatungen (0,2%) [78].

Merke:

Praxisinhaber wie Weiterbildungsassistent sollten stets bedenken, daß auch die unter zukunftsgerichteten und gesundheitspolitischen Überlegungen geführte Allgemeinpraxis sich nicht auf eine bloße Beratungsmedizin zur richtigen Lebensführung oder auf einen reinen Vorbeugungsservice reduzieren läßt. Der Patient erwartet primär bestimmte ärztliche Leistungen in Diagnostik und Therapie [74].

9.3.2.5 Der Hausbesuch

Die Bevölkerung schätzt an ihrem Hausarzt wohl am meisten, daß dieser grundsätzlich bereit ist, auch *Hausbesuche* durchzuführen. Abrechnungsstatistiken belegen eindrucksvoll, daß auf die Gruppe der Allgemeinärzte 90% aller Hausbesuche entfallen.

Die anderen beiden Facharztgruppen innerhalb des primärärztlichen Versorgungsbereiches, die Kinderärzte und die Internisten, erledigen die restlichen 6% bzw. 4% [111].

Der Hausbesuch wird im allgemeinärztlichen Schrifttum als ein »wesentlicher«, »spezifischer«, »engagierter«, »unverzichtbarer Bestandteil der allgemeinärztlichen Tätigkeit« »auch im Sinne der Familienmedizin« beschrieben, wodurch v. a. die »menschliche Seite des Arztberufes« unterstrichen werde [27, 41, 46, 56, 108].

Nach W. Schlopsnies ist der Hausbesuch gleichzeitig Stärke und Schwäche des Allgemeinarztes: Stärke, weil der Kontakt mit dem Patienten in dessen eigener Umgebung sehr direkt und aufschlußreich ist (Anm. »erlebte Anamnese«); Schwäche, weil beim Hausbesuch technisch-differentialdiagnostisch am wenigsten geleistet werden kann im Vergleich zu den Möglichkeiten in Praxis und Klinik [102].

W. Brandlmeier führt eine Liste von Problemen auf, die häufig erst beim Hausbesuch sichtbar werden:
- »Domestic trouble«;
- die Vereinsamung der alten Menschen;
- soziale Auswirkung der Krankheit;
- Eheschwierigkeiten infolge Krankheit;
- Tyrannisierung der Angehörigen durch den Kranken;
- Einmischung Dritter in die Behandlung;
- Auswirkungen ärztlicher Fehlinformationen;
- Diätverfehlungen;
- Generationskonflikt [6].

»Hausbesuche fahren« ist in unserem Gesundheitssystem mit den durchwegs guten Verkehrsverbindungen, den perfekten Kommunikationsmöglichkeiten und der großen Mobilität der Bevölkerung heute zunehmend kritischer zu hinterfragen. Viele Kollegen in den USA hatten schon vor Jahrzehnten keine Hausbesuche mehr durchgeführt, und trotzdem ging von dort in den späten 40er Jahren eine organisierte Bewegung zur Erneuerung der Allgemeinmedizin aus [12].

Noch vor kurzem war es in Deutschland üblich, daß Fachärzte grundsätzlich keine Hausbesuche fuhren, dies scheint sich jedoch in jüngster Zeit ein wenig zu wandeln, wohl nicht zuletzt aus finanziellen Gründen und unter dem Aspekt der Konkurrenz.

Für den *offensichtlichen Notfall* gebietet die Strafvorschrift des § 323c StGB jedermann, daß er die erforderliche und ihm zumutbare Hilfe leistet, sofern er sich dadurch nicht in eigene Gefahr begibt oder andere wichtige Pflichten verletzt; andernfalls macht sich der nach den Umständen zur Hilfeleistung Berufene wegen unterlassener Hilfeleistung strafbar.

Das gilt in gleicher Weise auch für jeden Arzt, ggf. auch unabhängig von für den Normalfall durch das Weiterbildungsrecht gesetzten Grenzen, und schließt insoweit auch die *Verpflichtung zum Hausbesuch* ein, sofern der angegangene Arzt erkennen muß, daß die vorbeizeichneten Voraussetzungen gegeben sind und daß er nur durch einen Hausbesuch seiner Pflicht zur Hilfeleistung in dem erforderlichen Umfang nachkommen kann.

Für den Vertragsarzt finden sich Bestimmungen zum Hausbesuch im § 17 Bundesmantelvertrag/Ärzte, die im wesentlichen mit der für alle Ärzte geltenden Rechtslage übereinstimmen. Gemäß § 17 Abs. 4 BMV-Ä kann der Vertragsarzt außer in dringenden Fällen Besuche außerhalb seines üblichen Praxisbereichs ablehnen. Der Hausbesuch ist gemäß § 17 Abs. 6 BMV-Ä grundsätzlich Aufgabe des behandelnden Hausarztes. Unabhängig von seiner Pflicht zur Hilfeleistung in Notfällen ist nach dieser Vorschrift aber auch der Facharzt zu Hausbesuchen verpflichtet, wenn dies im Rahmen einer konsiliarischen Beratung erforderlich wird oder wenn dies wegen der Erkrankung eines von ihm behandelten Patienten in seinem Fachgebiet notwendig ist. Aus § 17 Abs. 7 BMV-Ä ergibt sich, daß jeder Versicherte das Recht auf einen Hausbesuch hat, wenn ihm das Aufsuchen der ärztlichen Praxis wegen Krankheit nicht möglich oder nicht zumutbar ist.

Im Bereich der *privatärztlichen Tätigkeit* kann sich auch ohne Vorliegen eines Notfalles aus dem Arztvertrag für jeden Arzt, d. h. für einen Hausarzt wie für einen Facharzt, die Verpflichtung zum Hausbesuch ergeben, sofern er sich nur auf diesem Wege ein Bild von dem Leiden seines Patienten machen kann.

Narr leitet die Verpflichtung zum Hausbesuch aus dem Behandlungsvertrag ab, der dadurch zustande kommt, daß ein Arzt eine Behandlung beginnt. Wird im Laufe dieser Behandlung ein Besuch notwendig, kann ihn der Arzt nicht verweigern. Tut er dies doch, macht er sich einer unterlassenen Hilfeleistung schuldig, die berufsrechtlich und strafrechtlich geahndet werden kann [84].[1]

Als bedingte Gründe für die *Ablehnung eines Hausbesuches* könnten angeführt werden:
- weite Entfernung und andere Ärzte in Wohnnähe des Patienten;
- wenn die Grenze der Zumutbarkeit überschritten ist (z. B. völlige Übermüdung, stärkerer Alkoholeinfluß des Arztes).

Weitere bedingte Gründe für die Ablehnung: allgemein eingeschränkte Fahrtüchtigkeit sowie gleichzeitige Notfälle in der Praxis. Berufsrechtlich kann ein nicht dringlicher Hausbesuch abgelehnt werden, wenn der Patient in Behandlung anderer Ärzte ist [102].

9.3.2.6 Leistungsbreite nach Standard – Spektrum – Highlights

Welche Leistungen erbringt der Allgemeinarzt? Die Beantwortung dieser Frage ist sicherlich abhängig von den Weiterbildungskenntnissen, den Erfahrungen und der laufenden Fortbildung des Praxisinhabers.

Eine ausführliche Zusammenstellung von mehr oder minder »typischen« allgemeinärztlichen Leistungen hatte der Fachverband Deutscher

---

[1] Schreiben von Dr. Nösser, Kassenärztliche Bundesvereinigung, Köln, 24.02.1998

Allgemeinärzte (FDA) bereits 1983 vorgestellt [114]. Die Leistungen selbst wurden bezüglich der »*hausärztlichen Leistungsbreite*« aufgegliedert und wie folgt definiert [77]:

Leistungsstandard

Der Leistungsstandard einer Allgemeinpraxis umfaßt in Diagnostik und Therapie jene allgemeinärztlichen Leistungen, die im *Regelfall* in einer Allgemeinpraxis erbracht werden müssen.

Leistungsspektrum

Das Leistungsspektrum einer Allgemeinpraxis umfaßt in Diagnostik und Therapie jene allgemeinärztlichen Leistungen, die ein *qualifiziert weitergebildeter und gut fortgebildeter Allgemeinarzt* in einer entsprechend ausgerüsteten Allgemeinpraxis erbringt.

Highlights

Leistungen in einer Allgemeinpraxis, die über den allgemeinärztlichen Leistungsstandard und das allgemeinärztliche Leistungsspektrum hinausgehen, können nur dann erbracht werden, wenn der einzelne Arzt hierfür *entsprechende Qualifikationen* sowie die entsprechenden personellen und apparativen Voraussetzungen nachweisen kann.

Eine aktualisierte Zusammenstellung von Standard-, Spektrum- und Highlightleistungen finden sich im Anhang 14.4.

10 Seminarweiterbildung für den Assistenzarzt

Die mindestens 3jährige curriculare Weiterbildung zum Facharzt für Allgemeinmedizin sieht seit 1994 eine »Teilnahme an Kursen von insgesamt 240 Stunden« vor. Dieser Weiterbildungsabschnitt wird i. allg. *Seminarweiterbildung* genannt.

Ausführliche Hinweise zur »Kursweiterbildung Allgemeinmedizin« (u. a. Anerkennung anderer Kurse, Fachkundenachweis »Rettungsdienst«, psychosomatische Grundversorgung) finden sich im Anhang 14.9.

10.1 Ärztliche Ausbildung – Weiterbildung – Fortbildung

Der 95. Deutsche Ärztetag hat 1992 eine Novelle der (Muster-)Weiterbildungsordnung verabschiedet, welche die Verkürzung der Mindestzeit für die Weiterbildung im Gebiet Allgemeinmedizin (von bisher 4) auf 3 Jahre vorsah. Diese Änderung wurde trotz des möglichen Risikos für die Qualität der allgemeinärztlichen Versorgung in Deutschland als Zugeständnis an den europäischen Einigungsprozeß hingenommen.

Die Absolvierung entsprechender Kurse der *Seminarweiterbildung* ist obligater Bestandteil für jene Ärzte, welche die Gebietsbezeichnung »Allgemeinmedizin« erwerben wollen.

Da die in der Weiterbildungsordnung aufgeführten Weiterbildungszeiten *Mindestzeiträume* (vgl. 3.2.2) zum Erwerb z. B. der Gebietsbezeichnung Allgemeinmedizin darstellen, ist prinzipiell ein vergleichsweise langer Tätigkeitsabschnitt in einem möglicherweise anrechenbaren Gebiet (z. B. Innere Medizin) *nicht kompensatorisch* anzuerkennen für Kurse der in der Weiterbildungsordnung aufgelisteten Seminarweiterbildung. Dies gilt auch im Hinblick auf eine mögliche Anerkennung eines sog. gleichwertigen Weiterbildungsganges (vgl. 3.2.5), für den im Sinne der Umsetzung der Weiterbildungsordnung ein strenger Maßstab anzulegen ist, sowohl in fachlicher als auch in sozialer oder persönlicher Hinsicht.

Die allgemeinmedizinischen Kurse sind Bestandteil der *Weiterbildung* zum Arzt für Allgemeinmedizin und sind nicht mit *Ausbildung* oder *Fortbildung* zu verwechseln.

Definitionen:

Ärztliche Ausbildung

Das Medizinstudium ist Kompetenzbereich der Bundesgesetzgebung durch die Bundesärzteordnung und die Approbationsordnung für Ärzte. Es finden u.a. die Begriffe Student, ärztliche Prüfung, praktischer Unterricht am Patienten, Blockunterricht, Blockpraktika, Praktisches Jahr (PJ), Tätigkeit als Arzt im Praktikum (AiP) Verwendung.

Die Ausbildung soll grundlegende Kenntnisse und Fertigkeiten für eine bestimmte Verwendung vermitteln.

Ärztliche Weiterbildung

Weiterbildung ist nach Erhalt der Approbationsordnung als Arzt oder – bei abgeschlossener Berufsausübung – nach der Erteilung der Erlaubnis zur Ausübung des ärztlichen Berufs der Erwerb einer Bezeichnung nach der (Muster-)Weiterbildungsordnung für Ärzte. Weiterbildung ist Kompetenzbereich des Länderrechts durch die Heilberufsgesetze/Kammergesetze und die Weiterbildungsordnung der Ärztekammern als Satzungsrecht.

Die Weiterbildung ist jener Zeitabschnitt, den der Arzt nach Erhalt der Approbation – oder bei abgeschlossener Berufsausbildung – nach der Erteilung der Erlaubnis zur Ausübung des ärztlichen Berufs zum Erwerb einer Bezeichnung nach der (Muster-)Weiterbildungsordnung für Ärzte absolviert.

Es finden u. a. folgende Begriffe Verwendung: Gebiete, Fachkunde, fakultative Weiterbildung in Gebieten, Schwerpunkte, Bereich, Facharztbezeichnung, Befugnis zur Weiterbildung, Weiterbildungsstätte, Zeugnis über die Weiterbildung, Prüfungsausschuß, Widerspruchsausschuß, Zulassung zur Prüfung, Prüfung, Prüfungsentscheidung, Anerkennung bei gleichwertiger Weiterbildung, Weiterbildung außerhalb der Bundesrepublik Deutschland, Anerkennung der Facharztbezeichnungen oder einer anderen Arztbezeichnung, Pflichten der Ärzte.

Als Weiterbildungszeit gilt jener Abschnitt der ärztlichen Tätigkeit, in der die qualifizierte Weiterbildung zum »Arzt für ...« erlangt wird. Die Weiterbildung dient der Vermittlung spezieller Kenntnisse und Fertigkeiten für eine besondere Verwendung im jeweiligen Gebiet oder Teilgebiet; sie erfolgt in praktischer Berufstätigkeit und umfaßt die Vermittlung theoretischen Wissens (»learning by doing«).

Ärztliche Fortbildung

Fortbildung ist das berufsbegleitende Weiterlernen mit dem Ziel, die in der Aus- und Weiterbildung erworbenen ärztlichen Kenntnisse und Fertigkeiten zu erhalten, zu verfestigen und kontinuierlich zu aktualisieren. Dabei dient Fortbildung der Verbesserung des ärztlichen Handelns und ist damit ein Instrument der Qualitätssicherung.

Die ärztliche Berufsordnung verpflichtet jeden praktizierenden Arzt dazu, sich in einer für die Ausübung seines Berufes angemessenen Form fortzubilden und dies gegenüber der Ärztekammer nachweisen zu können.

Der 97. Deutsche Ärztetag hat empfohlen, den von der Berufsordnung geforderten *Fortbildungsnachweis* dadurch zu erbringen, daß die Ärztekammern ihre Mitglieder regelmäßig über Umfang und Art der durchgeführten Fortbildung befragen. Die Organe der ärztlichen Selbstverwaltung sollen durch Kontrolle des Fortbildungserfolges die *Qualitätssicherung der Fortbildung* sicherstellen. Nach den Vorstellungen des 97. Deutschen Ärztetages sind geeignete Fortbildungsmethoden

– Selbststudium (im Rahmen der täglichen Berufsausübung, durch Lektüre der Fachliteratur und Benutzung audiovisueller Lehrmittel);
– interaktive Fortbildungsveranstaltungen: kontinuierliche (berufsbegleitende) Gruppen (patientenzentrierte Selbsterfahrungsgruppen, Fortbildungszirkel, Qualitätszirkel) und
– themenbezogene Gruppen (Übungskurse/Praktika, Seminare/Kolloquien, Demonstrationen/Visiten/Hospitationen, Vorlesungen);
– regelmäßige Konferenzen von Ärzten aus Klinik und Praxis;
– Kongresse, Fortbildungsveranstaltungen der Ärztekammern, Berufsverbände, wissenschaftlichen Fachgesellschaften und Ärztevereine.

Ärztliche Fortbildung muß unabhängig von kommerziellen oder werbenden Interessen Dritter sein. Eine finanzielle Förderung darf Form und Inhalt der Fortbildung nicht beeinflussen.

Auf seinem Gebiet hat der Arzt also während der gesamten Dauer seiner Berufsausübung Fortbildung zu betreiben, um auf dem laufenden zu bleiben *(»long life learning«,* [18, 70]).

10.2 Aufgaben und Ziel

Die Seminarweiterbildung in der Allgemeinmedizin wurde primär eingeführt, um die Verkürzung der Weiterbildungszeit in der Allgemeinmedizin zu kompensieren. Durch diese Kurse von 240 h Dauer sollten die Allgemeinärzte die in der täglichen Patientenbetreuung erworbenen Kenntnisse und Fertigkeiten verfestigen und erweitern.

In der Begegnung mit erfahrenen allgemeinärztlichen Dozenten und mit angehenden Fachkollegen sollen die eigenen beruflichen Erfahrungen kritisch hinterfragt, neu gewichtet, bestätigt und bewußt genutzt werden. Die Arbeit in der Gruppe bietet darüber hinaus die Chance, die Bedeutung des kollegialen Gespräches für die Überprüfung und Verbesserung der ärztlichen Arbeit und die Arbeit im Team kennen- und schätzen zu lernen. Zudem kann ein gut strukturierter und professionell vermittelter Weiterbildungskurs eine wesentliche Maßnahme für die *Qualitätssicherung* in der Medizin darstellen [113].

Aufgaben und Ziel der Seminarweiterbildung sind nicht zu verwechseln mit einem Praktikum der Allgemeinmedizin für Medizinstudenten an der

Universität (vgl. 2.2.5). Die Aufgabe eines solchen Praktikums ist es, bekannte und unbekannte Stoffgebiete durch die Art der methodischen Verbindung zwischen ihren Elementen zu einer Systematik des allgemeinmedizinischen Tätigkeitsfeldes aufzubauen.

Definition:

> **Seminarweiterbildung**
> Die Seminarweiterbildung zielt darauf ab, die Teilnehmer anzuleiten, das erworbene Wissen nach bestimmtem, in der allgemeinärztlichen Praxis vorgegebenem Muster selektiv zu steuern.
> Die Unterschiede zwischen Universitätspraktikum und Seminarweiterbildung zeigt die Übersicht in Abschn. 2.2.5.
> Unter Federführung der Bundesärztekammer (Prof.Dr. G. Ollenschläger) wurde durch die allgemeinärztlichen Berufsverbände FDA, BPA und die Deutsche Gesellschaft für Allgemeinmedizin (DEGAM) ein »Kursbuch Allgemeinmedizin« erstellt, das den einzelnen Landesärztekammern eine Orientierung für die Lehr- und Lernziele bietet. Ergänzt wird diese Lehr- und Lernzielsammlung durch ein themenbezogenes Literaturverzeichnis sowie durch eine themenbezogene Zusammenstellung von Tabellen und Grafiken, die sich als Vorlage für die Erstellung von Lehrmitteln eignen. Die Auswahl dieser Materialien erfolgte durch Allgemeinärzte mt langjähriger Erfahrung in Praxis und Lehre. Dieses Kursbuch[1] stellt nach Meinung der Autoren und Herausgeber die theoretische Grundlage für die allgemeinärztliche Tätigkeit dar.

10.3 Konzept und Inhalt

Die Formulierung der Kursinhalte und die Durchführung der Kurse selbst fällt in das Aufgabengebiet der jeweiligen Landesärztekammer.

Die Konzeption der strukturierten Kursweiterbildung gilt derzeit noch als »Experiment« [113], nachdem sich die Allgemeinmedizin in Forschung und Lehre im Vergleich zu den traditionellen klinischen Fächern noch uneinheitlich präsentiert und sicherlich einen gewissen Nachholbedarf hat. Der experimentelle Charakter der Kursweiterbildung zeigt sich auch darin, daß keines der übrigen Gebiete eine ähnliche obligate (!) Seminarweiterbildung

---

[1] Das »Kursbuch Allgemeinmedizin« liegt in 2 Bänden DIN A4 vor: Kursbuch Allgemeinmedizin (1994), Teil 1, 2. Aufl.: Lehr- und Lernziele für die theoretischen Weiterbildungskurse im Fach Allgemeinmedizin nach den Richtlinien zur (Muster-) Weiterbildungsordnung der Bundesärztekammer, Köln; (1995) Teil 2, 1. Aufl.: Methodische Empfehlungen und Literaturhinweise für die theoretischen Weiterbildungskurse im Fach Allgemeinmedizin. Bundesärztekammer, Köln.

vor Durchführung der Facharztprüfung vorsieht; es wird daher zu erwarten sein, daß die übrigen Fächer mit Aufmerksamkeit die Entwicklung und Durchführung der allgemeinmedizinischen Seminarweiterbildung verfolgen. Möglicherweise spielt die Allgemeinmedizin durch diese Form der Weiterbildung eine Vorreiterrolle innerhalb der Fachgebiete.

10.4 Themenblöcke

Die weitgehende Übereinstimmung der einzelnen *Themenblöcke* der Kursweiterbildung besitzt für den teilnehmenden Jungarzt den Vorzug, daß die meisten Kursabschnitte aufeinander abgestimmt sind, auch wenn sie in verschiedenen Kammerbereichen oder durch verschiedene Veranstalter außerhalb der Kammer[1] angeboten werden. Es zeigt sich schon

---

Übersicht 10. Themenblöcke der 240stündigen Seminarweiterbildung

Block	Themen	Stunden
1	Spezifische Inhalte und Aufgaben der Allgemeinmedizin	12
2	Allgemeine Befindlichkeitsstörungen	12
3	Beschwerden, Erkrankungen und Affektionen des Muskel-Skelett-Gelenk-Systems	16
4	Beschwerden des Brustraumes und des Gefäßsystems	16
5	Beschwerden des Bauchraumes, der Harnwege und der Geschlechtsorgane	16
6	Beschwerden im Bereich der Haut und bei sexuell übertragbaren Krankheiten	8
7	Beschwerden im Bereich von Kopf, Hals und Augen	4
8	Gynäkologische Beschwerden, Schwangerschaft, Fertilität	8
9	Kinder und Jugendliche	8
10	Häufige Verletzungen	4
11	Beschwerden des Nervensystems und der Psyche	12
12	Spezielle therapeutische Verfahren in der Allgemeinmedizin	4
13	Betreuungskonzepte bei chronischen Krankheiten	16
14	Betreuungskonzepte für den geriatrischen Patienten	8
15	Handlungsanleitungen für Notfälle	16
16	Psychosomatische Grundversorgung (Teil 1): Einführung in die Psychosomatik/Gesprächsführung	20
17	Psychosomatische Grundversorgung (Teil 2): Einführung in die Balintgruppenarbeit	20
18	Allgemeinärztliche Besonderheiten der Arzneibehandlung	12
19	Prävention, Gesundheitsförderung, Kooperation	16
20	Sozialmedizin und vertragsärztliche Tätigkeit	12

---

[1] Bestimmte Blöcke oder der gesamte Kurs werden auch außerhalb der Landesärztekammern von einzelnen Veranstaltern angeboten. Weitere Informationen z. B. über: Dr.med. Peter A. Kluge, Pfeil 3, 57080 Siegen oder durch »practica – Fortbildung zum Mitmachen«, Talstraße 3, 93152 Nittendorf.

heute, daß mit einem gewissen »Kurstourismus« zu rechnen ist, der es
den einzelnen Teilnehmern ermöglicht, bestimmte Kursinhalte wie Bau-
steine (Übersicht 10 – *Themenblöcke)* am gewünschten Ort zum gewünschten Zeitpunkt zu absolvieren.

Beachte:

Die Weiterbildungsordnung legt nicht fest, ob die Seminarweiterbildung
während der 3jährigen Weiterbildungszeit, also berufsbegleitend, oder
nach der 3jährigen Weiterbildung absolviert werden muß.

Verständlicherweise werden die meisten Jungärzte es zumindest versuchen, diese 240 Stunden während ihrer 3jährigen Weiterbildungszeit
unterzubringen (vgl. 6.4.9).

10.5 Elemente der Seminarweiterbildung

Bahrs et. al. [4] hatten für das Curriculum der Seminarweiterbildung 9 Ele-
mente zusammengestellt, die je nach Thema, Referent und der zur Verfügung stehenden Zeit unterschiedlich gewichtet sein können:

1. *Übersichtsreferat:* Einführung in das jeweilige Thema des Blockes im
   Hinblick auf die Besonderheiten der Allgemeinmedizin (Theorie).
2. *Gruppenarbeit:* Fallvorstellung der Teilnehmer. Basis: Gegenwärtige
   Erfahrungsbasis der Teilnehmer. Ziel : Erarbeitung der Spezifika und der
   hausärztlichen Situation, auch in der Differenz zur gegenwärtigen
   Handlungssituation der Teilnehmer (Langzeitversorgung, erlebte Anamnese usw.).
3. *Fallvorstellung:* Ein niedergelassener Allgemeinarzt stellt einen Fall vor.
   Basis: Objektivierte Behandlungsprotokolle (Video, dokumentierte
   Konsultationen, Patientenkartei etc.). Ziel: Konkrete Situationen nach-
   vollziehbar werden lassen und Identifikationsmöglichkeiten schaffen
   (»Lernen am Modell«).
4. *Referat:* Darstellung eines speziellen allgemeinmedizinischen For-
   schungsaspekts, beispielsweise durch Qualitätszirkel bearbeitet. Ziel:
   Möglichkeiten zu der allgemeinmedizinischen Handlungssituation adäquaten eigenständigen Reflexion aufzeigen und Motivation für Theo-
   riebildung wecken.
5. *Perspektivebrechung:* Diskussion mit Angehörigen aus kooperierenden
   Fachdisziplinen. Ziel: frühzeitig zur Kooperation motivieren, auf Netz-
   werke aufmerksam machen, Relativität der Perspektiven verdeutlichen.
   Förderung der Ausbildung professioneller Identitäten der Differenz zu
   anderen Berufen (»Differenz, nicht Konkurrenz«).
6. *Rollenspiel:* Ziel ist die Schulung in anlaßbezogener Gesprächsführung,
   Selbsterfahrung.

7. *Expertenhearing:* Dieses Hearing soll nach Möglichkeit mit niedergelassenen Fachärzten unter Moderation eines Allgemeinarztes erfolgen. Ziel: Wissenslücken schließen, Verantwortlichkeiten abklären. Dieses Element wurde von Teilnehmern eingeführt, die sich selbst bei diesen Themen unsicher fühlten und gleichsam einen Schnellkurs wünschten, für den sie auch bei routinierten Allgemeinärzten keine ausreichende Expertenschaft erwarteten.

8. *Praktische Übungen:* Untersuchungen und Selbstuntersuchungen. Ziel: Sensibilisierung für die Anatomie des lebenden Menschen. Dieses Element wurde z. B. von manualtherapeutischen Referenten eingebracht.

9. *Patientenvorstellung:* Erstgespräch eines Facharztes mit einem ihm vom anwesenden Hausarzt zugewiesenen Patienten. Ziel: Sensibilisierung für anamnestisch relevante Informationen für rechtzeitige Überweisung, Förderung der Kooperation.

Die *praktische Durchführung* der Seminarweiterbildung kann – in Abhängigkeit von Ärztekammer zu Ärztekammer – unterschiedlich ausfallen. Die Ärztekammer Westfalen-Lippe entwickelte die sog. »Borkumer Weiterbildungswoche«, die bei den Teilnehmern – nicht zuletzt aufgrund der intensiven persönlichen Begegnungen auf dieser Insel, guten Anklang fand. Am Morgen versammeln sich alle Jungärzte zu einer kurzen und maximal halbstündigen Vorlesung, die in die Schwerpunktthematik des Tages einführt. Im Anschluß daran bearbeiten die Teilnehmer in Kleingruppen nacheinander in problemorientierter Form zwei Patientenfälle und werden dabei von Tutoren begleitet. Täglich findet eine Abschlußkonferenz statt, bei der von einem Arzt ein Patientenfall prozeßhaft vorgestellt und mit allen Teilnehmern gemeinsam diskutiert wird. Vorlesung, Patientenfälle des problemorientierten Lernens und die in der Ärztekonferenz vorgestellten Fälle sind thematisch an den Inhalten des Kursbuches Allgemeinmedizin orientiert. 46,8% der Seminarteilnehmer bestätigten am Ende des Seminars in einer *Prozeßevaluation,* daß sie während des Blockseminars sehr viel bzw. viel fachlich gelernt hätten. Für 60,6% hatte sich die Teilnahme gelohnt [105].

10.6 Referenten

Als *Referenten* werden niedergelassene Allgemeinärzte, niedergelassene Fachärzte der jeweiligen Fächer sowie Klinikärzte eingesetzt, wenn das behandelte Thema Schnittstellen zwischen primärärztlicher, fachärztlicher und klinischer Versorgung beinhaltet. Dabei sollten die *Moderatoren* unbedingt immer Allgemeinärzte sein, um allgemeinärztliche Standpunkte deutlich machen zu können [92].

Allerdings lassen sich aus fachlichen Kompetenzgründen nicht immer sämtliche Kursinhalte des Kursbuches mit seinen anspruchsvollen Lehr- und Lernzielen durch Allgemeinärzte allein vermitteln; für einige Blöcke ist daher von vornherein spezialistischer Sachverstand notwendig.

Es hat sich bisher gezeigt, daß es nicht immer leicht ist, genügend didaktisch gute, fachlich qualifizierte und gleichermaßen praxiserfahrene Spezialisten für diese Seminare als Dozenten zu gewinnen, die zudem auch engagiert genug sind, die zeitlichen und finanziellen Konsequenzen in Praxis und Freizeit mit zu tragen.

10.7 Kosten

Von ihrer Struktur her sollen die Seminare finanziell unabhängig sein; dies bedeutet einerseits für die Referenten eine im Vergleich zum Praxisalltag oder zu sonstiger Referententätigkeit geringere Vergütung und andererseits eine deutlich spürbar höhere finanzielle Belastung für den einzelnen Kursteilnehmer. Im allgemeinen wird von einer *Gesamtkursgebühr* von ca. 3000 DM ausgegangen; zudem muß der Jungarzt mit weiteren Kosten für die Anreise zum Kursort, für die Verpflegung und ggf. die Unterbringung rechnen. Auch die Beschaffung der Literatur ist zu berücksichtigen.

In Ausnahmefällen ist eine Übernahme der Kursgebühr auch über das *Arbeitsamt* denkbar. *Arbeitslose Ärzte* mit noch nicht abgeschlossener Weiterbildung sollten eine entsprechende Anfrage an das für sie zuständige Arbeitsamt richten. Die Ärztekammer kann eine Bestätigung liefern, daß die Absolvierung eines solchen Kurses zwingend vorgeschrieben ist für den Erhalt der Gebietsbezeichnung und daß dies Voraussetzung für die Niederlassung als Allgemeinarzt ist.

Auch ein Arrangement mit dem Praxisinhaber in der Weiterbildungspraxis bezüglich eines Zuschusses zu den Kosten der Seminarweiterbildung ist denkbar (vgl. 6.4.9).

10.8 Organisation und Durchführung

Im allgemeinen wird die Gesamtzahl von 240 Kursstunden auf 6 Wochen Seminarweiterbildung à 40 Stunden aufgeteilt; dies entspricht rechnerisch bei einer Fünftagewoche einem 8stündigen Unterrichtstag. Damit jedoch die Jungärzte nicht so viele Werktage im Rahmen ihrer Seminarweiterbildung verlieren, bieten manche Kammern diese Kurse in zeitlich gedrängter Form am Wochenende an. In einigen wenigen Kammern (z. B. Bayern) hat es sich inzwischen bewährt, das gesamte Seminarangebot auf 3 Wochen in Form eines »Kompaktkurses« zu reduzieren. Dabei werden neben den Werktagen auch die Samstage und Sonntage mit Kursen ausgefüllt. Auf diese Weise können sich an manchen Tagen Kurszeiten von 8 Uhr bis 20 Uhr ergeben.

Im Bereich der Landesärztekammer Berlin finden dagegen die Kurse *weiterbildungsbegleitend* statt, erstrecken sich also über die gesamte 3jährige Zeit der Weiterbildung in Klinik und Praxis (meist mittwochs nachmittags).

Die Teilnahme an den Kursen wird in einem *Testatbuch* (Abb. 19) bestätigt.

	Thema	Stunden	absolviert am bzw. von - bis	Teilnahmebestätigung des anerkannten Veranstalters
Block 6	**Beschwerden im Bereich der Haut und bei sexuell übertragbaren Krankheiten** • Beschwerden im Bereich der Haut • Beschwerden bei sexuell übertragbaren Krankheiten	8	11.11.95	
Block 7	**Beschwerden im Bereich von Kopf, Hals und Augen** • Beschwerden im Bereich von Hals, Nase, Ohr und Mund • Beschwerden im Bereich der Augenregion	4	22.2.97	
Block 8	**Gynäkologische Beschwerden, Schwangerschaft, Fertilität** • Unterbauchbeschwerden der Frau, Menstruations-störungen und Erkrankungen der Mamma • Schwangerschaft • Fertilität und Antikonzeption	8	12.11.95	*practica* Fortbildung zum Mitmachen 93150 Nittendorf Tel. 09404/4305, Telefax 09404/4719
Block 9	**Kinder und Jugendliche** • Häufige Beratungsursachen • Präventivmedizin • Infektionskrankheiten • Notfälle • Langzeitbetreuung chronisch Kranker	8	26.1.97	
Block 10	**Häufige Verletzungen**	4	22.5.96	
Block 11	**Beschwerden des Nervensystems und der Psyche** • Schmerzen • Schlafstörungen • Beschwerden und Erkrankungen im Bereich der Nerven und der Psyche	12	13.11.95	*practica* Fortbildung zum Mitmachen 93150 Nittendorf Tel. 094 04/4305, Telefax 094 04/4719

Abb. 19. Beispiel für einen Auszug aus einem Testatbuch für die Seminarweiterbildung

Einen *Fragebogen für die Teilnehmer* der Seminarweiterbildung Allgemeinmedizin hat H. Sandholzer, Göttingen, entwickelt, der für den Kursteilnehmer durchaus geeignet ist, seine allgemeinmedizinischen Vorkenntnisse vor Antritt des Kurses einzuschätzen und sich über Organisation und Konzept des Unterrichts sowie über die Ziele der Seminarweiterbildung im klaren zu sein (Anhang 14.10).

Ein weiterer Fragebogen zur Beurteilung der Kursweiterbildung Allgemeinmedizin durch die Teilnehmer ist von G. Fischer et al. entwickelt und im Kursbuch Allgemeinmedizin (Teil 1) veröffentlicht (Anhang 14.11).

10.9 Evaluation der Kursqualität

Die meisten Landesärztekammern bemühen sich um eine fortlaufende qualitative Verbesserung der Seminargestaltung. Dazu wurden auch spezielle *Evaluationsbögen* entwickelt, mit denen die Kursteilnehmer ihre Zufriedenheit äußern können.

Die Bundesärztekammer bietet einen speziellen mehrseitigen Fragebogen »Beurteilung Kursweiterbildung Allgemeinmedizin« an, mit dem die Kursteilnehmer ihre Einschätzungen, Meinungen und Beurteilungen über die einzelnen Seminarblöcke der Kursweiterbildung Allgemeinmedizin kundtun können. Damit soll die Qualität einer solchen Bildungsveranstaltung gesichert und verbessert werden. Die Auswertung dieser Fragebögen ist selbstverständlich anonym.

Im Bereich der Landesärztekammer Bayerns ist das regelmäßige Ausfüllen des Evaluationsbogens Voraussetzung für die Testierung des betreffenden Kurses. Ein solcher Evaluationsbogen (Anhang, 14.12) wurde durch F. Eitel, München, entwickelt. Die hier vorgenommene Evaluation bezieht sich nicht auf ein einzelnes Referat, sondern jeweils auf einen gesamten Block der Seminarweiterbildung Allgemeinmedizin. Damit wurde versucht, den Evaluationsstandard »Anonymität« zu verwirklichen (Anhang, 14.13). Beispielhaft ergibt die Auswertung eines solchen Evaluationsbogens: Eine große Streuung (>1 s) weist darauf hin, daß die *Qualität des Kurses* von den Veranstaltern einer eingehenderen Evaluation zugeführt werden sollte. Der Scheitelpunkt der Säule repräsentiert den Mittelwert, der mittig darüber aufgetragene, vertikale Balken die Standardabweichung s. Die Fragen Nr. 10, 15, 20, 24, 26 deuten auf *Interaktivität* und *Problemorientiertheit* hin, eine wesentliche Zielgröße für *professionelle Didaktik*. Faktoren, welche die *intrinsische Motivation*, sich weiter- oder fortzubilden, ansprechen, sind die Fragen Nr. 3, 7, 8, 9, 14, 17, 25. Die *didaktische Qualität* spiegelt sich in den Items 1, 2, 4, 5, 6, 11, 12, 13, 16, 18, 19, 22, 23 und 24 wider.

Die Evaluation einer allgemeinmedizinischen Kursweiterbildung in Niedersachsen ergab bei 80% der Befragten (n=337) eine zumindest befriedigende Erfüllung der Erwartungen (Schulnote 3 und besser, Durchschnitt: 2,7). Am besten bewertet wurde – ähnlich wie in Qualitätszirkeln – die Möglichkeit zum fachlichen Austausch (87%, Durchschnitt: 2,3), 82%

äußerten sich zumindest befriedigt über die Praxisrelevanz (Durchschnitt: 2,6), 77% erhielten mindestens befriedigende Anregungen für das Selbststudium (Durchschnitt: 2,9) und 75% beurteilten ihren fachlichen Zugewinn als befriedigend oder besser (Durchschnitt: 2,9) [4].

Als Fazit dieser Evaluation halten Bahrs et al. fest: »Wir sind nach wie vor weit entfernt von niederländischen Verhältnissen, die es Weiterbildungsassistenten aus guten Gründen ermöglichen, einmal wöchentlich in Kleingruppen mit 12 Teilnehmern und ihrem Mentor zusammen die Erfahrungen von 4 Arbeitstagen systematisch aufzuarbeiten. Schwierigkeiten gibt es auch bei der Übertragung bewährter Prinzipien aus der Qualitätszirkelarbeit auf die Gestaltung der Seminarweiterbildung. Hierzulande entsteht das individuelle Curriculum eher zufällig in Abhängigkeit von den zeitlichen Möglichkeiten der Interessenten und den jeweiligen Angeboten der erreichbaren Ärztekammern.

Das hat erhebliche Konsequenzen für die Seminargestaltung. Durch ein Seminarangebot im Bausteinprinzip wird strukturell jener Fortbildungstyp unterstützt, der dem Ziel einer Vermittlung kognitiver Inhalte adäquat, nicht aber geeignet für die Ausbildung professioneller hausärztlicher Haltung ist.

Ohne Kontinuität der Gruppe kann sich nur schwer jene schützende Vertrautheit ausbilden, die erst die offene Diskussion des eigenen Alltagshandelns erlaubt und damit handlungsrelevante Selbsterfahrungen ermöglicht« [4].

Dennoch hält Bahrs fest:
1. »Die Seminarweiterbildung führt zu einer Aufwertung der hausärztlichen Tätigkeit und stärkt das professionelle Selbstverständnis bei hausärztlichen Referenten und Weiterzubildenden gleichermaßen. Die Kursweiterbildung Allgemeinmedizin kann auch insofern eine Vorbildfunktion für die Weiterbildung anderer niedergelassener Gebietsärzte haben.
2. (Klein-)Gruppenarbeit ist ungewohnt, aber für viele Seminarteilnehmer produktiv. Vorbehalte gegenüber erfahrungsbezogenem exemplarischen Lernen und der Wunsch nach einem Lernstoff, der Sicherheit vermittelt, nehmen mit zunehmender eigener praktischer Erfahrung ab.
3. Balint-Gruppenarbeit hat sich im Rahmen der Kursweiterbildung als außerordentlich produktiv erwiesen. Sie ermöglicht es, die kritische berufsbiographische Übergangsphase – deren persönliche Ziele ansonsten ausgespart blieben – zu thematisieren und trägt damit wesentlich zum Angstabbau einer Gruppe bei.
4. Balint-Gruppenarbeit wird gerade ihrer Intensität wegen von den Teilnehmern als sehr anstrengend erlebt.
5. Gruppenarbeit erfordert Kontinuität.
6. Vertreter von Fachdisziplinen aus der klinischen Medizin, der psychosozialen Medizin, der Sozialarbeit, der Verwaltung und auch Patienten lassen sich mit großem Gewinn gezielt in die Weiterbildung einbeziehen« [4].

11 Facharztprüfung

Seit Anfang der 80er Jahre gibt es in den westdeutschen Bundesländern[1] eine *Facharztprüfung* (zunächst 30 min, später 45 min), in der gleichzeitig maximal 4 Antragsteller (im Regelfall jedoch nur ein einziger Kandidat) durch einen mindestens 3köpfigen Prüfungsausschuß mündlich über die im Zeugnis angegebenen »eingehenden Kenntnisse und Erfahrungen« geprüft werden.

11.1 Zweck der Prüfung

Die Anerkennung als Facharzt setzt das erfolgreiche Bestehen einer Facharztprüfung voraus. Rechtsgrundlage hierfür ist das Heilberufsgesetz und die Weiterbildungsordnung, die mit der Verfassung und mit den vom Bundesverfassungsgericht aufgestellten Grundsätzen im Einklang stehen (VerwG Koblenz – KZ 203/84).

Ärztliche Berufsprüfungen können sich an 2 verschiedenen Zielen orientieren: Die eine Zielsetzung gilt der Sicherung der fachlichen Qualifikation, etwa im Sinne einer *»Fachkundeprüfung«*. In diesem Fall hat der Bewerber einen besonderen Wissens- und/oder Fertigkeitsnachweis zu erbringen, wobei die Bewertung seiner Leistungen an einem festgesetzten Kanon oder Katalog ausgerichtet wird. Diese Prüfungen, die als *»Kollegiales Fachgespräch«* am Abschluß einer qualifizierten Weiterbildung stehen, wurden durch die Landesgesetzgebung – im Unterschied zum 3teiligen Staatsexamen im Rahmen der medizinstudentischen Ausbildungszeit – bewußt nicht als staatliches Prüfungs- und Anerkennungsverfahren ausgestaltet, sondern in die Selbstverwaltung der Ärztekammern und in die Zuständigkeit der von diesen eingerichteten Prüfungsausschüssen gelegt [71].

Das andere Ziel einer Prüfung besteht darin, aus einer Bewerbergruppe diejenige Elite auszuwählen, die für eine weitere Spezialisierung besonders geeignet ist (*»Kompetitivprüfung«*; [59]).

Der eigentliche Sinn einer Facharztprüfung – und das gilt selbstverständlich auch für die Prüfung im Gebiet der Allgemeinmedizin – ist der

---

[1] In der ehemaligen DDR bestand bereits seit 1961 die Möglichkeit einer 3jährigen Weiterbildung zum »Facharzt/Praktischer Arzt« mit Kolloquium am Ende der Weiterbildung vor einer Prüfungskommission, der auch fachfremde Vertreter angehörten (vgl. 3.2.1).

Nachweis einer anerkannten *Qualifikation* und das Erreichen und Fortschreiben einer *Qualität* im Fachgebiet auf möglichst hohem Niveau. Ein weiteres Ziel der Facharztprüfung besteht darin, den Weiterbildern bzw. den Weiterbildungsstätten rückzumelden, was künftig besser vermittelt werden muß [101]. Ähnliche Überlegungen gelten auch für das europäische und nichteuropäische Ausland (vgl. 3.8 und 12.1.5).

Nach Auffassung eines Arbeitskreises der Bundesärztekammer »Ärztliche Weiterbildung« sollten innerhalb der Gebietsgrenzen neben einer klar definierten Regelweiterbildung (Weiterbildungsinhalte) *alternative Wege zur Erreichung des Weiterbildungszieles* erleichtert werden. Eine solche Flexibilisierung der Weiterbildung erfordert allerdings nach Ansicht dieses Arbeitskreises auch eine intensivere Überprüfung des Weiterbildungserfolges im Rahmen der abschließenden Prüfung [19].

11.2 Antragstellung

Das Verfahren zur Anerkennung als Facharzt für Allgemeinmedizin wird folgendermaßen eingeleitet:

Der Kandidat besorgt sich über seinen Ärzteverein oder den Ärztlichen Kreisverband das mehrseitige Formular *»Antrag auf Anerkennung«*; der ausgefüllte Schriftsatz kann frühestens nach vollständiger (!) Ableistung der in der Weiterbildungsordnung vorgeschriebenen Mindestweiterbildungszeiten bei der zuständigen Landesärztekammer eingereicht werden.

Merke:

Es ist nicht möglich, *vor* Ableistung der vorgeschriebenen Mindestweiterbildungszeit einen Antrag auf Anerkennung im Fachgebiet Allgemeinmedizin zu stellen oder die Zulassung zur Prüfung zu beantragen!

Für den Bereich der Bayerischen Landesärztekammer (ähnliches gilt für die Landesärztekammern in den anderen alten Bundesländern) ist verbindlich, daß der Antragsteller folgende Formulierung seinem Antrag auf Anerkennung beifügt:

»Ich beantrage die Anerkennung als Allgemeinärztin/Allgemeinarzt nach der Weiterbildungsordnung für die Ärzte Bayerns vom

( )   1. Januar 1978
( )   1. Januar 1985
( )   1. Januar 1988
( )   1. Oktober 1993
( )   1. Oktober 1993 nach § 22 Abs. 11 (Übergangsbestimmung)
( )   abweichender Weiterbildungsgang nach WO ...«

Die Antragsformulare, Lebensläufe etc. sollten gut lesbar geschrieben sein.

Diesem Antrag auf Anerkennung sind beglaubigte[1] Abschriften bzw. beglaubigte Fotokopien folgender Zeugnisse beizufügen:
- Erlaubnis nach § 10 Abs. 4 BÄO (AiP);
- Approbation (Bestallung);
- für ausländische Staatsangehörige: Erlaubnis zur vorübergehenden Ausübung des ärztlichen Berufes nach § 10 BÄO, Arztdiplom;
- Promotion (ggf. Genehmigung zum Führen von Hochschulgraden ausländischer Hochschulen);
- Änderung des Familiennamens;
- sämtliche Zeugnisse/Beurteilungen[2] ab Erlaubnis zur Ausübung des ärztlichen Berufes.

Der Antragsteller sollte darauf achten, daß alle notwendigen Unterlagen vollständig eingereicht sind. Er vermeidet damit Rückfragen, Verzögerungen oder die Zurückstellung seines Antrags.

> **Merke:**
>
> Die Heilberufe-Kammergesetze sehen in Verbindung mit § 1 der Meldeordnung vor, daß die Durchführung des Prüfungsgespräches nur dann möglich ist, wenn der Antragsteller am Tag der Prüfung bei einem ärztlichen Kreisverband gemeldet ist.

Von telefonischen Rückfragen des Antragstellers bei der Kammer, wie z. B. »Ist mein Antrag eingegangen?« oder »Wann bekomme ich die Zulassung zur Prüfung?« ist nach Möglichkeit abzusehen. Die Mitarbeiter der Kammer bemühen sich ohnedies um eine zügige Bearbeitung.

> **Tip:**
>
> Der Kandidat sollte bei seinen beruflichen und/oder Urlaubsplanungen damit rechnen, daß Prüfungstermine auch verschoben werden können. Für den Fall, daß eine Ladung zur Prüfung durch den Kandidaten abgesagt wird, ist eine Verschiebung auf den nächsten Termin nicht immer realisierbar.

---

[1] *Beglaubigungen* können z. B. von der Klinikverwaltung, dem ärztlichen Kreisverband u. ä. vorgenommen werden.

[2] *Fremdsprachige Zeugnisse* mit deutscher Übersetzung durch einen anerkannten Übersetzer; Ausnahme bei Zeugnissen aus dem englischsprachigen Raum: eigene Übersetzung mit Unterschrift ausreichend.

Nach den bisherigen Erfahrungen werden immer noch mehr als 50% aller Anmeldungen für den Prüfungstermin am Anmeldeschlußtag oder kurz vorher zugeschickt oder abgegeben. Dies führt dazu, daß Einzelberatungen oder Einzelprüfungen von Anträgen vorab nicht möglich sind. Dies gilt insbesondere für diejenigen Antragsteller, die ihre Anträge persönlich bei der Kammer abgegeben haben.

Das letzte Zeugnis zur Weiterbildung im beantragten Gebiet wird mit Originalunterschrift benötigt und verbleibt bei den Akten der Kammer.

Zeugnisse (vgl. 6.4.12) sind nach dem Gesetz bei Beendigung eines Arbeitsverhältnisses auszustellen. Dabei ist es gleichgültig, ob Angestellter oder Praxisinhaber kündigen, ob die Kündigung fristgerecht oder fristlos erfolgt. Der in Weiterbildung Befindliche hat zudem auch Anspruch auf ein »*Vorläufiges Zeugnis*« oder »*Zwischenzeugnis*«.

11.3 Zulassungsverfahren

Nach Eingang des »Antrags auf Anerkennung« beurteilt die Kammer zunächst anhand der vorgelegten Unterlagen, ob die Weiterbildung ordnungsgemäß abgeschlossen und durch die zu verlangenden Zeugnisse und Nachweise belegt ist. Dabei prüft sie v. a. die zu fordernden *Richtzahlen* oder Weiterbildungsinhalte, wie sie im Anhang, 14.2, beschrieben sind.

Danach wird über die *Zulassung zu einem Fachgespräch* vor einem Prüfungsausschuß der Kammer entschieden und der Prüfungstermin festgelegt. Gelegentlich sind die Termine in den regionalen Ärzteblättern veröffentlicht.

Im allgemeinen benötigt das Zulassungsverfahren bei der Kammer 2 Wochen, sobald alle Unterlagen komplett sind. Der Antragsteller kann damit rechnen, daß ihm ein Prüfungstermin mitgeteilt wird, der nicht unter 3 oder 4 Wochen, aber auch nicht über 8 Wochen nach Abschluß des Zulassungsverfahrens liegt. Der Kandidat kann üblicherweise davon ausgehen, daß innerhalb von 3 Monaten nach Einreichung des Antrags die Prüfung durchgeführt ist.

11.4 Die Prüfung

In der Weiterbildungsordnung der 80er Jahre wurde das Examen des Arztes am Ende seines Weiterbildungscurriculums noch als »*Kollegiales Fachgespräch*« bezeichnet (vgl. 11.1). In der heute gültigen Weiterbildungsordnung wird dagegen von einer »*Prüfung*« gesprochen. Der Prüfungskandidat sollte also beachten, daß er sich konkret auf eine »*Prüfung*« einzustellen hat, die auch entsprechend formal und inhaltlich strukturiert ist.

§ 15 der Weiterbildungsordnung legt fest:

> »*Die während der Weiterbildung erworbenen erforderlichen Kenntnisse werden in einem Fachgespräch durch den Prüfungsausschuß überprüft. Die Prüfung kann sich auf die Prüfung ärztlicher Fertigkeiten erstrecken. Der Prüfungsausschuß entscheidet aufgrund der vorgelegten Zeugnisse und des Prüfungsergebnisses, ob die vorgeschriebene Weiterbildung erfolgreich abgeschlossen ist, und die erforderlichen Kenntnisse, Erfahrungen und Fertigkeiten im Gebiet, Schwerpunkt, Bereich oder in der fakultativen Weiterbildung oder für die angestrebte Fachkunde erworben sind.*«

Der Kandidat sollte sich rechtzeitig (!) vor dem Prüfungstermin am angegebenen Ort einfinden; er hat sich durch Personalausweis auszuweisen. Das *Anerkennungsentgelt (Prüfungsgebühr)* in Höhe von ca. 300 DM ist unmittelbar vor Antritt der Prüfung in bar oder per Scheck zu bezahlen.

Tip für den Prüfungskandidaten:

Reisen Sie möglichst frühzeitig an den Prüfungsort und bedenken Sie, daß Sie Verkehrsstau, schlechte Straßenverhältnisse oder Parkplatzsuche einplanen müssen! Wenn der Prüfungstermin in den frühen Vormittagsstunden liegt, empfiehlt sich die Überlegung, bereits am Vortag anzureisen und am Prüfungsort zu übernachten und sich so in aller Ruhe auf die Prüfung einzustimmen.

Besonderer Wert wird bei den Prüfungen nicht nur auf Vollständigkeit der Antworten, sondern auch auf deren Reihenfolge, die Machbarkeit, Effektivität und Effizienz der Vorschläge sowie das Erkennen möglicher abwendbar gefährlicher Verläufe (AGV) gelegt. Ebenso sind Inhalt der Prüfung: Erkennen und Therapie von Notfällen, das Management (»Handling« des Falles), die Reihenfolge und Aussagekraft bestimmter Unter-

---

Tip für den Prüfungskandidaten:

Werden Sie nicht nervös, wenn Sie mit Fragen aus dem Kassenarztrecht konfrontiert werden (z. B. »Wie füllen Sie ein Betäubungsmittelrezept aus? Wie lange kann eine Mutter bei Erkrankung ihres Kindes zu Hause bleiben? Was ist die Aufgabe der Berufsgenossenschaft? Was ist dem niedergelassenen Kassenarzt verboten? Kostenträger für bestimmte Leistungen?«). Solche Fragen sollten nicht Gegenstand eines Fachgespräches für Allgemeinärzte sein.

suchungsmethoden, das Vermeiden von Redundanz sowie Fragen der rationellen Diagnostik und Therapie (»Wirtschaftlichkeit«) [93].

Im Bereich einer großen deutschen Landesärztekammer werden Fragen aus dem Kassenarztrecht nicht als Prüfungsfragen akzeptiert bzw. vom Widerspruchsausschuß im Falle des Nichtwissens fallengelassen.

Die Weiterbildungsordnung der Foederatio Medicorum Helveticorum (FMH) und das revidierte Weiterbildungsprogramm für Allgemeinmedizin sehen ebenfalls Facharztprüfungen vor. In einem mehrjährigen Prozeß hat sich die Schweizerische Gesellschaft für Allgemeinmedizin (SGAM) im Prüfungsreglement für 2 Prüfungsteile entschieden, nämlich für einen theoretisch-schriftlichen Teil mit Kurzantwortfragen und einen praktisch-mündlichen Teil mit der Beobachtung der Kandidaten bei der Führung einer hausärztlichen Sprechstunde. Die schriftliche Facharztprüfung fand erstmals am 17.04.1997 mit 88 Kandidaten statt.

11.4.1 Verhinderung

Sollte der Termin nicht wahrgenommen werden können, so muß dies innerhalb von 8 Tagen nach Eingang der Ladung schriftlich begründet werden. Anderenfalls gilt die Prüfung gemäß Weiterbildungsordnung als nicht bestanden. Eine *Wiederholungsprüfung* kann frühestens nach 3 Monaten stattfinden.

> **Merke:**
>
> Wenn der Antragsteller der Prüfung ohne ausreichenden Grund *fernbleibt* oder sie ohne ausreichenden Grund *abbricht*, gilt die Prüfung als nicht bestanden.

11.4.2 Der Prüfungsausschuß

Die Prüfung erfolgt durch einen *Prüfungsausschuß*, der bei der Ärztekammer gebildet wird. Die Ärztekammer bestellt die Mitglieder des Prüfungsausschusses und ihre Stellvertreter i. allg. in Absprache mit den fachärztlichen Berufsverbänden (z. B. Berufsverband der Allgemeinärzte Deutschlands (BDA) – Hausärzteverband – e.V.) und den wissenschaftlichen Gesellschaften (z. B. Deutsche Gesellschaft für Allgemeinmedizin/DEGAM).

Der zuständige Fachminister kann ein weiteres Mitglied (von Staats wegen) bestimmen. Der Kandidat wird bei Prüfungsbeginn durch den Vorsitzenden gefragt, ob er mit der Anwesenheit eines Kammermitgliedes oder eines entsprechenden Staatsbeauftragten einverstanden ist. Die Prüfung kann auch bei Abwesenheit des vom zuständigen Fachminister bestimmten Ausschußmitgliedes durchgeführt werden.

Der Prüfungsausschuß ist besetzt mit mindestens 3 Ärzten, von denen 2 die Anerkennung für das zu prüfende Fach besitzen müssen. Die Bestellung der Mitglieder, ihrer Stellvertreter und des Vorsitzenden des Prüfungsausschusses sowie der Mitglieder, ihrer Stellvertreter und des Vorsitzenden des Widerspruchsausschusses erfolgt im allgemeinen für die Dauer der Wahlperiode der Organe der Kammer.

Der Vorsitzende des Prüfungsausschusses wird vom Vorstand der Landesärztekammer bestimmt. Er muß nicht immer ein Allgemeinarzt sein. Häufig nimmt ein Facharzt aus einem anderen Gebiet den Vorsitz in der allgemeinärztlichen Facharztprüfung ein. Ebenso aber ist es üblich, daß Allgemeinärzte Vorsitzende in den Facharztprüfungen der Spezialisten sind. Diese Usance hat sicherlich wesentlich dazu beigetragen, daß sich die allgemeinärztlichen und die spezialistischen Prüfer kennengelernt haben und dadurch mögliche »Berührungsängste« abbauen konnten; schließlich besteht dadurch auch die Möglichkeit, sich gegenseitig über das Wissensniveau der einzelnen Fächer zu informieren.

Die Mitglieder des Prüfungsausschusses entscheiden unabhängig und sind an Weisungen nicht gebunden. Der Prüfungsausschuß beschließt mit einfacher Stimmenmehrheit. Bei Stimmengleichheit gibt die Stimme des Prüfungsvorsitzenden den Ausschlag. Die Beobachter der Kammer oder des Staatsministeriums haben keinen Einfluß auf das Prüfungsergebnis.

Aus der Erfahrung läßt sich sagen, daß die Entscheidung des Ausschusses über das Ergebnis der Prüfung in der Regel einstimmig ist.

11.4.3 Öffentlichkeit

Prüfungen sind i. allg. nicht öffentlich. In einzelnen Kammern führen dagegen Medizinstudenten das Protokoll und stellen somit die in diesem Kammerbereich geforderte »Öffentlichkeit« dar.

Vor dem Prüfungstag erfahren weder der Kandidat noch sein Weiterbilder oder die Fachprüfer, wer namentlich in das Prüfungsverfahren eingeschaltet ist. Dadurch soll eine mögliche Befangenheit des Prüfers vermieden werden.

Dagegen kann der Kandidat am Prüfungstag bei seiner persönlichen Anmeldung in der Kammer die Namen seiner Prüfer erfahren. In der Regel stellen sich diese zu Beginn des Fachgesprächs dem Kandidaten gegenüber per Handschlag mit Namen vor.

11.4.4 Prüfungsdauer

Das Fachgespräch dauert in der Regel bis 45 min, es kann jedoch auch länger oder kürzer sein, je nach Qualität des Prüfungsverlaufs.

Beachte:

Aus der Erfahrung der Autoren läßt sich sagen, daß der Prüfungsausschuß bereits nach 15–20 min einen entscheidenden Eindruck von
den Kenntnissen des Kandidaten gewonnen hat.

Es ist verhältnismäßig, daß die Anerkennung als Facharzt neben den
Zeugnissen über die Weiterbildung von dem Bestehen in einem mündlichen und regelmäßig 30 min dauernden Fachgespräch (§ 13 Abs. 2
BayWBOÄ) abhängig gemacht wird. Den weitaus meisten der Bewerber
um die Anerkennung als Facharzt gelingt es, in dem 30minütigen Fachgespräch die erforderlichen besonderen oder zusätzlichen Kenntnisse
darzulegen, wie die geringen »Durchfallquoten« zeigen. Dies spricht deutlich für die Verhältnismäßigkeit der Regelung. (VG München vom
15.03.1995 – 7 B 93/1159 –).

Die *Regelprüfungszeit* ist in der WO der jeweiligen Landesärztekammer
festgelegt. Für den Bereich der Landesärztekammer Bayern ist im § 15
Abs. 2 der WO festgelegt, daß die Prüfung für jeden Antragsteller in der
Regel 30 Minuten dauern soll.

Eine *Prüfungszeitverlängerung*, die dem Prüfling Gelegenheit geben
soll, mangelhafte Leistungen während der regulären Prüfungszeit zu kompensieren, erfolgt zu dessen Gunsten. Der Prüfling, dem diese Kompen-
sation nicht gelingt, kann im nachhinein nicht rügen, die Prüfungszeit
hätte nicht verlängert werden dürfen, da die Verlängerung – wenn er in der
regulären Prüfungszeit keine ausreichenden Leistungen erbringen konnte
– ihn nicht in seinen Rechten, etwa auf Chancengleichheit oder ein faires
Prüfungsverfahren, verletzt und für sein Nichtbestehen jedenfalls nicht
kausal war. (VG München vom 15.03.1995 – 7 B 93/1159 –).

Allerdings hat das Bayerische VG München in einem rechtskräftigen
Urteil vom März 1997 hinsichtlich der *Prüfungsdauer* festgestellt: »… der
Ausschuß ist, wenn er die Klägerin 55 Minuten lang befragte, zwar bis an
die Grenze des rechtlich vertretbaren gegangen; angesichts der
Besonderheiten des Falles wurde diese Grenze indessen noch nicht überschritten«. Die vom Gericht für die Überschreitung der »Regelprüfungszeit« anerkannten Gründe lagen in diesem Fall zum einen in Schwierigkeiten der Klägerin mit der deutschen Sprache, zum anderen in der
Tatsache, daß die Prüfer der Klägerin immer wieder Nachhilfe gegeben
hätten und der Bereitschaft der Prüfer, das Fachgespräch nach Möglichkeit zu einem für die Klägerin günstigen Ergebnis zu führen.

Die Landesärztekammern sind sich allerdings auch bewußt, daß in
Gebieten und Schwerpunkten eine Prüfungsdauer von in der Regel 30
Minuten sicher nicht mehr ausreichend ist, um sich ein Bild vom Wissen-
stand der Kollegen zu verschaffen.

11.4.5 Prüfungsprotokoll

Über den Ablauf der Prüfung wird durch den Protokollführer, meist den Vorsitzer des Ausschusses, eine *Prüfungsniederschrift (»Protokoll«*; Abb. 20) angefertigt. Bei Nichtbestehen der Prüfung (vgl. 11.4.7) wird dem Prüfling innerhalb von 14 Tagen das Prüfungsprotokoll zugänglich gemacht.

Zusammen mit dem Protokoll werden dem Arzt, der die Prüfung nicht bestanden hat, zugleich auch die *Auflagen* als Voraussetzung für die Zulassung zu einer weiteren Prüfung mitgeteilt, beispielsweise eine *ergänzende Weiterbildungszeit* (erfahrungsgemäß zwischen 3 und 12 Monaten) bei einem befugten Weiterbilder (vgl. 4.1) in einem bestimmten Fachgebiet. In Ausnahmefällen kann der Prüfungsausschuß auf eine Auflage verzichten und lediglich die Wiederholung der Prüfung festlegen. Weitere Auflagen können beispielsweise Selbststudium oder Besuch von Fortbildungsveranstaltungen sein.

Das ausführliche Prüfungsprotokoll umfaßt folgende Punkte: Prüfungsdauer, Darstellung der Hauptthemen sowie die ausführliche Erörterung des Prüfungsverlaufs in der wörtlichen Zitierweise sowohl der positiven wie auch der negativen Antworten des Kandidaten (z. B. »Sie haben... richtig/nicht richtig erkannt«).

Für die Protokollführung genügt es, die Hauptthemen, welche Gegenstand des Gespräches waren, mit den zusammengefaßten Äußerungen des Prüflings aufzuführen. Eine noch detailliertere Protokollführung ist weder erforderlich, um den Verlauf des Prüfungsgespräches zu rekonstruieren, noch wäre eine solche mit dem Wesen des Fachgespräches zu vereinbaren. Der Notwendigkeit, einerseits den Ausbildungsstand und die Berufserfahrung der Bewerber zu respektieren, andererseits die erforderliche Kontrolle zu ermöglichen, trägt am ehesten ein *flexibles kollegiales Gespräch* über Themen des betreffenden Gebietes Rechnung. Eine solche Gesprächsführung wäre aber nicht mehr gewährleistet, müßten jede Frage und jede Antwort exakt niedergeschrieben werden. Noch weniger geeignet, weil es von vornherein die Atmosphäre belasten würde, wäre es, wenn ein Tonband mitliefe oder das Gespräch gar mittels einer Videokamera aufgenommen würde. (Verwaltungsgerichtshof München vom 15.03.1995 – 7 B 93/1159 –).

Trotz zufriedenstellender Beantwortung einzelner Teilfragen kann insgesamt das Bild eines so lückenhaften und unsicheren Wissens- und Erfahrungsstandes bestehen bleiben, daß die Anerkennung als Allgemeinarzt versagt werden muß.

»Eingehende Kenntnisse, Erfahrungen und Fertigkeiten ... in der Indikation, Durchführung, Bewertung und Dokumentation von *Ultraschalluntersuchungen innerer Organe*« sind ein integraler unverzichtbarer Bestandteil der Weiterbildungsordnung 1993 und der dazugehörigen »Richtlinien über den Inhalt der Weiterbildung« im Gebiet Allgemeinmedizin. Darunter fällt nicht die Echokardiographie.

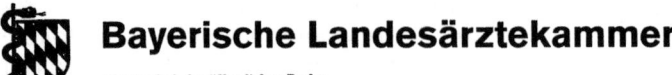

Bayerische Landesärztekammer

Körperschaft des öffentlichen Rechts

Stand 25.11.1994

Prüfungsniederschrift

gem. § 15 Abs. 8 der Weiterbildungsordnung für die Ärzte Bayerns in der Neufassung vom 1. Oktober 1993

A. Prüfungsausschuss:

1. ....
    (Vorsitzender)
2. ....
3. ....

4. ....
    (Bayerisches Staatsministerium für Arbeit
    und Sozialordnung, Familie, Frauen und
    Gesundheit)

B. Name der/des Geprüften: ....

C. Prüfungsgegenstand: ....

D. Ort der Prüfung:
Bayerische Landesärztekammer
Mühlbaurstraße 16
81677 München

E. Datum der Prüfung: ....

F. Beginn der Prüfung: .... (Uhrzeit)

Ende der Prüfung: .... (Uhrzeit)

G. Anmerkungen:
Falls ein Vetreter der Kammer an der Prüfung teilnimmt, Prüfling um Zustimmung
bitten

F. Ergebnis der Prüfung, sowie im Fall des Nichtbestehens gemachte **Auflagen**
über Dauer und Inhalt der zusätzlichen Weiterbildung ("bestanden" bzw.
"nicht bestanden" vom Vorsitzenden handschriftlich einzutragen):

bitte wenden!

H: **Gestellte Fragen und Vermerke über deren Beantwortung:**
(bitte im Einzelnen ausführen)

1. Fühlen Sie sich physisch und psychisch in der Lage, die Prüfung zu
absolvieren ?
ja / nein (Nichtzutreffendes bitte streichen)

....
....
....
....
....
....
....
....
....
....
....
....
....
....
....
....
....
....
....
....
....
....
....
....
....
....
....
....
....
....
....

Abb. 20. Prüfungsniederschrift (»Protokoll«, Vorderseite und Rückseite) der Bayerischen Landesärztekammer

> **Beachte:**
> Die *Sonographie* ist ein Bestandteil der Weiterbildungsordnung für die
> Allgemeinärzte und somit auch Gegenstand der Prüfung. Mangelhafte
> Kenntnisse in der Sonographie können damit auch zu einem
> Nichtbestehen der gesamten Prüfung führen!

Werden die geforderten »eingehenden Kenntnisse und Erfahrungen der
Sonographie« im Laufe der Prüfung nicht nachgewiesen und ist somit die
Prüfung insgesamt nicht bestanden, so braucht in diesem Fall bei einer
Wiederholungsprüfung lediglich die »Sonographie« geprüft zu werden.

Aus dem Prüfungsprotokoll muß expressis verbis deutlich werden, daß
der Prüfungsausschuß *»ergänzende«* *Fragen* (vgl. 11.4.7) stellte und der
Kandidat – selbst unter Einbeziehung der Zeugnisse, die ihm attestieren,
daß er die notwendigen Fertigkeiten und Kenntnisse und damit die fachliche Eignung erworben hat – bei Hinterfragen dieser Kenntnisse diese
nicht ausreichend belegen konnte, so daß der Prüfungsausschuß in der
Gesamtbetrachtung zu einem negativen Ergebnis kommen mußte.

Im Protokoll wird als Grund für das Nichtbestehen (vgl. 11.4.7) sinngemäß festgehalten, daß »nach einstimmiger Überzeugung des Prüfungsausschusses trotz einer längeren Prüfungszeit die nach den Richtlinien über
den Inhalt der Weiterbildung im Fach Allgemeinmedizin zu verlangenden
eingehenden Kenntnisse und Erfahrungen nicht belegt werden konnten«.

11.4.6 Ablauf der Prüfung

Der Kandidat betritt den Prüfungsraum und wird durch die einzelnen
Fachprüfer begrüßt. Dann erkundigt sich der Prüfungsvorsitzende nach
der Leistungsfähigkeit des Kandidaten, etwa:
*»Fühlen Sie sich physisch und psychisch in der Lage, sich diesem
Prüfungsgespräch zu unterziehen?«*
Die Bejahung dieser Frage ist rechtliche Voraussetzung für die Gültig-
keit der Prüfung.

Ein Kandidat, der trotz Erkrankung an einer Prüfung teilnimmt, hat das
Risiko eines ungünstigen Ausganges selbst zu tragen. Nachträglich kann
er sich nicht auf eine Prüfungsunfähigkeit berufen (AZ: 2 UE 21/84 und
38/84 vom 24.9.1985).

> **Tip für die Prüfungskandidatin:**
> Wenn Sie sich während einer *Schwangerschaft* der Prüfung unterziehen,
> so werden Sie hierfür sicherlich Ihre Gründe haben. Der Prüfungsaus-
> schuß kann jedoch auf diesen »Umstand« keine Rücksicht nehmen. Er ist
> auch nicht verpflichtet (und auch nicht befugt!) Sie vor Beginn der Prü-
> fung nach einer etwaigen Schwangerschaft zu fragen.

Bei Hochschwangeren ist im allgemeinen mit einer entsprechenden Frage durch den Prüfungsvorsitzenden nach der Prüfungsfähigkeit der Kandidatin zu rechnen. Aus der Erfahrung läßt sich sagen, daß Kandidatinnen, die einen Prüfungstermin innerhalb des Zeitraumes von rund 3 Monaten vor und 3 Monaten nach ihrer Niederkunft wahrnehmen, möglicherweise doch etwas gehandikapt und dadurch vielleicht weniger erfolgreich sein können.

Oftmals schließen sich noch persönliche Fragen zum »Aufwärmen« an, etwa: *»Welche Fachzeitschriften lesen Sie regelmäßig?«* oder *»Anhand welcher Fachbücher haben Sie sich auf dieses Gespräch vorbereitet?«* oder *»Welche ärztlichen Neigungsschwerpunkte haben Sie in Ihrer künftigen Praxis (z. B. Sonographie, Gesprächstherapie, Naturheilverfahren, Homöopathie)?«* oder *»Arbeiten Sie derzeit noch in der Klinik als Assistenzarzt oder sind Sie bereits niedergelassen? Welche beruflichen Pläne haben Sie nach dieser Prüfung?«*

Im Prüfungsraum befinden sich meist Diaprojektor, Mikroskop, Röntgenbildbetrachter und Videorekorder, die je nach Bedarf durch die Prüfer eingesetzt werden können.

Tip für den Prüfungskandidaten:

Die Kleidung, die Sie für das Fachgespräch tragen, wird in der Regel Ihrem persönlichen Stil und Geschmack entsprechen. Sie liegen immer richtig, wenn Ihre Kleidung dem offiziellen Charakter dieses Anlasses gerecht wird.

Der Prüfungsvorsitzende kann jederzeit eine *Unterbrechung der Prüfung* veranlassen. Dies wird jedoch nur dann der Fall sein, wenn er, nachdem der Kandidat hinausgebeten wurde, zusammen mit den Fachprüfern eine einheitliche Linie über das weitere Vorgehen anstreben möchte.

Nach erfolgreich bestandener Prüfung erhält der Kandidat durch den Vorsitzenden »im Auftrag der Kammer« die Urkunde der *»Anerkennung«* überreicht; darin wird bestätigt, daß die vorgeschriebene Weiterbildung abgeleistet ist und das Recht erworben wurde, die Bezeichnung »Facharzt für Allgemeinmedizin« zu führen. Die Aushändigung der Urkunde ist sofort durch den Prüfling zu bestätigen. Ab diesem Zeitpunkt ist der Kandidat nach der Berufsordnung berechtigt, die Bezeichnung offiziell anzukündigen.

11.4.7 Nichtbestehen der Prüfung

Auch wenn der Kandidat positive Zeugnisse über erfolgreich abgeleistete Weiterbildungsabschnitte vorweisen kann, ist er dennoch gehalten, im

Rahmen des Prüfungsgesprächs die für das jeweilige Gebiet *wesentlichen Kenntnisse darzulegen* (BVerwG 3 B26.95).

In Übereinstimmung mit der Rechtssprechung des Bundesverwaltungs-gerichts ist der Prüfungsausschuß verpflichtet, *»ergänzende« Fragen* im Kollegialgespräch zu stellen, die als ein Hinterfragen der im Weiterbil-dungszeugnis bestätigten einzelnen Kenntnisse und Erfahrungen des Kandidaten angesehen werden können.

Hart trifft es daher den Kandidaten, wenn er das Fachgespräch nicht erfolgreich abschließen kann.

Der Prüfungsvorsitzende teilt nach interner Beratung des Prüfungsaus-schusses dem Prüfling das negative Ergebnis mit. Er verweist darauf, daß das Prüfungsprotokoll einschließlich der Auflagen (vgl. 11.4.5) innerhalb der nächsten 14 Tage dem Kandidaten zugehen wird.

Eine Antwort, die gesicherten medizinischen Kenntnissen entspricht, welche im Fachschrifttum bereits veröffentlicht und dem Kandidaten des entsprechenden Prüfungsabschnittes im Regelfall ohne besondere Schwierigkeit zugänglich war, darf nicht als *falsch* gewertet werden, auch wenn sie der Meinung des Prüfers widerspricht. (BVG vom 17.04.1991 1 BvR 1529/84 – 1 BvR 138/87)

Tip:

Wenn Sie sich von den Prüfern unkorrekt oder unkollegial behandelt füh-len, so sagen Sie es sofort in geeigneter Form. Sollten Sie nämlich durch-fallen, so kann der Widerspruchsausschuß (vgl. 11.4.8) im nachhinein keine Wertung über Stil und Ablauf der Prüfung treffen.

Nachträgliche Argumente des Kandidaten (meist bei der schriftlichen Formulierung des Widerspruchs), etwa »die Prüfung sei unwürdig gewe-sen, da sie auf Verunsicherung und Einschüchterung angelegt gewesen sei« werden abgelehnt, wenn sie sich nicht durch das Protokoll belegen lassen.

Beachte:

In der Regel darf der Kandidat davon ausgehen, daß das Fachgespräch in ruhiger und kollegialer Atmosphäre abläuft.

Im folgenden werden einige Zitate aus Prüfungsprotokollen jener Kandidaten aufgeführt, welche die allgemeinmedizinische Prüfung nicht bestanden hatten:

»*Sie wurden gebeten, in Anlehnung an die öffentlichen Empfehlungen einen Impfplan bei einem Kleinkind zu entwickeln. Sie wurden deswegen mit dieser Frage konfrontiert, da Sie angedeutet hatten, später ins öffentliche Gesundheitswesen zu gehen. Vorgegeben wurde die Impfberatung anläßlich der U3. Sie empfahlen richtig die 3fach-Impfung mit DPT, erst gestützt gaben Sie zusätzlich die Polio-Oral-Impfung an; nicht gewußt wurde die HiB-Impfung. Dagegen empfahlen Sie – fälschlicherweise – bei dieser Impfsitzung die Grippeschutzimpfung. Sie wußten auch nicht, auf welche Impfempfehlungskommission (z. B. STIKO oder Gesellschaft für Pädiatrie etc.) Sie sich bei Ihrem Impfplan stützen sollten. Nicht gewußt wurde ferner die wichtigste Komplikation bei Pneumokokkeninfektion, die Pneumonie, der zahlreiche Kinder bis zur Einführung der Impfung zum Opfer fielen; Sie hatten dagegen als Komplikation die Otitis erwähnt. Befragt nach den möglichen Komplikationen von Impfungen nannten Sie richtig das Impffieber, dies hatten Sie jedoch fälschlicherweise als »häufig« angegeben. Zur Frage »zellulärer« und »azellulärer« Pertussisimpfstoff konnten Sie keine präzisen Angaben machen, Sie wußten auch nicht, daß der Einsatz des azellulären Impfstoffes gegen Pertussis erst ab dem 15. Monat empfohlen wird.*«

»*Ein typisches Infarkt-EKG im Stadium II wurde von Ihnen nicht erkannt, Sie sprachen statt dessen von eventueller Insuffizienz bzw. Angina pectoris oder Durchblutungsstörungen.*«

»*Sie wurden konfrontiert mit einem 70jährigen Patienten, metastasierendes Blasenkarzinom, bettlägerig. Gezielt wurden Sie nach dem Stufenschema der analgetischen Therapie gefragt. Zunächst gaben Sie an, dem Patienten Morphin verschreiben zu wollen. Auf die Frage, welche anderen Analgetika hier noch zur Anwendung kommen, konnten Sie nicht antworten. Sie konnten weder mit dem Marken- noch mit dem Genericumnamen auch nur ein einziges Präparat benennen.*«

11.4.8 Widerspruch und Wiederholungsprüfung

Gegen den Beschluß des Prüfungsausschusses besteht gemäß der Rechtsmittelbelehrung die Möglichkeit des termingerechten *schriftlichen Widerspruchs*. Dieser ist an den Widerspruchsausschuß bei der Landesärztekammer für das Fachgebiet Allgemeinmedizin zu richten.

Beachte:

Das Bundesverfassungsgericht hat festgestellt, daß eine nicht bestandene Prüfung frühestens nach 3 Monaten wiederholt werden kann. Die Zahl der Wiederholungen ist nicht begrenzt.

Der *Widerspruchsausschuß als Gremium der Landesärztekammer* setzt sich aus einem Vorsitzenden und 2 Fachbeisitzern zusammen. Dieses Kollegium gibt der Ärztekammer eine Empfehlung anhand des Prüfungsprotokolls (vgl. 11.4.5), des Widerspruchs des Prüflings sowie der schriftlichen Stellungnahmen der Mitglieder der betreffenden Prüfungskommission an die Hand. Die Ärztekammer, vertreten durch ihren Geschäftsführer, orientiert sich bei ihrer Entscheidung an der Empfehlung des Widerspruchsausschusses und übermittelt dem Kandidaten den Beschluß.

Gegen diesen Bescheid wiederum ist *Widerspruch zum Verwaltungsgericht* möglich. Solche Verfahren werden übrigens nur extrem selten eingeleitet. So waren im Bereich einer großen Landesärztekammer bei über 1000 Prüfungen nur 3 Verwaltungsgerichtsverfahren anhängig, die überdies zu ungunsten der klagenden Kandidaten beschieden wurden.

Bei einer *Wiederholungsprüfung* trifft der Prüfling auf einen neuen Prüfungsausschuß, der zeitliche Rahmen für das Fachgespräch bleibt derselbe. Der Prüfling hat damit zu rechnen, daß das Prüfungsgespräch auch die festgelegten Auflagen umfassen wird.

Das Niveau der Prüfungen in der Allgemeinmedizin ist hoch und anspruchsvoll, wie von den Prüfungsvorsitzenden anderer Fächer immer wieder bestätigt wird. Erfahrungsgemäß liegt die Quote der durchgefallenen Kandidaten für das Fach Allgemeinmedizin im Rahmen dessen, was bei anderen Fächern üblich ist (Tabelle 27). Dabei blieb der Anteil der nichtbestandenen Prüfungen in den Gebieten und Teilgebieten/Schwerpunkten in den letzten Jahren weitgehend gleich.

Tabelle 27. Bestehens- und Nichtbestehensquote (»Durchfaller«) in den Facharztprüfungen in verschiedenen Gebieten im Bereich der Bayerischen Landesärztekammer im Jahr 1996 [Nach Bayer. Ärzteblatt (1997) 9:22]

Gebiet	Bestanden	Nicht bestanden (%)
Innere Medizin	272	19 (7,0)
Allgemeinmedizin	136	7 (5,1)
Chirurgie	104	2 (1,9)
Psychiatrie/Psychotherapie	79	9 (11,4)
Frauenheilkunde	78	6 (7,7)
Orthopädie	67	1 (1,5)
Pädiatrie	61	3 (4,9)
Summe aller Prüfungen	*1437*	*92 (6,4)*

12 Prüfungstechnik

Welcher Prüfungskandidat würde sich nicht am liebsten anhand einer gewachsenen *Sammlung von Prüfungsfragen* auf sein Gebiet vorbereiten? Solche authentischen Fragen und vielleicht sogar noch die entsprechenden richtigen Lösungen würden ihm wohl am ehesten das Gefühl von optimaler Vorbereitung und Sicherheit in der Prüfung vermitteln, so wie dies bei der zurückliegenden medizinstudentischen Karrriere meist der Fall war.

Spezielle Fragesammlungen für die Facharztprüfung in der Allgemeinmedizin gibt es derzeit jedoch nicht, sie sind wahrscheinlich auch nicht geplant, v. a. aber auch nicht im Sinne eines kollegialen Fachgespräches: Zu breit ist das Spektrum des Fachgebietes Allgemeinmedizin, zu unterschiedlich sind die Wissens-, Erfahrungs- und Neigungsschwerpunkte der einzelnen Fachprüfer in den Prüfungsausschüssen und noch zu wenig gewachsen und allgemein akzeptiert das Lehrgebäude der Allgemeinmedizin selbst.

Dennoch läuft jede Prüfung nach einem gewissen »inneren Prinzip« ab, zumal es sich in der Regel um langjährig erfahrene Prüfer handelt. Damit der junge Arzt einigermaßen »entängstigt« in die Prüfung gehen kann, haben die Autoren dieses Buches, selbst langjährig in der Facharztprüfung erfahrene Ärzte, in diesem Kapitel vieles in systematischer Weise zusammengetragen, was man am ehesten als »*Prüfungstechnik*« bezeichnen könnte.

Der Sinn dieser Ausführungen soll es sein, den Kandidaten aufmerksam zu machen und zu schulen, auch unter dem Streß des Prüfungsgespräches jeder einzelnen Frage gleichermaßen offen, unvoreingenommen und aufmerksam – und dies mit einer gewissen Systematik – zu begegnen. Er soll lernen, in Situationen, in denen er etwas »weiß«, sich gut auszudrücken und dies auch entsprechend zu »verkaufen« und ebenso in anderen, für ihn zunächst weniger aussichtsreichen Lagen das Beste noch daraus zu machen.

In zahlreichen *Vorbereitungskursen* auf die Facharztprüfung[1] haben die Autoren immer wieder die Feststellung machen müssen, daß es offen-

---

[1] «practica-Paukkurs für die Facharztprüfung in Allgemeinmedizin«. Weitere Informationen über: practica – Fortbildung zum Mitmachen, Talstraße 3, 93152 Nittendorf. Fax: 09404/1857. Telefon: /2040. – »Intensivkurs Facharzt für Allgemeinmedizin«. Informationen über: Dr. med. Volker W. Rudi, 74889 Sinsheim. Fax: 07261/977039. Telefon: /977038.

sichtlich für viele Kandidaten Schwierigkeiten bereitet, »ein Ohr zu haben« für den Inhalt einer Frage und damit auf der »richtigen Wellenlänge« mit den Prüfern zu liegen.

Dazu hat sich eine bestimmte Systematik zur Beurteilung von Inhalt und Ziel einer Prüfungsfrage bewährt, die in den folgenden Kapiteln dargestellt wird. Auch wenn diese Ausführungen möglicherweise ein wenig theoretisch anmuten, sind sie vielleicht dennoch einer Überlegung wert. Möglicherweise schafft das frühzeitige Befassen mit diesen Fragen etwas Distanz zur Prüfung selbst und verrät andererseits im konkreten Prüfungsgespräch eine gewisse Professionalisierung.

12.1 Verschiedene Frageformen

Für den Kandidaten ist es in der Prüfung von grundlegend strategischer Bedeutung, die ihm vom Prüfer gestellten Fragen mit aller Aufmerksamkeit zu verfolgen. Dabei geht es v. a. darum, von vornherein herauszufinden, um welchen »*Fragetyp*« es sich wohl am ehesten handeln könnte.

Die richtige Einschätzung des jeweiligen Fragetyps schafft zunächst einmal Ordnung im Kopf (*»Was hat denn der Prüfer überhaupt gesagt? Worauf will er hinaus?«*), verhindert unnötige und möglicherweise falsche Antworten (*»Will der Prüfer das überhaupt hören?«*), schafft Atem im Falle unsicherer Kenntnisse (*»Läßt sich das Gespräch nicht auf etwas ähnliches bringen?«*) und zeigt dem Prüfer schließlich, daß er »verstanden« wurde.

12.1.1 Konkrete Frage

Eine *einzelne konkrete Frage* durch den Prüfer ist wohl in den allerwenigsten Fällen der Auftakt zu einem Prüfungsgespräch. Im Laufe des Gespräches selbst könnte sie dem Kandidaten eher signalisieren, daß der Prüfer eine gewisse Präzision in den Antworten vermißt und den Kandidaten zu einer exakten Aussage drängen möchte.

Solche Fragen werden nicht selten vom Prüfer dann vorgelegt, wenn er einen Kandidaten vor sich zu haben glaubt, der möglicherweise seine Unkenntnisse hinter gewundenen bzw. ausweichenden Formulierungen verbirgt und bei dem es schließlich um die Entscheidung »bestanden« oder »nicht bestanden« geht.

Eine solche konkrete Frage könnte beispielsweise sein:

Beispiel I

»Mögliche gefährliche[1] Nebenwirkung bei i.v.-Gabe von Diazepam/Valium?«

---

[1] Die Unterstreichungen bestimmter Wörter in diesem Beispiel und in den folgenden Texten sollen hervorheben, worauf der Kandidat seine Antwort(en) fokussieren soll. Im Streß der Prüfung wird gerne überhört, was den eigentlichen Schwerpunkt einer Frage ausmacht.

In Beispiel 1 ist also nicht allgemein gefragt worden nach »*möglichen* Nebenwirkungen« einer i.v.-Gabe von Diazepam (z. B. Fahruntüchtigkeit, Venenwandreizung bei Paravasaten usw.), sondern ganz konkret nach einer »*gefährlichen* Nebenwirkung«. Als eine solche gilt anerkanntermaßen eine mögliche Atemdepression, insbesondere bei älteren Menschen.

Weitere Ausführungen werden bei dieser Frage wohl nicht erwartet. Leicht könnte der Prüfer sonst auch auf eine Fährte gebracht werden, wo der Kandidat zunächst nicht hin wollte.

Beispiel 2

»Nennen Sie bitte die wichtigsten Bestandteile des pathologischen Harnsediments!«

Beispiel 2 soll demonstrieren, worauf der Kandidat bei einer solchen »konkreten Einzelfrage« aufzupassen hat: Es ist also nicht nach den Bestandteilen des Harnsediments *im allgemeinen* gefragt, sondern nur nach den »*pathologischen*« Bestandteilen *im besonderen*. Diese sind bekanntlich (und so könnte die Antwort lauten)
– krankhafte Zellelemente,
– Erreger,
– Harnsalze.

Der Prüfer erwartet bei diesem Beispiel sicherlich keine Angaben über den Nachweis von Zucker, Azeton, Eiweiß etc., da seine Frage eben dem »*Sediment*« galt. Auch werden seitens des Prüfers zunächst wohl keine Ausführungen über die Art des Nachweises dieser Bestandteile oder über deren Verknüpfung mit bestimmten Krankheiten erwartet.

Beispiel 3

«Nennen Sie bitte für folgende Stoffgruppen denkbare medikamentöse Wechselwirkungen (Interaktionen), die für die Allgemeinpraxis relevant sein könnten:
– Digitalis mit ....,
– Cimetidin mit ....,
– Eisen mit ....,
– Doxyzyklin mit ....,
– Pille mit ....,
– Dicumarol mit ....«.

Beispiel 3 setzt präzise Kenntnisse voraus. Hier kann kein Herumreden helfen. In Ausnahmefällen könnte vielleicht der Hinweis des Kandidaten an das Prüfungskollegium »rettend« sein: »*Das weiß ich nicht, aber ich würde in der 'Roten Liste' innerhalb der Rubrik 'Wechselwirkungen' nachschauen«.* Solche Hinweise könnte der Prüfungsausschuß zunächst zur Kenntnis nehmen, jedoch würde er im Wiederholungsfall auf dem Nachweis des Fachwissens bestehen müssen.

12.1.2 Fragenkomplex (Thema)

Neben der Kasuistik (vgl. 12.1.5) handelt es sich beim *Fragenkomplex*, also einem *Thema*, um die »klassische« Form einer Prüfungsfrage.

Jeder Prüfer hat einen gewissen »Fundus« an solchen Themen auf Lager, von denen er eine gewisse Vorstellung bezüglich der Darstellung des Themas und der entsprechenden Antworten hat. Von früheren Prüfungsgesprächen her hat er einen guten Vergleich, wie Kandidaten diesen Fragenkomplex anpacken.

Für den einzelnen Prüfling selbst bedeutet die Vorgabe eines Themas eine gewisse Freiheit in der Reihenfolge und Gewichtung der Antworten und deren Darstellung. Er kann und soll seine persönlichen Praxiserfahrungen einbringen (oder die seines Weiterbildungsarztes), oder er kann und soll auch seine Literaturkenntnisse einfließen lassen.

Beispiel 4

»Beschreiben Sie bitte die Aufgabe des Allgemeinarztes in der Führung von

– Menschen mit Alkoholproblemen,
– Diabetikern,
– Patienten mit hohem Blutdruck,
– Patienten mit bekannter absoluter Arrhythmie bei Vorhofflimmern,
– Patienten mit Rückenschmerzen,
– adipösen Menschen,
– Menschen mit Neurodermitis,
– Atopikern,
– Patienten mit rezidivierenden Zwölffingerdarmgeschwüren,
– Tumorkranken,
– alten Leuten mit Schlafstörungen,
– Rauchern mit dem Wunsch nach Abstinenz.«

In Beispiel 4 sollte der Kandidat zunächst einmal herausgehört haben, daß der Prüfer nichts über den »Alkoholismus«, den »Diabetes mellitus«, die »Hypertonie« usw. wissen möchte (also z. B. wie man diese Krankheiten diagnostiziert, einteilt und behandelt), sondern wie der Doktor die Betroffenen *»führt«.* Das Wort »Führung« könnte zunächst vielleicht den Kandidaten irritieren; er sollte sich nicht scheuen, den Prüfer zu fragen, was er darunter verstünde. Dieser könnte vielleicht dann präzisieren, indem er konkret nach der »psychosozialen Betreuung« dieser Personengruppe fragt.

Merke:

Sinnvolle und zum rechten Zeitpunkt vorgebrachte Rückfragen an den Prüfer verraten ein kundiges Mitdenken des Kandidaten.

Solche Rückfragen bringen zugleich auch eine gewisse Ordnung in die nachfolgenden Gedanken, schützen vor falscher Fährte und verbessern obendrein vielleicht noch das Gesprächsklima. Letztlich dienen sie ganz einfach auch als »Aufatmer« für den Jungarzt, damit dieser erst einmal Zeit gewinnt, seine Gedanken zu sammeln.

Den Autoren fällt immer wieder auf, wie schwierig es für die durch das Multiple-choice-System gegangene Ärztegeneration ist, sich in einem freien Rede-Antwort-Spiel strukturiert und akzentuiert auszudrücken, ohne dabei den Faden zu verlieren.

Im Falle der Patienten mit Rückenschmerzen könnte das Beispiel 4 etwa wie folgt angegangen werden:[1]

Es gibt Fälle von akuten, chronischen und rezidivierenden Rückenschmerzen.

– Akute Fälle: Fragen nach den Selbstmaßnahmen oder Befürchtungen des Patienten, geteilte Verantwortung mit dem Patienten bezüglich der Beobachtung des Verlaufs (Worauf muß der Patient besonders achten?), Anleitung zur Selbsthilfe (z. B. Stufenbettlagerung, Kriechübungen), Vermeidung von (z. B. extrem heißen oder kalten) Wasseranwendungen, Arbeitsruhe, Bettruhe oder Bewegung?

– Bei chronischen Rückenschmerzen: Bestehen mögliche Fehlbelastungen am Arbeitsplatz? Psychische Belastungen? Beschaffenheit der Matratzen und des Lattenrostes? Freizeit- und Sportaktivitäten? Autositz? Möglichkeiten und Notwendigkeiten der ambulanten bzw. stationären Rehabilitation? Grad der Behinderung? Beurteilung der Berufs- und Erwerbsunfähigkeit? Patientenselbsthilfeprogramme (Rückenschule)?

Das von uns vorgegebene Schema für die Beantwortung erhebt in keiner Weise Anspruch auf Vollständigkeit, es will auch nicht idealtypisch sein, sondern soll lediglich aufzeigen, an welche Facetten der psychosozialen Betreuung gedacht werden kann.

Analog ginge es beispielsweise im Falle der Führung eines Alkoholikers um Motivationsfragen, Rückfallprobleme, soziale Bindungen, Sexualstö-

---

[1] Die 12 Kapitel »Thematik des Fachgespräches« des Buches Mader/Weißgerber: Allgemeinmedizin und Praxis. Anleitung in Diagnostik und Therapie. Mit Fragen zur Facharztprüfung [78] sind systematisch in diesem Sinne aufgebaut.

rungen und -deviationen, Suizidalität, aber auch um Führerschein oder familiäre Zerrüttung.

Beispiel 5

»Sagen Sie bitte etwas über <u>Notfälle</u> in der Allgemeinpraxis, beispielsweise
- Nasenbluten,
- akute Harnsperre,
- hypertensive Krise,
- Bild eines Herzinfarkts,
- vaginale Blutung in der Schwangerschaft,
- Bienenstich in den Hals,
- Asthmaanfall,
- Fieberkrampf im Säuglings- und Kindesalter,
- epileptischer Anfall,
- plötzlich aufgetretenes einseitig kaltes Bein,
- einseitig rotes, schmerzhaftes Auge.«

Die Deutsche Gesellschaft für Allgemeinmedizin (DEGAM) hat den Fragenkomplex *»Notfälle«* als ein typisches Prüfungsthema in der Allgemeinmedizin hingestellt (vgl. 12.1.6). Dabei geht es jedoch nicht um die Beantwortung von Fragen, wie sie üblicherweise in Zusammenhang mit dem Fachkundenachweis »Rettungskunde« stehen.

Die Notfälle, die in Beispiel 5 aufgeführt sind, illustrieren augenfällig, daß der Allgemeinarzt grundsätzlich mit allen Erkrankungen befaßt ist und daher auch mit entsprechenden Notfällen rechnen muß. Dabei kann es sich um eher »banale« Notfälle handeln, also solche, die mehr den Patienten beunruhigen als den Arzt, aber auch um teilweise lebensbedrohliche Situationen. Allen diesen Notfällen ist gemeinsam, daß es sich um »präklinische« Ereignisse handelt. Entsprechend muß der Allgemeinarzt »draußen« sein »Handling« darauf abstellen.

Bei der Beantwortung dieses Fragenkomplexes könnte sich vielleicht folgende Systematik anbieten:
- Ungefähre Häufigkeit in der Allgemeinpraxis?
- Selbst schon mal erlebt?
- Erstinformation des Arztes (durch den Patienten selbst oder durch die Angehörigen)?
- Dringlichkeit des Hausbesuches?
- Erste Anweisungen am Telefon durch Helferin bzw. Arzt an Patient bzw. Angehörige?
- Erster Eindruck für den Arzt?
- Erste Maßnahme(n)?
- Organisation von Hilfe?
- Wie lange zuwarten mit möglichen anderen Maßnahmen?

- Geteilte Verantwortung mit dem Patienten?
- Geteilte Verantwortung mit den Spezialisten in Praxis und Klinik?
- Kontrollintervalle?
- Aufklärung des Patienten und Dokumentation des Falles?
- Erste Maßnahmen in der Praxis selbst? Vor Ort?
- Einsatz von Arzttasche bzw. Notfallkoffer?

Beispiel 6

»Brennen beim Wasserlassen. Wie stellt sich dieses Problem für Sie in der Allgemeinpraxis dar:
- beim Kleinkind bzw. beim Schulkind?
- bei einer 18jährigen?
- bei einer 45jährigen Frau?
- beim älteren Mann?«

Der Kandidat sollte im Fall des Beispiels 6 sich zunächst einmal darauf einstellen, welche *Altersgruppe* bzw. welches *Geschlecht* der Prüfer angesprochen hat. Die Frage gilt also weniger dem »Brennen beim Wasserlassen« im allgemeinen, obwohl auch dazu eine Aussage zu treffen ist (z. B. Häufigkeit in der Allgemeinpraxis? Stufendiagnostik durch den Allgemeinarzt?).

Im 2. Teil der Ausführungen wird der Kandidat v. a. auf die *Besonderheiten im jeweiligen Fall* hinweisen (beim Kind z. B. Mißbildungen? Schwierigkeiten bei der Uringewinnung? Zuverlässigkeit der Angaben des Kindes?), beim jungen Mädchen (z. B. sexuelle Aktivitäten? Toilettenhygiene? Ping-Pong-Infektion durch Partner? Sexual transmitted diseases?), bei der Frau (z. B. Hormonmangel in der Menopause), beim älteren Mann (z. B. benigne Prostatahyperplasie, Zustand nach transurethraler Resektion, Zustand nach Katheterismus).

12.1.3 Beurteilung

Die Aufforderung des Prüfers an den Kandidaten, einen vorgelegten *Befund zu beurteilen*, ist in allen Fächern der Medizin die wohl älteste Form der Prüfungsfragen. Dies gilt für die medizinstudentische Prüfung gleichermaßen wie für Facharztprüfung von Jungärzten.

Hierzu können sich für die Allgemeinmedizin z. B. Befunde anbieten, die mit bildgebenden Verfahren dokumentiert wurden, wie Sonographieaufzeichnungen, Röntgenbilder, ferner Herzstromkurven in Ruhe, unter Belastung oder nach Belastung, Aufzeichnung einer Langzeitblutdruckmessung, Herz-Kreislauf-Tests nach Schellong, Spirometriekurven, Laborblätter mit bestimmten Befundkonstellationen, aber auch ein Blick durchs Mikroskop (z. B. Urinsediment, Nativpräparat), Präsentation eines

Videospots (z. B. Aufzeichnung der Bewegungen eines Parkinson-Kranken) oder die Präsentation eines Dias oder Papierfotos aus der Praxis (z. B. Gangrän eines diabetischen Fußes, Paronychie, frische Verletzung, charakteristischer Hautausschlag).

Merke:

Die Prüfungsfrage in Form einer Beurteilung hat für den Prüfer wie für den Kandidaten den Vorzug, daß anhand einer ganz konkreten, praxisrelevanten Aufzeichnung eine ebenso konkrete Beschreibung und Interpretation erwartet werden kann.

Der Kandidat sollte sich gerade bei der Beurteilung von bildhaften Vorlagen nicht zu vorschnellen Aussagen hinreißen lassen, auch wenn ihn das »Typische« an dem Befund noch sehr anspringt. Gerade solche Bilder können für den Kandidaten eine gute Gelegenheit sein, seine Vertrautheit mit diesen Dokumenten einzubringen und in überlegter Weise seine Schlußfolgerungen herzuleiten. Dabei sollte er möglichst systematisch seine Gedanken darlegen (Beispiel 7, Beispiel 8, Beispiel 9).

Selbstverständlich können solche Vorlagen zur Beurteilung für den Prüfer auch ein gut objektivierbares und nachvollziehbares Entscheidungskriterium dafür sein, wie weit der Kandidat über grundlegendes Wissen verfügt. Beliebt ist in diesem Zusammenhang die Vorlage eines EKG-Streifens mit den »typischen« Zeichen eines Herzinfarkts.

Hier nützt es dem Kandidaten verständlicherweise wenig, wenn er wortreich die Beschreibung der Herzstromkurven vornimmt, aber nicht zu der entscheidenden Aussage kommt, daß ein frischer Herzinfarkt der Hinterwand vorliegt. Die Nichtkenntnis gerade solcher und ähnlich fundamentaler Befunde könnte den Prüfer rasch den »Gong zur Endrunde« einläuten lassen, besonders dann, wenn sich der Kandidat über mehrere Runden hinweg mit wachsweichen Antworten durchgemogelt hat. Zudem lassen sich die Aussagen zu solchen konkreten Befunden im Prüfungsprotokoll in justitiabler Weise festhalten.

Der berufstheoretische Forscher, Allgemeinarzt und Hochschullehrer Robert N. Braun zeigt in seinem Buch *Allgemeinmedizin: Standort und Stellenwert in der Heilkunde* (vgl. Abb. 21 in Abschn. 12.1.5) auf, daß es in einer allgemeinmedizinischen Prüfung, bei der es um die Beurteilung eines vermeintlich banalen Beratungsproblems geht, durchaus auch möglich sein sollte, auf niveauvolle Art Aussagen zu treffen, welche die wissenschaftlichen Grundlagen der Allgemeinmedizin widerspiegeln. Freilich kann es vorkommen, daß solche Reflexionen beim Prüfungsausschuß nicht immer »ankommen«, da dieser andere Erwartungen hat, die im nachfolgenden Beispiel offensichtlich erfüllt wurden:

»*In Übersee erlebte ich verschiedentlich Facharztprüfungen und Hochschulprüfungen für Allgemeinmedizin. Einmal bekam ein Kandidat als Prüfungsfall einen Jüngling mit einer Plantarwarze.*
Der Fall wäre bestens geeignet gewesen, die ganze Allgemeinmedizin zu prüfen. Tatsächlich hatte der junge Kollege die Verruca vulgaris auf Anhieb richtig erkannt und benannt. Sodann behandelte er sie mit flüssigem Stickstoff. Nun hätte nach meinem Dafürhalten die allgemeinmedizinische Fachprüfung mit dem Eingehen auf die Grundbedingungen der eigenständigen Diagnostik, mit dem Besprechen des Diagnosebegriffes, mit dem Eingehen auf die Bedeutung der fachärztlichen Krankheitenlehre für das allgemeinärztliche Handeln, mit einer Diskussion über die Art und das Herangehens an die Praxisfälle, mit dem Eingehen auf die diversen sonst zu treffenden Entscheidungen, mit den Möglichkeiten, die Beratungsergebnisse zu benennen und mit vielem anderen mehr fortgesetzt werden müssen.
Darauf wurde aber bei der Prüfung mit keinem Wort eingegangen. Offenbar sah die Jury hier keine Fragen. Andererseits waren die Prüfer anscheinend ganz davon überzeugt, daß niemand allein wegen einer solchen Lappalie zum Arzt gehen würde. Da müsse also noch etwas anderes, viel wichtigeres dahinter stecken.
Der Prüfling wurde daher gefragt, warum denn der Patient wirklich in die Allgemeinpraxis gekommen wäre. Darauf hatte der Kandidat offensichtlich schon gewartet. Er ließ also die Warze Warze sein und begab sich auf die Jagd nach dem ‚Problem‘ hinter der wahrscheinlich nur vorgetäuschten bzw. vorgeschobenen Beratungsursache ‚Warze‘. Er sprach mit dem Kranken lang und breit über dessen Privatleben, Familie und Umwelt.
Natürlich schätzen das manche Menschen. Gerne erzählen sie von ihren Sorgen und Nöten. Ein großer Prozentsatz öffnet sich dabei dem Arzt ziemlich weit. Nach und nach kommen viele persönliche Probleme, familiäre Spannungen etc. aufs Tapet. Es sind Dinge, die zu jedem Leben dazu gehören.
Die Prüfungskommission war mit dem Interview des Examinanden und mit dessen Ergebnis zufrieden. Der einstimmige Entscheid lautete, daß der Kollege die Prüfung gut bestanden hätte.«

Braun schlußfolgert:

»*Allgemeinmedizin ist aber etwas anderes. In der Allgemeinmedizin geht es nur ausnahmsweise darum, vom Patienten anfangs verschwiegene Beratungsursachen mit großem zeitlichen Aufwand herauszubekommen. Bei der überwältigenden Mehrzahl der Fälle ist das eingangs »spontan« vorgebrachte Problem auch das wirkliche*« [11].

12.1.4 Diskussion

Die Vorlage einer Prüfungsfrage mit der Aufforderung an den Kandidaten, diese abzuwägen (zu »diskutieren«), ist wohl die akademischste Form der Prüfung.

Nicht immer ist für den Kandidaten von vornherein erkennbar, daß eine *Diskussion* dieser Frage vorgesehen bzw. sogar erwünscht ist. Hinweise darauf können sich in Formulierungen ergeben wie »Vor- und Nachteile« (Beispiel 7) oder »Problematik von ...« (Beispiel 8) oder »Sinn und Unsinn« oder »Überlegungen zu«.

Bei der Diskussion solcher Fragen hat der Kandidat Gelegenheit, beispielsweise Literaturstellen mit kontroversen Aussagen anzuführen, Lehrmeinungen der eigenen Erfahrungen gegenüberzustellen, sein persönliches Vorgehen mit demjenigen seines Praxisinhabers, bzw. universitäres Vorgehen mit praxisüblichem Procedere zu vergleichen oder Laienmeinungen und -maßnahmen am wissenschaftlichen Standard widerzuspiegeln.

Beispiel 7

»Schildern Sie bitte mögliche Vor- und Nachteile des Gujak-Tests zur Untersuchung auf okkultes Blut im Stuhl!«

Für den Kandidaten, der zur Diskussion einer Frage aufgefordert wurde, bietet sich die systematische Darstellung des Prüfungsthemas mit *kritischer Beurteilung* an. Die Strategie für eine Antwort könnte in etwa sich an folgendem orientieren:

Grundsätzliches

– Gujak-Test ist Screening-Test und kein diagnostischer Test.
– Definition von Screening: vorsorgliche Krankheitssuche bei beschwerdefreien Personen.
– Ziel des Screenings: Verringerung der hohen *Darmkrebsmortalität* um die Hälfte, Erhöhung der Fünfjahresüberlebensrate bei Darmkrebs durch möglichst frühe Operation, d. h. im noch beschwerdefreien Frühstadium und Reduzierung der Darmkrebsinzidenz durch Aufspürung und Abtragung der adenomatösen Polypen.

Vorteile

– Einfache und breit durchführbare Anwendung (Endoskopien sind dagegen aufwendig).
– Preiswerter Test.

- Hohe Akzeptanz beim Probanden.
- Kumulative Sensitivität bei jährlichem Screening von beschwerdefreien Personen (*Cave*: Keine Sensitivität bei einmaliger Anwendung wie bei einem diagnostischen Test!).

Nachteile

- Fehlende Spezifität für Humanhämoglobin und andere Blutbestandteile, daher in bis zu 20% falsch negative Ergebnisse bzw. bis zu 10% falsch positive Ergebnisse.
- Möglichkeit der Beeinflussung des Testergebnisses durch vorausgegangenen Genuß z. B. von rohem Fleisch.

Anwendungsproblematik

- Problematische Stuhlgewinnung bei Tiefspültoilette. Der Hausarzt sollte den Patienten darauf hinweisen.

Beispiel 8

»Sehen Sie Probleme bei Frauen, welche die »Pille« einnehmen und bei denen bekannt ist
- Migräne oder
- Hypertonie oder
- starker Zigarettenkonsum?«

Beispiel 9

»Wie beurteilen Sie die möglichen Vor- und Nachteile der einzelnen Methoden der Empfängnisverhütung in Abhängigkeit von Geschlecht, Altersgruppe, Indikation und Zuverlässigkeit (»Versagerquote«):
- natürliche Methoden,
- mechanische Methoden,
- lokal wirksame Methoden,
- Hormone,
- Operation?«

Beispiel 10

»Sie haben doch sicher schon von der kontroversen Diskussion der Behandlung von Durchfallerkrankungen mit Motilitätshemmern gehört? Wie denken Sie darüber?«

12.1.5 Kasuistik

Kasuistiken sind ein beliebtes Prüfungsthema. Nicht selten trägt der Prüfer einen »*Fall*« vor, den er vor nicht allzu langer Zeit in seiner Praxis hatte und den er entweder als »charakteristisch« (»typisch«) empfunden oder bei dem er selbst seine Probleme in Diagnostik und Therapie hatte, oder bei dem ein Notfall vorlag.

Ein solches Beispiel für eine Kasuistik findet sich u. a. in der erstmals schriftlich durchgeführten Facharztprüfung für Allgemeinmedizin in der Schweiz, die von der Schweizerischen Gesellschaft für Allgemeinmedizin SGAM (im April 1997) durchgeführt wurde (vgl. 11.4.).

Fallbeispiel (10 min, 8 Punkte)

»Ein Rekrut sucht im Wochenendurlaub wegen Fieber und Halsschmerzen Ihre Praxis auf. Seit 2 Tagen habe er zunehmend Halsschmerzen und Mühe beim Schlucken, das Fieber sei hoch, bis 39°, und er fühle sich krank. Neu seien jetzt auch Schwellungen an den Kieferwinkeln aufgetreten, die schmerzen. Sie schauen in den Hals und finden hochrote, geschwollene Tonsillen ohne Beläge.«

1. Welche häufigen Krankheitsursachen ziehen Sie differentialdiagnostisch in Betracht? (mindestens 3) [=3 Punkte].
2. Welche Laborabklärungen helfen momentan weiter? [mindestens 2 Punkte].
3. Wie behandeln Sie die ersten 3 Ihrer unter 1. erwähnten Krankheitsbilder? [3 Punkte].

In den theoretisch-schriftlichen Facharztprüfungen für Allgemeinmedizin in Kanada werden z. B. in 4 Stunden 40–45 Fälle mit Unterfragen geprüft [44]. Andere Länder, wie z. B. Irland und England, verwenden zwar weniger Fälle, dafür aber zusätzliche Methoden zur Kenntnisprüfung [33, 87].

Bei einer mündlichen Prüfung ist es für den Kandidaten freilich nicht immer einfach, sich im Falle einer vorgetragenen Kasuistik spontan in die Erlebniswelt des Prüfers zu versetzen. Leicht kann der Kandidat hier sich auf eine falsche Fährte leiten lassen – und entsprechend zu nicht erwünschten oder gar falschen Aussagen und Schlüssen kommen.

Tip:

Bei Kasuistiken tut der Kandidat manchmal gut daran, bevor er eine Antwort gibt, zur eigenen Klarstellung nochmals einige Fragen zum Fall an den Prüfer zu richten (etwa: »*Uhrzeit? Schmerzcharakter? Eigener oder fremder Patient? Alter des Patienten? Wie lange bestehen schon die Schmerzen? Wann war die letzte Periode?*«).

Meist sind die vorgetragenen Eckdaten des Prüfers kurz und bündig. Allerdings tragen die Prüfer gelegentlich auch einen Fall vor, der ihnen selbst bisher nur sehr selten begegnet war (»Kolibri-Fall«).

Kritisch setzt sich Robert N. Braun mit solchen Kasuistiken auseinander, bei denen die Praxisrelevanz nicht primär im Vordergrund steht und bei denen das Herausbekommen gespielter Krankheiten nicht unbedingt eine zweckmäßige Prüfungsmethode für die Allgemeinmedizin darstellt (Abb. 21; [11]).

Braun begründet dies:

> »Zunächst einmal fällt damit etwas sehr Wesentliches weg: die zwischen dem tatsächlich Kranken und seinem Arzt gegebene Spannung. Der wirklich Erkrankte steht vor seinem Arzt wie vor einem Richter über Leben und Tod. Voll von Angst, aber auch voll von Hoffnung spricht er zu ihm.
> Der Streß des Arztes rührt von der hohen Verantwortung her. Sie kommt dadurch zustande, daß ihm der Patient gleichsam sein Leben in die Hände gibt. Die große Spannung in der zwischenmenschlichen Beziehung fordert einerseits die Mitarbeit des Patienten. Der Praktiker andererseits wird dadurch zu hohen Leistungen angespornt. Der Ansporn bringt die Produktion einer besonderen zweckmäßigen spezifischen intuitiv-individuellen Diagnostik mit sich.
> Unter der Hochspannung der echten Konfrontation funktioniert unser Gehirn einfach besser als vor einem Schauspieler, der die Beschwerden, von denen er spricht, überhaupt nicht hat, bei dem es auch nicht die Ängste des Kranken gibt und der natürlich dort Unsinn reden wird, wo er mit dem Auswendiglernen am Ende ist« [11].

Und Braun fährt fort:

> »Zweitens ist in Wirklichkeit kein einziger Krankheitsfall so beschaffen, daß sämtliche Zeichen, die im Lehrbuch angeführt werden, auch lückenlos vorhanden sind. Bei den Fällen der Schauspieler dagegen ist alles da, was zum Idealbild der Krankheit dazugehört – und nichts anderes. Wir wissen bereits, was von den klassisch ausgeprägten Krankheitsbildern zu halten ist: Sie haben im wesentlichen die Rollen von Orientierungsstellen im ärztlichen Denken. Die Praxisfälle kommen ihnen in ihrer Symptomatik bestenfalls nahe« [11].

Beispiel II

»Stellen Sie sich vor: Die Ehefrau ruft Sie an, ihr Mann sitzt bewußtlos im Sessel. Was tun Sie?«

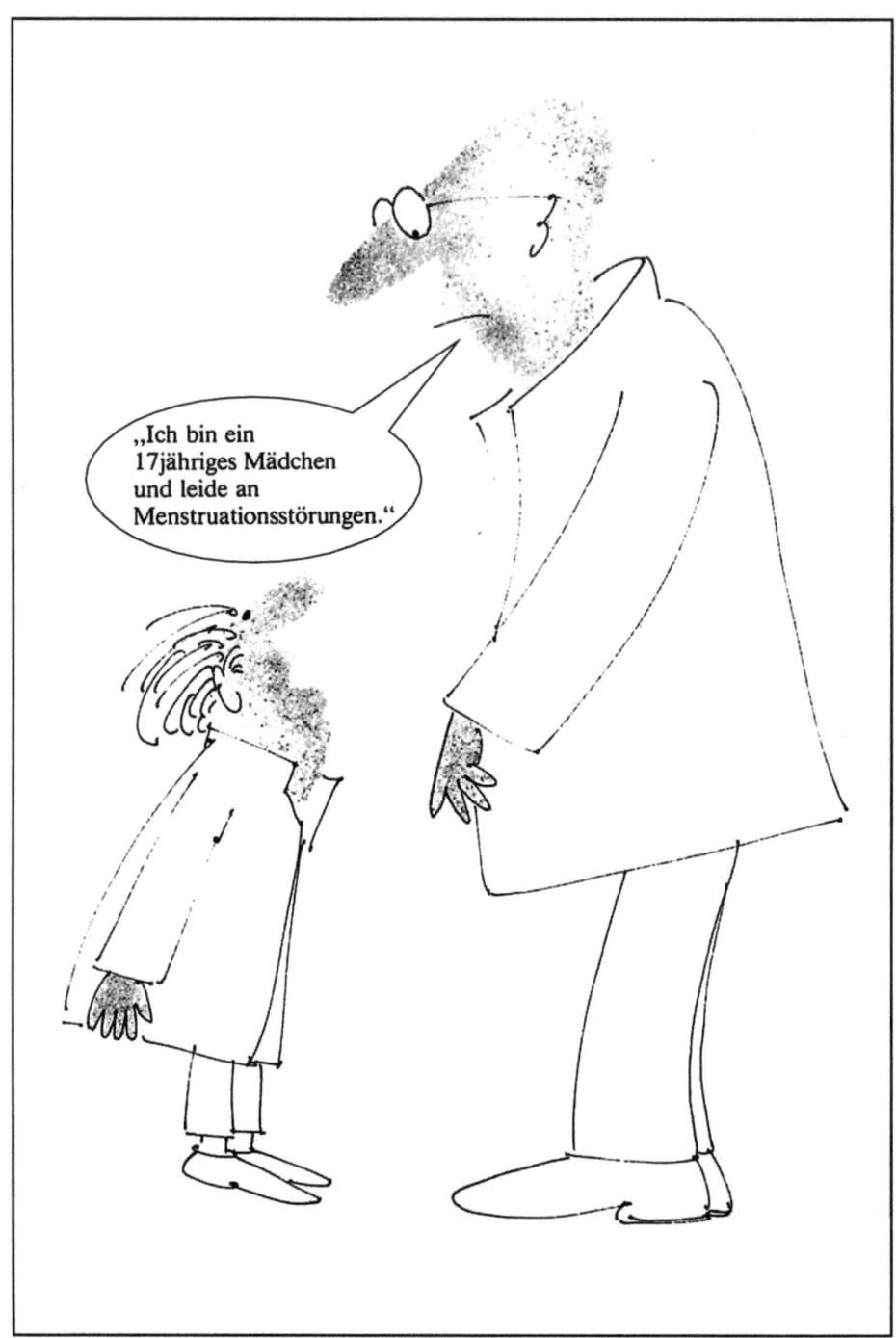

Abb. 21. Mißglückte Kasuistik: Der betagte Prüfer schauspielert die »Patientin«: »Ich bin ein 17jähriges Mädchen und leide an Menstruationsstörungen«. [11]

Beispiel 12

»Da ruft Sie ein Patient am Abend an und sagt, er hätte stärkste Schmerzen im Bein.«

12.1.6 Eigene Praxiserfahrung

Die Darstellung von *eigenen Praxiserfahrungen* des Kandidaten wird in einer Facharztprüfung wohl eher ein Thema am Rande sein. Von einem Jungarzt, der seine Weiterbildungszeit überwiegend in der Klinik absolviert hat, kann man kaum erwarten, daß er Wesentliches über gar langjährige Praxiserfahrung zu berichten weiß.

Dennoch hatte die Deutsche Gesellschaft für Allgemeinmedizin (DEGAM) in ihren Empfehlungen für die Durchführung von Facharztprüfungen bei Praktischen Ärzten, die im Rahmen von Übergangsregelungen (vgl. 3.2.4) die Facharztbezeichnung erwerben wollen, ausdrücklich auch die Darstellung von »eigenen Praxiserfahrungen« als ein eigenständiges Prüfungsthema herausgestellt.

Der Kandidat erkennt am ehesten die Aufforderung dazu, eigene Praxiserfahrung in das Prüfungsgespräch einzubringen, wenn sich der Prüfer *direkt* an ihn wendet, etwa:

»Was hat sich in Ihrer Praxis bewährt?« oder*«Wie gehen Sie i. allg. in einem solchen Fall vor?«*

Der Prüfer erwartet in der Regel keine Antwort, die eine Lehrbuchmeinung wiedergibt, sondern er will dem Kandidaten bewußt Gelegenheit bieten, seine ganz persönlichen Überlegungen und sein individuelles Vorgehen darzustellen. Dieses kann durchaus im Gegensatz zur Literatur oder zur Auffassung des Prüfers stehen. Solche Aufforderungen wird der Prüfer häufig dann an den Kandidaten richten, wenn er glaubt, daß dieser sich entweder zu wenig »traut«, spontan seine eigenen Erfahrungen in das Fachgespräch einzubringen, oder wenn der Prüfer das Gefühl hat, der Kandidat präsentiert eine »papierene Lehrbuchweisheit«, die am tatsächlichen Praxisalltag weit vorbeigeht.

Da der Prüfer in der Regel keine langjährige Praxiserfahrung des Kandidaten voraussetzen kann, können für den Kandidaten in Einzelfällen auch Aussagen hilfreich sein wie: *»In meiner Weiterbildungspraxis hat mein Chef immer das und das gemacht.«*

Im Zusammenhang mit einer solchen Antwort ist es für den Jungarzt durchaus möglich, daß er auch kritische Anmerkungen daran knüpft, etwa:

»Ich hatte das zwar in der Klinik anders gesehen und gelernt, aber die Ergebnisse in der Weiterbildungspraxis waren nicht schlecht. Ich selbst werde es aber in meiner eigenen Praxis wiederum etwas anders machen.«

Der Kandidat soll also solche Aufforderungen, eigene Praxiserfahrung zu schildern, durchaus als »Aufatmer« in der Prüfung auffassen und nicht in Ratlosigkeit verfallen ob der mangelnden eigenen Erfahrungen.

Beispiel 13

Wie gehen Sie vor, wenn Sie einem Patienten mit neuentdeckter
Hypertonie Ratschläge zur Lebensführung geben?«

Beispiel 13 läßt sich allein aus Literaturkenntnissen wohl kaum beantworten. Die Beantwortung lebt aus dem persönlichen Erfahrungsschatz des Kandidaten; es werden ihm dabei Fälle aus der Kliniktätigkeit ebenso vor Augen stehen wie Fälle aus seiner Weiterbildungszeit in der Allgemeinpraxis. Dabei werden persönliche Auffassungen, fachliche Schwerpunkte oder ärztliche Vorlieben durchaus Gegenstand der Darstellung sein können. So wird der eine vielleicht mehr den Streßabbau in den Vordergrund rücken, der andere – als selbst sportlich Aktiver – eher die körperliche Fitneß betonen.

Beispiel 14

»Welche Herzrhythmusstörungen begegnen Ihnen in der Praxis häufig?«

Ein Prüfer, der dem Kandidaten eine Frage wie im Beispiel 14 vorlegt, erwartet natürlich nicht eine Antwort darüber, welche Herzrhythmusstörungen im kardiologischen Lehrbuch in welcher Häufigkeit anfallen, sondern er möchte ganz bewußt auf die »einfachen« und leicht faßbaren Rhythmusstörungen zu sprechen kommen, etwa »Herzstolpern«, »Herzjagen«, »Vorhofflimmern«. Ähnliches gilt für die Beispiele 15 und 16.

Beispiel 15

»Welche Maßnahmen empfehlen Sie dem Patienten bei
- Stuhlverstopfung?
- Durchfall (in Abhängigkeit vom Lebensalter)?
- bei Schlaflosigkeit?«

Beispiel 16

«Welche Hygienemaßnahmen hatten Sie bzw. Ihr Chef in der Allgemeinpraxis getroffen bezüglich
- Flächendesinfektion?
- Sterilisation bzw. Autoklavierung?
- Abfallentsorgung?«

Eine Kombination aus präzisem Fachwissen und bewährtem Erfahrungswissen erwartet der Prüfer, wenn er beispielsweise eines der beiden

Schemata vorlegt (Abb. 22 und Abb. 23) und nach der bevorzugten Verordnung fragt.

Viele Jungärzte scheuen sich, wenn sie nach der medikamentösen Behandlung bestimmter Krankheiten gefragt werden, hier auch die Rede auf Phytopharmaka zu bringen, mit denen sie möglicherweise gute Erfahrungen haben. Beispiel 17 ermuntert den Kandidaten, seine diesbezüglichen Erfahrungen einzubringen.

Beispiel 17

»Kennen Sie bzw. haben Sie Erfahrung mit Phytopharmaka als therapeutische Alternative bzw. Ergänzung bei

– uncharakteristischem Fieber (UF),
– Prostatahyperplasie,
– klimakterischen Beschwerden,
– Hypertonie,
– Depression,
– myokardialer Insuffizienz,
– vegetativer Dystonie?«

Der Kandidat sollte »im Eifer des Gefechts« nicht vergessen, durchaus auch einmal negative Erfahrungen einzubringen.

Merke:
Bringen Sie möglichst immer wieder Ihre eigenen *positiven* und *negativen* Erfahrungen aus dem Praxisalltag ein!

Bei allem Respekt vor der Wertigkeit der eigenen Erfahrung sollte sich der Kandidat in der Prüfung davor hüten, seine Darlegungen unterhalb des heute üblichen Kenntnisstandes eines interessierten Laien darzubieten.

Im übrigen können durchaus auch sog. »*Außenseitermethoden*« oder »*alternative Heilmethoden*« kritisch geschildert werden; der Kandidat sollte aber jederzeit dem Prüfer zu verstehen geben, daß er seine Aussagen vor dem Hintergrund eines soliden Wissensfundus trifft.

Nicht zuletzt aus Gründen der Qualitätssicherung muß auch bei Einbringung von eigenen Erfahrungen eindeutig hervorgehen, daß die Allgemeinmedizin sich an anerkannten Qualitätsstandards zu orientieren hat und daß es sich bei ihr nicht um die Ausübung einer reinen »Erfahrungsheilkunde« handelt, wie Abbildung 24 humorvoll-kritisch illustriert.

Merke:
Erfahrung ist nicht alles!
Wissen ist auch gefragt!

	Oral-Penizillin	Ampizillin	Amoxi-zillin	Tetra-zyklin	Doxy-zyklin	Co-Trimoxazol	Erythro-myzin	Andere	Keines
	1	2	3	4	5	6	7	8	9
Tonsillitis A									
Sinusitis B									
Otitis media C									
Chronisch-rezidivierende Bronchitis D									
Pneumonie (im häuslichen Milieu erworben) E									
Gallenwegsinfektionen F									
Akute Pyelonephritis G									
Akuter, unkomplizierter HWI (Zystitis) H									
Chronisch rezidivierender HWI (Langzeitprophylaxe) I									
Prostatitis J									
Furunkel K									
Erysipel L									

Abb. 22. Welches der angegebenen Antibiotika/Chemotherapeutika setzen Sie bevorzugt bei den angeführten Infektionen primär ein?

	Antibiotikum	Dosis	Dauer in Tagen	kein AB primär
obere Atemwegs-infektionen				
– Pharyngitis				
– Sinusitis				
– Otitis media				
untere Atemwegs-infektionen				
– chron.-rezidivierend Bronchitis				
– Pneumonie				
Harnwegs-Infektionen				
– akut, unkompliziert				
– chron.-rezidivierend (Langzeitprophylaxe)				

Abb. 23. Tabellarischer Fragebogen zur Antibiotikatherapie in der Praxis des nieder-gelassenen Arztes: »Wie behandeln Sie bevorzugt Patienten, die primär mit den fol-genden Infektionen in Ihre Sprechstunde kommen? Bitte geben Sie nur ein einziges Antibiotikum für jede Infektion an!« (F. Daschner, Freiburg, o.J.)

12.1.7 Erlebnisberichte von Prüfungskandidaten

Den Autoren dieses Buches liegen zahlreiche, spontan verfaßte Berichte von Kandidaten vor, die den Inhalt des Fachgespräches und die Prüfungs-atmosphäre recht anschaulich beschrieben haben. Einige dieser frisch gebackenen Fachärzte für Allgemeinmedizin haben auch einen »Pauk-kurs« zur Vorbereitung auf die Facharztprüfung absolviert (vgl. Fußnote auf S. 229).

Im folgenden sind beispielhaft 2 Berichte von Facharztprüfungen in Hessen bzw. Rheinland-Pfalz wiedergegeben.

»Die Prüfungssituation war angenehm. Nach kurzer Vorstellung der Prüfer wurden mir Getränke und Platz angeboten. Mich irritierte zunächst, daß der erste Prüfer ohne Umschweife direkt zu fragen begann: Eine Kasuistik, ein ca. 65jähriger Patient kommt in die Praxis mit einer chronischen Niereninsuffizienz: »Was müssen Sie beachten bezüglich der weiteren Therapie, insbesondere wie beraten Sie den Patienten über seine weiteren Verhaltensweisen?«* Da diese Frage mir doch etwas zu weit gefaßt schien, stellte ich zunächst einige präzisierende Gegenfragen (wie Sie es uns in*

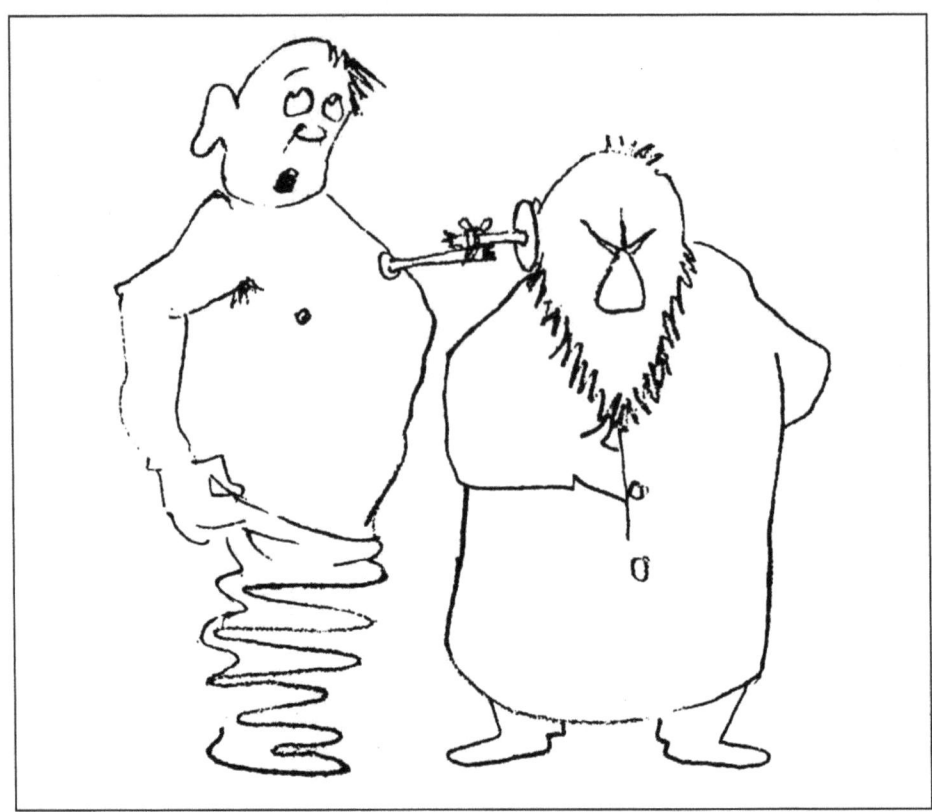

Abb. 24. »Erfahrung ist alles!« Zeichnung: A. Schäffer

*Ihrem »Paukkurs« zur Vorbereitung auf die Facharztprüfung empfohlen
hatten), was vom Prüfer mit großer Zustimmung bedacht wurde: Seit wann
Niereninsuffizienz? Wie hoch Kreatinin? Im längeren Verlauf Progredienz
oder komplette Retension? Welche Ursache?*
*Der Prüfer präzisierte, stellte mir auch Fragen zu meinen Gegenfragen
(z. B. »Wie therapieren Sie Begleiterkrankungen? Ursachen der Niereninsuffizienz? Welche medizinische Therapie bei Hypertonie? Nephro-
protektion? etc.«). Dazu kam dann noch die Beantwortung der ursprünglichen Frage: Trinkmenge, regelmäßig Wiegen, Kaliumkontrolle bzw. kalium-
und kochsalzarme Ernährung, dabei aber ausgeglichen und hochkalorisch.
Welche Ernährung beim nephrotischen Syndrom? Die letzte Frage dieses
Prüfers war dann das Vorgehen bei zunehmender Niereninsuffizienz und
drohender Dialyse (Zusammenarbeit mit dem Nephrologen, frühzeitig
Shunt, Hepatitis B-Impfung).*
*Die Tour kam an den 2. Prüfer, der mich zur Schmerztherapie bei Tumor-
kranken fragte: WHO-Stufenschema, adjuvante Therapie (Neuroleptika/
Antidepressiva etc.), Nebenwirkungen der Opiate und deren Einsatzge-
biete; ferner was bei Btm-Verordnung zu beachten sei.*

Nach mit Zustimmung bedachter Beantwortung dieser Fragen stellte nun auch der Vorsitzende (auch Allgemeinarzt, Vorsitzender der Bezirks- ärztekammer) eine Frage: Im Dienst im Krankenhaus kommt eine Mutter zu Ihnen mit einem 4jährigen Kind mit subfebrilen Temperaturen und endgra- digem Meningismus; bei der körperlichen Untersuchung fallen Ihnen klei- ne vereinzelte petechiale Blutungen am Po auf. Was tun Sie? – Ich sagte zunächst, daß ich zuletzt in einem kleinen Krankenhaus gearbeitet hätte ohne Pädiatrie, daher würde ich das Kind unter dem Bild eines Water- house-Friedrichsen-Syndrom in die nächsterreichbare Klinik mit pädia- trischer Fachabteilung schicken. Das Angebot gefiel ihm sehr, er sagte, wenn ich das Kind aufgenommen hätte, müßte ich ihm noch erklären, was ich im einzelnen nun tun würde, aber so war es auch gut. (Mein Vorgänger hatte das Kind am Folgetag zum Dermatologen schicken wollen).
Jetzt kam der 1. Prüfer wieder an die Reihe, der mich zu Impfungen frag- te: Welche Impfungen würde ich bei Fernreisen empfehlen (Td, Polio), Überprüfung des Impfpasses, welche Impfungen sind in der Schwan- gerschaft kontraindiziert (Röteln), Ratschläge zur Expositionsprophylaxe von Malaria.
Nach Beantwortung dieser Fragen wollten der Vorsitzende und der erste Prüfer die Prüfung bereits nach 20 min aufhören, da ich schon sicher bestanden hätte; der 2. Prüfer wollte jedoch noch eine Frage stellen (die mit dem Ergebnis jedoch nichts mehr zu tun hatte) zur Lohnfortzahlung im Krankheitsfall: Wer zahlt wann und wie lange, wann keine Zuzahlung mehr? Da ich mir hier mit den Zeiten nicht so sicher war, entwickelte sich daraus ein kurzes Gespräch mit den anderen Prüfern.
Nach einer knappen halben Stunde war diese angenehme Prüfung vorbei und ich bekam meine Anerkennung. Im nachhinein muß ich sagen, daß sämtliche Fragen mit einer dem Weiterbildungskatalog entsprechenden Weiterbildung ohne intensivere Vorbereitung gut zu bewältigen waren. Leider war ich unbegründeterweise sehr aufgeregt, jedoch schärft Streß die Gedanken. Zumindest bei mir.«

Dr. med. P.H.

»Die Prüfung dauerte knapp 30 min; sie hatte allerdings mehr den Charakter einer pharmakologischen Prüfung mit allen Nebenwirkungen, Dosierungen der zur Zeit neuesten Pharmaka für die Hypertonie und Hyperlipidämie- behandlung. Gefragt wurden außerdem noch die Asthmatherapie beim 3jährigen Kind, die Behandlung von Fettstoffwechselstörungen beim 10jährigen Knaben; den goldenen Abschluß bildete eine Kasuistik über eine durch eine Katze übertragene Mikrosporie. Zwischenfragen wie intensivier- te Insulintherapie oder die genaue Wirkung von Amaryl ließen sich gut beantworten. Sehr gründlich hatte ich auch die allgemeinen Sachen, wie Aufgaben des Allgemeinarztes, Gesetzeskunde und KV-Recht gelernt –, aber damit konnte ich nicht glänzen; keine einzige Frage davon. Auch kein

EKG. Die Stimmung war insgesamt gelöst und freundlich, sogar Kaffee wurde mir angeboten, und es ist mir auch ein wenig gelungen, die Prüfungskandidaten nach mir noch ein wenig aufzubauen.«

Dr.med. S. F.-B.

12.2 Tips für den Prüfungskandidaten

Wenn Sie aufgeregt sind, bedenken Sie, es handelt sich um ein kollegiales Fachgespräch mit Prüfungscharakter! Tragen Sie also auch selbst zum Gesprächscharakter bei!

Bringen Sie in das kollegiale Fachgespräch Ihre Literaturkenntnisse ein! Das Studium von Fachbüchern und Fachzeitschriften spielt im Rahmen der Weiterbildung offenbar kaum eine Rolle [109]. Der Kandidat sollte dabei möglichst offensiv an entsprechender Stelle einfließen lassen, welche Fachzeitschrift er regelmäßig liest oder welche Kongresse und Fortbildungsveranstaltungen er besucht.

Kein Prüfer wird erwarten, daß Aussagen über Literaturfundstellen durch den Kandidaten exakt benannt werden, jeder Prüfer würde es jedoch positiv werten, wenn der Kandidat seine Aussagen mit denjenigen aus der Literatur, besonders der allgemeinmedizinischen, »garniert«, etwa: *»Da habe ich neulich in einer allgemeinmedizinischen Zeitschrift gelesen ...«* oder: *»In der vorletzten Ausgabe der ... Zeitschrift wurde allerdings vor ... gewarnt.«*

Bleiben Sie initiativ! Vermeiden Sie jedoch den Monolog! Der Kandidat sollte sich nicht scheuen, den Prüfer im Einzelfall zu fragen: *»Worauf zielt Ihre Frage ab?«* oder: *»Dazu könnte ich Ihnen auch ein Beispiel schildern«* oder: *»Gibt es zu diesem Fall noch ein früheres EKG?«* oder: *»Haben Sie von diesem Ultraschallsitus eine weitere Schnittebene, die meine Vermutung in Richtung ... erhärten könnte?«*

Dagegen hat der Prüfungsausschuß sehr wohl ein feines Gespür für jene Kandidaten, die das Gespräch an sich reißen und oberflächlich dahinplätschern, ohne letztlich die gestellte Frage zu berühren oder gar zu vertiefen.

Verkaufen Sie Ihre Kenntnisse optimal! Sie wissen mehr, als Sie im Augenblick glauben! Sagen Sie nicht einfach so dahin: *»Der Patient wirkt depressiv.«* Sie können sicherlich den Zustand viel präziser beschreiben, etwa: *»Im Falle einer Depression ist der Patient im allgemeinen weinerlich, affektinkontinent, er klagt über gestörten Schlaf, Nachlassen der Libido und Potenz, über ein morgendliches Hangover. Suizidalität würde ich auch bedenken.«*

Nicht: *»Ich verordne Diät«*, sondern: *»Ich würde den Patienten auf-klären, möglichst Alkohol zu meiden, keine Innereien zu essen, reichlich Flüssigkeit zu trinken etc.«*

Nicht: *»Ich gebe dem Hexenschußpatienten etwas zur Entspannung«*, sondern: *»Ich unterbreche den Circulus vitiosus beim Kreuzschmerz-patienten am wirkungsvollsten mit einem Myotonolytikum ... i.m./oral.«*

Weichen Sie den Fragen nicht aus! Antworten Sie ganz konkret! Ver-meiden Sie Drumherumreden! Manche Kandidaten könnten in einem besseren Licht vor dem Prüfungsausschuß dastehen, wenn sie sich von vornherein angewöhnen würden, »die Dinge beim Namen zu nennen«. So sollten Sätze tunlichst vermieden werden wie: *»Ich tue Salbe drauf.«* Statt dessen empfiehlt sich die präzise Rede: *»Ich verordne Nystatin-Paste, weil ...«*. Auch nicht: *»Ich lege eine Infusion an.«* Statt dessen: *»Ich verwende in einem solchen Fall 500 ml physiologische Kochsalzlösung als Platzhalter bis zum Eintreffen des Notarztes.«* Oder: *»Ich lege einen Zugang und infundiere 500 ml HÄS mit 10 ml 10%igem KCl. Das Ganze lasse ich in 60 min einlaufen. Dabei werden die Vitalfunktionen des Patienten eng-maschig durch die Helferin und durch mich überwacht.«*

Nicht: *»Da gebe ich ein Antihypertonikum.«* Statt dessen: *»Da gebe ich 100 mg Metoprolol 2mal $^1/_2$ Tablette pro Tag.«* Nicht: *»Das Kind erhält Zäpfchen«*, sondern: *»Die Mutter soll während des Tages 2mal 1 Zäpfchen à 125 mg Parazetamol einführen.«*

Nicht: *»Ich mache Laborwerte«*, sondern: *»Ich lasse Hb-Wert, Hkt-Wert und Erythrozyten bestimmen.«*

Nicht: *»Ich mache Umschläge«*, sondern: *»Ich lasse die Helferin einen antiseptischen Umschlag mit Rivanol-Lösung 1:1000 machen.«* Nicht: *»Ich gebe ein Schmerzmittel«*, sondern: *»Ich verordne 1 g Azetylsalizylsäure (z.B. 2 Tabletten Aspirin), außerdem reichlich trinken. Zuvor habe ich mich jedoch nach einer eventuellen Magensymptomatik oder nach sonstigen Unverträglichkeiten (z.B. Asthma) erkundigt.«* Nicht: *»Ich prüfe die Reflexe.«* Auch nicht: *»Ich untersuche neurologisch«*, sondern: *»Ich prüfe den PSR, den ASR.«* Oder ähnlich präzise.

Nicht: *»Ich bestelle den Patienten wieder«*, sondern: *»Ich bestelle den Patienten zur Kontrolle in ... Stunden/... Tagen/... Wochen wieder in die Praxis ein.«*

Je präziser Sie von vornherein antworten, desto weniger laufen Sie Gefahr, sich möglicherweise in weitere (und Ihnen vielleicht nicht so geläu-fige) Fragenkomplexe »hineinzureden«.

Vermeiden Sie »Phrasen«! Sagen Sie nicht: *»Man muß der Sache auf den Grund gehen«*, sondern treffen Sie eine präzise Aussage zu: *»Was, wann, wie lange, wie, ambulant oder stationär, Selbstbehandlung oder Abgabe an den Spezialisten?«*

Seien Sie offen für Ihre eigenen Grenzen! Wenn Sie z.B. keine Erfahrung in der Erstverordnung eines Antikonzeptivum haben oder noch keine

Früherkennung einer Schwangerschaft durchgeführt haben, geben Sie bei betreffenden Fragen offen die Grenzen Ihrer Kenntnisse und Erfahrungen zu und sagen beispielsweise: *»Ich überweise in solchen Fällen zum ...«.*

Ihrer Funktion als Allgemeinarzt werden Sie jedoch auch in der Prüfung dann gerecht, wenn Sie exakt die Formulierung des Überweisungsauftrages beschreiben (s. unten).

Wenn Sie von der kollegialen Zusammenarbeit mit dem Spezialisten berichten, bemühen Sie auch in diesem Fall um exakte Ausdrucksweise! Präzisieren Sie: *»Ich überweise am nächsten Tag zum Urologen mit der Fragestellung: Mikrohämaturie (6 Ery/Gesichtsfeld, Zustand nach Angina tonsillaris vor 4 Wochen, mit Penizillin ... Dosis ... Tage behandelt).«*

Nicht in die Ferne schweifen! Das Einfache liegt so nah! Offensichtlich unter dem Prüfungsstreß und unter der Annahme, dem Prüfungsausschuß immer möglichst »Hochwissenschaftliches« bieten zu müssen, übersehen viele Kandidaten, grundlegende und praxistypische Vorgehensweisen als erstes zu erwähnen; statt dessen wird dem Prüfungsausschuß eine in der Stufendiagnostik höher angesiedelte Leistung präsentiert.

Sagen Sie also nicht, wenn Sie nach dem Vorgehen bei einem Patienten gefragt werden, bei dem eine Blutdruckmessung in der Apotheke erstmals einen Hochdruckwert ergeben hatte: *»Ich mache da ein Nierensono«*, sondern erinnern Sie sich an Ihr tatsächliches Prozedere in der Praxis, wo Sie in solchen Fällen zunächst tatsächlich erst einmal den Blutdruck gemessen oder die Untersuchung wiederholt hatten. Sagen Sie also in der logischen Reihenfolge: *»Ich messe zunächst bei mir in der Praxis den Blutdruck unter standardisierten Meß- und Sitzbedingungen an beiden Armen und kontrolliere gegebenenfalls 5 min später die Werte.«*

Geben Sie auch das Selbstverständliche an! Nur das Ausgesprochene kann in der Prüfung beurteilt werden! Nicht wenige Kandidaten sind geradezu überrascht oder verunsichert, wenn sie der Prüfer bedrängt, bei dieser oder jener Frage konkret »nachzulegen«.

Wenn Sie vom Prüfer über das Vorgehen bei der Ohrspülung gefragt werden, so mag es Ihnen durchaus als ausreichend erscheinen, den technischen Vorgang zu schildern, obwohl Sie im Praxisalltag als allererstes die Frage an den Patienten gerichtet hätten: *»Ist bei Ihnen ein Loch im Trommelfell bekannt, oder ist Ihnen bei früheren Ohrspülungen schwindelig geworden?«*

Erfahrungsgemäß sind es gerade die Kandidaten, welche die Prüfung nicht bestanden haben, die in ihrem Widerspruch zu verstehen geben, »das hätten sie eh gemeint«. Der Kandidat sollte sich also im klaren darüber sein, daß nur das Ausgesprochene beurteilt werden kann, auch wenn dies ihm als Selbstverständlichkeit erscheinen mag.

Vermeiden Sie »Schnellschüsse«, schaffen Sie sich Gedankenraum! Es passiert nicht nur dem Übereifrigen, daß er sich zu einem »Schnellschuß« hinreißen läßt, indem er bei einem präsentierten Dia oder einem vorgelegte EKG mit einer »Anhiebsdiagnose« herausplatzt, solche möglicherweise vorschnellen Äußerungen können durchaus auch situationsbedingt sein. Vielleicht können sie dadurch vermieden werden, daß sich der Kandidat zunächst einmal erst »in Position bringt«, den Stuhl zurechtrückt oder laut seinen Gedankengang vorführt, etwa *»Es sieht so aus wie Masern, aber es könnten auch ... sein«.* Oder: *»Diese Zacke in der Herzstromkurve ist zwar typisch für einen alten Hinterwandinfarkt, aber da müßte auch in einer anderen Ableitung noch ein solches tiefes Q sein.«*

Lassen Sie sich nicht in die Ecke drängen! Sicher kennt ein jeder die »typische« Prüfungssituation, wo einem die Antwort auf eine Frage geradezu »auf der Zunge liegt«, wo man aber – aus welchen Gründen auch immer – sich selbst »auf der Leitung steht«.

Der Kandidat spürt in solchen Fällen geradezu, wie in seinem Kopf die Luft immer dünner und der geistige Abstand zum Prüfer immer länger wird. Auch das »erlösende« Stichwort will aus dem Munde des Prüfers nicht rüberkommen.

Hier ist es prüfungstechnisch erlaubt – und es hat sich auch prüfungspsychologisch bewährt –, in dieses Vakuum mit einer überlegten Aussage hineinzugehen, etwa bei der Frage: *»Ab welchem Zeitpunkt fällt die Seroreaktion bei Lues positiv aus?«.* Hier können Sie ruhig – entsprechend der allgemeinmedizinischen Praxisrealität – antworten: *»Da schlage ich in einem solchen Fall in einem dermatologischen Lehrbuch XY nach«* oder: *»Ich halte Rücksprache mit meinem Laborarzt«.*

Jeder erfahrene Prüfer wird es in einer solchen Situation durchaus akzeptieren, daß der Kandidat diese Vorgehensweise wählt, so lange er nicht damit sein etwaiges Nichtwissen dahinter versteckt, sondern ein problemorientiertes und praxisgerechtes Vorgehen demonstriert. Auf diese Weise drückt der Kandidat dem Kollegium gegenüber aus, daß er im Praxisalltag tatsächlich auch so handelt. Diese Form der Vorgehensweise kann durchaus im Einzelfall angezeigt sein und verhindern, daß der Kandidat durch sein bedrückendes Schweigen sich mehr und mehr in die Ecke gedrängt fühlt. Außerdem zeigt er dem Prüfungsausschuß, daß er in problematischen Situationen initiativ bleibt.

Freilich wird der Prüfer nicht in jedem Fall die Beantwortung seiner Frage in einer solchen Weise als »verschenkt« hinnehmen.

Antworten Sie zügig, aber nicht vorschnell! Seien Sie bedächtig, aber nicht lahm! Welcher Prüfer würde sich nicht freuen, wenn er auf einen Kandidaten stößt, der wie eine frisch angebohrte Quelle nur so »heraussprudelt«?! Welcher Prüfer würde aber ebenso nicht irgendwann einmal die Geduld verlieren, wenn aus dieser »Quelle« nur wenig Substantielles hervorkommt!

Einen guten Eindruck hinterlassen immer noch am ehesten jene Kandidaten, die nicht gleich »herausplatzen« – und sich Sekunden später wieder korrigieren *(»Entschuldigung! Das wollte ich nicht sagen!«)*, sondern die auch eine dem ärztlichen Handeln angemessene verbale Souveränität ausstrahlen, ohne aber dabei klebrig oder gar lahm in ihrer Präsentation zu werden.

Verwenden Sie die allgemeinmedizinische Fachsprache und die entsprechenden sprachlichen Begriffe! Sprechen Sie beispielsweise präzise von *»Beratungsursache«* und *»Beratungsergebnis«*. Berücksichtigen Sie nach Möglichkeit auch die unterschiedlichen Klassifizierungsebenen in der Allgemeinmedizin *(Symptom/Symptomgruppe/Bild einer Krankheit/ exakte Diagnose)*. Verwechseln Sie nicht *»Diagnose«* mit *»Diagnostik«*. Verwenden Sie an entsprechender Stelle originäre allgemeinmedizinische Begriffe wie *»abwendbar gefährlicher Verlauf«*, *»abwartendes Offenlassen«* oder *»unausgelesenes Krankengut«*.

Zumindest bei Gesundheitsthemen der Regenbogenpresse sollten Sie mithalten können! Lassen Sie sich einmal den ironischen Ausspruch eines »bemoosten« Prüfarztes durch den Kopf gehen: »Bei Popularthemen wie AIDS, natürlicher Familienplanung, Schwangerschaftsabbruch, Diäten, Wechselbeschwerden, Osteoporose, Akne u.v. a.m. sollte der Kandidat als künftiger Facharzt für Allgemeinmedizin Kenntnisse zumindest auf dem Informationsstand eines gebildeten Laien aufweisen, wie dieser sie sich aus der Regenbogenpresse alltäglich beziehen kann.«

Welcher Prüfungskandidat hat nicht die allergrößte Angst vor dieser Situation: Da wird ihm eine Frage vorgelegt – und er spürt blitzschnell, daß man ihn damit »auf dem linken Fuß« erwischt hat, daß er schlichtweg »blank« ist. Solche Situationen soll es ja geben – und warum nicht auch in einer Fachprüfung für künftige Allgemeinärzte?

Der Prüfling spürt es instinktiv, daß ihm in dieser Extremsituation auch nicht der bestgemeinte Tip weiterhelfen kann. Am unglücklichsten wäre es jedoch, ganz offen und von vornherein sein völliges Nichtwissen zu offenbaren. Ein solcher »Super-GAU« dürfte mit Sicherheit einen gewissen, nur noch schwer korrigierbaren Eindruck beim Prüfungsausschuß hinterlassen.

Was also tun, wenn gar nichts mehr geht?

Vielleicht ist es ein gewisser Rettungsanker, sich in dieser Situation an die »Checkliste für die systematische Vorgehensweise bei der Beschreibung eines Beratungsproblems in einem Prüfungsgespräch« (Übersicht 11) zu erinnern. Diese Checkliste orientiert sich zum einen an der Präsentation dessen, was der Patient dem Arzt an Beschwerden anbietet und zum anderen an der einzuschlagenden Handlungsweise des Arztes. Dabei bietet sich »mangels Masse« verständlicherweise die Beantwortung nur jener Punkte an, von denen man glaubt, einige Aussagen »zusammenkratzen« zu können in der Hoffnung, damit vielleicht auch auf ein anderes Thema überzuleiten.

Übersicht 11. Checkliste für die systematische Vorgehensweise bei der Beschreibung eines Beratungsproblems in einem Prüfungsgespräch. (Mod. nach Mader u. Weißgerber [78])

Beratungsproblem XY

I. Angebot des Patienten
   1. Alter/Geschlecht
   2. Patientenklage (»Was klagt der Patient? Angst vor ...?«)
   3. Angehörige (»Was berichten sie spontan und auf Befragen durch den Arzt?«)
   4. Kontaktfragen und Anamnestik (»Wie eröffnet der Arzt das Gespräch, und was fragt er gezielt?)
   5. Selbstmaßnahmen (»Was hatte der Patient bereits unternommen?«)
   6. Ursache/Auslöser/Disposition (auch Beruf/Freizeit)
   7. (Lokal)befund (»Was sieht und prüft der Arzt?«)
   8. Spezielle Hilfsmittel (»Was veranlaßt der Arzt?«)
   9. Hausbesuch (Notwendigkeit/Dringlichkeit/Zumutbarkeit)

II. Beurteilung durch den Arzt
   1. Hypothese (»Was vermutet der Arzt?«)
   2. Falsifizierung/Exklusion (»Es sieht so aus wie ..., aber was ist es wirklich?«)
   3. Abwendbar gefährliche Verläufe (AGV)
   4. Atypische Verläufe (»Fallstricke«)
   5. Diagnostische Zuordnung (»Zu welcher Beurteilung entschließt sich der Arzt? Klassifizierung?«)
   6. Häufigkeit in der Allgemeinpraxis
   7. Dokumentation (»Was notiert der Arzt?)

III. Maßnahmen des Arztes
   1. Erstanweisung am Telefon (Helferin/Arzt)
   2. Überweisung/Einweisung (»Formulierung der Fragestellung?«)
   3. Abwartendes Offenlassen des Falles und der Bezeichnung (»Wie lange?«)
   4. Beratung (»Was rät der Arzt?«)
   5. Behandlung (allgemein/speziell)
   6. Zusammenarbeit mit Spezialist und Heilhilfsberuf
   7. Medikamente (lokal/systemisch)
   8. Wiederbestellung
   9. Arbeits-/Schulsportbefreiung
   10. Arbeitsplatz/Rehabilitation

13 Hundert goldene Tips für Praxisinhaber und Assistent

Trotz aller weiterbildungs- und kassenarztrechtlichen Aufklärung, aller vertrags- und tarifrechtlicher Empfehlungen und aller Berücksichtigung der angebotenen organisatorischen Überlegungen und Hilfestellungen wird die Beschäftigung eines Assistenzarztes in der Praxis eines niedergelassenen Arztes letztlich ein nicht unbedeutenden Einschnitt in die ganze Praxisstruktur und in den Arbeitsablauf des Vertragsarztes sein, so daß sich schließlich mancher Kollege als Weiterbilder rasch überfordert fühlt und vielleicht vorschnell resigniert.

Die Autoren dieses Buches haben daher aufgrund ihrer langjährigen Praxiserfahrung in der Weiterbildung von Ärzten sowie aufgrund zahlreicher Diskussionen in Vorträgen, Berufs- und Niederlassungsberatungen und einer umfangreichen einschlägigen publizistischen Tätigkeit eine Fülle von Tips gesammelt, die ohne spezielle Gewichtung dazu beitragen sollen, dem Praxisinhaber gleichermaßen wie dem zur Weiterbildung beschäftigten Assitenzarzt den Umgang miteinander innerhalb der speziellen Bedingungen einer Kassenpraxis gegenseitig zu erleichtern und v. a. die Zusammenarbeit für beide Seiten sinnvoll und nutzbringend zu gestalten.

13.1 Tips für den Praxisinhaber

1. Einen Assistenten zu beschäftigen, ist eine spezielle Form der ärztlichen Kooperation, die konsequent und langfristig gepflegt werden sollte: Nehmen Sie nicht gleich wieder einen Assistenten, bloß weil Sie vom Vorgänger begeistert waren. Lehnen Sie aber auch nicht die erneute Beschäftigung eines Assistenzarztes nur deswegen ab, weil Sie dieses Mal höchst unzufrieden sind!
2. Prüfen Sie sich lange vor der Einstellung eines Assistenzarztes, ob Sie für eine solche kollegiale Zusammenarbeit innerhalb des Mikrokosmos Ihrer Praxis geeignet sind! Lassen Sie den in Frage kommenden Kollegen einmal für 2 Tage an Ihrer Seite in der Praxis und bei den Hausbesuchen »mitlaufen«: So können Sie sich recht rasch über Ihr kooperatives Naturell informieren, und obendrein gewinnen Sie eine vorzügliche erste Anschauung über die fachlichen und menschlichen Qualitäten des künftigen Mitarbeiters.
3. Laden Sie zum ersten Vorstellungsgespräch gezielt möglichst auch den Lebens-/Ehepartner Ihres künftigen Assistenten ein!

4. Haben Sie keine Berührungsängste, sich gleich bei der ersten Begegnung über Ihre finanziellen Vorstellungen und Ihre Arbeitszeitplanung offen zu äußern.
5. Besprechen Sie in diesem Zusammenhang, wie Sie sich die Benützung des Pkw für Dienstfahrten vorstellen (Praxis-Pkw oder eigener Wagen des Assistenten?). Klammern Sie dabei auch nicht die finanzielle Seite in solchen Vorgesprächen aus!
6. Lassen Sie sich vor der Anstellung Ihres Assistenten dessen Approbations- und Promotionsurkunde – ggf. auch die bereits vorhandenen Zeugnisse über die frühere Tätigkeit in Klinik und Praxis – vorlegen; fertigen Sie sich eine Kopie davon an und legen Sie diese sofort in Ihrem Personalordner ab.
7. Empfehlen Sie bereits beim Einstellungsgespräch Ihrem Assistenten einen bestimmten Parkplatz in Praxisnähe oder weisen Sie ihm einen eigenen Stellplatz vor der Praxis zu.
8. Ihr Assistent erhält einen eigenen Schlüssel für den Praxiseingang, am besten mit einer farbigen Plastikkappe: ein solcher Schlüssel fällt auf und mahnt den Assistenten, am Ende seines Dienstes den Schlüssel wieder zurückzugeben. Machen Sie sich eine Notiz· über Schlüsselaus- und -abgabe.
9. Devise für den Umgang des Praxisinhabers mit seinem Assistenten: »So persönlich wie möglich – so distanziert wie nötig«.
10. Fahren Sie in den ersten Arbeitstagen einmal zusammen mit Ihrem Assistenten durch Ihr Praxiseinzugsgebiet: Erklären Sie markante Orientierungspunkte (z. B. »hier die Kirche mit dem Zwiebelturm« oder »die Autobahnunterführung«), anhand derer sich der Assistent später bei Hausbesuchen aufgrund der Erklärung von Ihnen schneller zurechtfinden kann.
11. Geben Sie Ihrem Assistenten einen Stadt- bzw. Gemeindeplan einschließlich eines Straßenverzeichnisses – versehen mit Ihrem Praxisstempel (und mit der Telefonnummer der Rettungsleitstelle): im Streß der ersten Hausbesuche kann sich die Telefonnummer der eigenen Praxis für einen klärenden Rückruf als segensreich erweisen.
12. Gehen Sie mit dem Assistenten gemeinsam die Arzttasche (Praxistasche oder eigene Tasche) durch: Sagen Sie, welche Ausrüstung Sie für bewährt und zweckmäßig halten. Überprüfen Sie v. a. das Ampullarium auf jene Medikamente hin, die Sie in Ihrer Praxis bevorzugt einsetzen. Aus Gründen des Ausrüstungsstandards und der Kompatibilität der Bestückung ist es empfehlenswert, daß der Assistent über eine praxiseigene Arzttasche verfügt (vgl. 8.5.2).
13. Zeigen Sie Ihrem Assistenten Ihren Notfallkoffer und Ihre Notfallausrüstung für den ambulanten Einsatz.
14. Teilen Sie in den ersten Wochen den Assistenten möglichst nur für jene Hausbesuche (Routine- und Folgehausbesuche) ein, bei denen Sie selber zuvor Ihrem Patienten angekündigt hatten, daß das nächste Mal Ihr Assistenzarzt in Ihrem Auftrag vorbeischauen würde. Empfehlenswert für einen solchen Einstieg in die Begegnung mit Ihrer Patientenklientel

eignen sich bevorzugt Leistungen wie Serieninjektionen, Blutabnahmen, Verbandwechsel oder Katheterpflege. Lassen Sie den jungen Kollegen nicht nur zu Beginn seiner Tätigkeit, sondern möglichst oft jene *dringenden* Hausbesuche fahren (in- und außerhalb der Sprechstunde), bei denen bereits die Helferin dem Patienten oder dessen Angehörigen gegenüber am Telefon angekündigt hatte, daß »der Chef« gerade heute nicht in der Lage ist, *sofort* den gewünschten Besuch selbst zu fahren, daß er aber wegen der Dringlichkeit selbstverständlich unverzüglich »Frau/Herrn Dr. X« unterrichten und vorbeischicken würde. Dabei wird die Helferin dem Assistenzarzt die betreffende Karteikarte einschließlich der entsprechenden Arzt- und Krankenhausbriefe aushändigen.

15. Versuchen Sie aus dem Wissen als langjähriger Hausarzt heraus Ihrem Assistenten möglichst vor jedem Besuch – auch bei dringlich angeforderten – die Persönlichkeit, die Grunderkrankungen des betreffenden Patienten und mögliche Risikofaktoren nahezubringen. Das verleiht Sicherheit für alle 3 Seiten.

16. Wenn Sie und Ihr Assistent von der Hausbesuchstour zurück sind, so sprechen Sie sämtliche Fälle kurz durch. Dabei können Sie allgemeine Probleme ebenso wie vertrags- und abrechnungstechnische Probleme ansprechen.

17. Informieren Sie Ihren Assistenten, daß zur Abrechnung der Hausbesuche auch die Abrechnung des entsprechenden Kilometergeldes gehört, das meist im Computer für den betreffenden Patienten gespeichert ist. Halten Sie Ihren Assistenten dazu an, sofort nach Erledigung des Besuches den Besuch (dringend? aus der Sprechstunden heraus? Routinebesuch?) zu dokumentieren und abzurechnen.

18. Suchen Sie so oft wie möglich die Gelegenheit zu einem kurzen Gespräch mit dem Assistenten, auch wenn der Praxisbetrieb noch so hektisch ist und Ihre persönliche Belastung Sie noch so sehr drückt. Solche Kontakte können darin bestehen, daß Sie beispielsweise den Kollegen über die Sprechanlage in Ihr Zimmer bitten und ihm ganz kurz einen ungewöhnlichen Befund (oder auch einen Befund, der i. allg. den Jungärzten noch nicht vertraut ist, wie Ausschläge bei Kinderkrankheiten) demonstrieren oder ein EKG mit ihm kurz überfliegen.

19. Stapeln Sie die Karteikarten all jener Patienten, die vom Assistenten in der Praxis und beim Hausbesuch während eines Tages betreut wurden, in der Anmeldung: nach Sprechstundenschluß oder in der sprechstundenfreien Zeit erfolgen mit dem Praxisinhaber anhand der Dokumentation Katamnese und epikritische Gespräche. Entsprechend wird in EDV-Praxen anhand des ausgedruckten Tagesprotokolls vorgegangen. Auch wenn Ihr Assistent schon länger als einen Monat bei Ihnen beschäftigt ist, fallen immer noch neue und dem Jungarzt bis dato unbekannte Leistungsziffern an.

20. Schicken Sie möglichst nicht Ihren Assistenten gleichzeitig mit einem Medizinstudenten, der zu dieser Zeit in Ihrer Praxis famuliert, zusammen auf einen Hausbesuch; das könnten zu viele fremde Gesichter für Ihren Patienten sein.

21. Setzen Sie gerade in den ersten Wochen Ihren Assistenten dort bevorzugt ein, wo er – entsprechend seiner besonderen (klinischen) Qualifikation (z. B. Kardiologie oder Pädiatrie) – stark ist; das vermeidet Unlust beim Assistenten und gibt Ihnen die Sicherheit einer fachgerechten Behandlung Ihrer Patienten.

22. Lassen Sie in den ersten Tagen und Wochen der Einarbeitungszeit Ihren Assistenten eine Reihe von Patienten zeitweilig als seine eigenen führen (sog. Neubehandlungsfälle, wie akute Lumbago, Erstversorgung oder Weiterbehandlung von Verletzungsfällen). Der Assistent kann sich solche Fälle mit sog. temporären Markierungen, also (beispielsweise blauen) Plastikkarten kenntlich machen, die in die Karteitasche eingelegt werden und mit ihren »Nasen« herausragen.

23. Korrigieren Sie prompt und »positiv« Ihren Patienten, wenn er Ihren Assistenten als »Vertreter« bezeichnet, etwa: »Ich bin da neulich von Ihrem Vertreter behandelt worden ...« Stellen Sie klar: »Herr Dr. Meier ist nicht mein Vertreter, sondern er ist als Assistenzarzt im Rahmen seiner Weiterbildung zum Facharzt in meiner Praxis beschäftigt.«

24. Besprechen Sie gerade in den ersten Wochen mit Ihrem Assistenten peinlich genau anhand der täglichen Dokumentation die Beschwerden der einzelnen, vom Assistenten versorgten Patienten, den von ihm eingeschlagenen diagnostischen und therapeutischen Weg und kontrollieren Sie exakt die entsprechenden Abrechnungsziffern sowie die Präzision und Sauberkeit der Dokumentation: Sie ersparen sich dadurch eine möglich Über- oder Unterversorgung in Diagnostik und Therapie, sind als Praxisinhaber über den aktuellen Behandlungsstand des Patienten informiert, brauchen sich nicht über eine Ihnen ungewohnte Form der Dokumentation ärgern und haben selbstverständlich noch das Ihnen zustehende Honorar.

25. Listen Sie Name, Anschrift und Telefonnummer all jener Krankenhäuser, Fachärzte, Krankengymnasten, Masseure und Gemeindeschwestern auf, mit denen Sie zusammenarbeiten. Eine solche Liste erleichtert Ihrem Assistenten den sicheren und gezielten Umgang mit diesen Spezialisten und Institutionen erheblich.

26. Klären Sie den Assistenten frühzeitig auf, welche D-Arzt-Unfälle in einer Kassenpraxis behandelt werden dürfen (z. B. landwirtschaftliche und Kindergartenunfälle) bzw. welche Unfälle an einen D-Arzt (z. B. in einem Krankenhaus) abgegeben werden müssen und wie sich dann die kassenärztliche Weiterbehandlung in Ihrer Praxis abspielt.

27. Weisen Sie rechtzeitig vor Dienstaufnahme den Assistenten in die Technologie der Praxis ein: Diktiersysteme, Sprechanlage, Telefonanlage, elektronische Blutdruckapparate, Kopiergerät, Ultraschallgerät, elektrophysikalische Geräte. Vor allem aber sollten Sie sich für die Einweisung in den PC Zeit nehmen. Diese Aufgabe kann aber auch an eine Arzthelferin delegiert werden.

28. Sie selbst als Hausarzt finden auch im Notfall unverzüglich zu Ihren Patienten, nicht jedoch Ihr Assistent: Achten Sie daher auf eine geradezu peinlich genaue Adressendokumentation auf der Karteikarte,

gerade wegen der Hausbesuche durch den Assistenten. Bringen Sie aufgrund Ihrer optimalen Kenntnisse der Wohnlage des Patienten selbst die Angaben auf der Karteikarte (oder in der EDV) an, wie »Hinterhof« oder »erster Stock« oder »bei Schmidt 2mal klingeln!«.

29. Prüfen Sie, ob nicht für Sie oder den jungen Kollegen die (möglicherweise steuerlich abschreibungsfähige) Anschaffung eines Fortbildungssystems (Video, CD-ROM, Internet) in Frage kommt. Das würde natürlich Fortbildung erster Klasse bedeuten, die Ihr Kollege vielleicht nicht einmal von der Klinik her kennt!

30. Verweisen Sie gleich in den ersten Tagen den neuen ärztlichen Mitarbeiter auf den Standort Ihrer Notfallapotheke innerhalb Ihrer Praxisräume, damit in den berühmten kritischen Situationen Ihr Assistent notfalls auch ohne Sie rasch weiterhelfen kann.

31. In der Regel sind möglichst vor Dienstantritt die Fragen der Mitbenützung von Telefon-, Fotokopier- und Portokosten aus der Praxiskasse (am zweckmäßigsten ist sofortige Barbezahlung bei der namentlich genannten Helferin) zu klären.

32. Klären Sie den Assistenten ausführlich über die Möglichkeiten (und Kosten!) der Verordnung von Heilmitteln und Hilfsmitteln auf wie korrekte Verordnung von Krankengymnastik, Massagen[1], Einlagen, Kompressionsstrümpfen, Krankenunterlagen, Gehstöcken.

33. Bieten Sie dem Assistenten täglich die Möglichkeit, die anfallende Praxiseingangs- und -ausgangspost (Facharzt- und Krankenhausbefunde) durchzusehen, damit er eine ständige Rückkoppelung über die von ihm veranlaßten Überweisungen erhält bzw. sich über die Patienten der Praxis informieren kann. Bewährt hat sich auch das Signieren der gelesenen Praxispost durch ein Kürzel des Assistenten. Es spricht auch nichts dagegen, die eingehenden Praxisrechnungen (z. B. Praxisbedarf, Rechnungen der Laborgemeinschaft, Reparaturen) den Assistenten lesen zu lassen.

34. Die Lektüre von KV-Informationen (z.B. Rundschreiben, Arzneimittelfrühinformationen) sollten ebenfalls zur Pflichtlektüre des Assistenzarztes gehören.

35. Unsere Erfahrung zeigt, daß sich die Einarbeitung eines Assistenzarztes um so schwieriger gestaltet, je höher der Grad der Spezialisierung einer Praxis ist. Bekannt ist jener Seufzer eines weiterbildenden Praxisinhabers über die Beschäftigung eines Assistenzarztes: »Wenn er kommt, kann er nichts –, und wenn er etwas kann, geht er wieder.«

36. Überlegen Sie, wie weit es Ihren persönlichen Vorstellungen von Kollegialität und den nachbarschaftlichen Gepflogenheiten entspricht, Ihren neuen Assistenzarzt bei den Kollegen reihum vorzustellen bzw. telefonisch zu avisieren.

---

[1] Vgl. Schmid HJ (1983) Verordnung von Krankengymnastik, Massagen und Anwendungen. Bd. 4 der Reihe Praxishilfen, Kirchheim-Verlag, Mainz

37. Machen Sie Ihren Assistenten anhand entsprechend ausgewählter Patientenfälle eindringlich auf mögliche Überdiagnostik und Übertherapie aufmerksam; vielleicht hat die vorausgegangene Kliniktätigkeit ihre Spuren hinterlassen. Ev. findet Ihr Mitarbeiter zu seinem angemessenen Arbeitsstil, wenn er die oft erschreckend hohe Zahl von Non-Compliance-Fällen oder die von Ihnen präsentierten Quartalsarzneiverordnungskosten sieht.

38. Geben Sie frühzeitig Ihrem Assistenten einen Einblick in die Kostenstruktur einer Allgemeinpraxis (Personalkosten bis hin zu den Kosten für Raumpflege). Das Gefühl für Wirtschaftlichkeit dürfte sich dadurch rascher entwickeln.

39. Vereinbaren Sie mit Ihrem Assistenten, daß er möglichst nicht dazwischenredet oder -fragt oder sich aufwendige schriftliche Notizen macht, wenn er in den ersten Wochen an einem Gespräch zwischen Ihnen und einem Ihrer Patienten teilnimmt (dasselbe gilt natürlich in besonderem Maße auch für einen famulierenden Medizinstudenten). Der Patient könnte das als Mißtrauen und unschöne Heimlichtuerei empfinden. Ihr Assistent sollte sich die entsprechenden Fragestellungen merken und sie mit Ihnen in Abwesenheit des Patienten besprechen.

40. Vielleicht fällt es Ihnen als Einzelpraktiker schwer, sich an kollegiale Partnerschaft zu gewöhnen, versuchen Sie es trotzdem! Lassen Sie sich nicht gleich durch den ersten Patienten, der sich bei Ihnen über die angeblich erfolglose Behandlung seitens des Assistenten ausweint, in der jetzt notwendigen ärztlichen Solidargemeinschaft auseinanderdividieren, selbst wenn der Assistent eine Behandlungsmaßnahme eingeleitet hat, mit der Ihr Patient (und v. a. Sie) nicht ganz einverstanden sind. Eine solche Therapie könnten Sie am besten mit den Worten beendigen: »Das war jetzt der erste Teil der Behandlung (oder Diagnostik). Jetzt versuchen wir speziell mal bei Ihnen ...«. Das diskreditiert nicht den jungen Kollegen und dokumentiert beim Patienten die souveräne Überwachung der Behandlung durch den erfahrenen Praxisinhaber.

41. Natürlich steckt nicht Mißtrauen dahinter, sondern das legitime Interesse an Information: Betreten Sie mal spontan das Sprechzimmer Ihres Assistenten, wenn er gerade einen Patienten behandelt. Vielleicht bietet sich ein Satz an wie: »Ich habe gerade einen interessanten Befund in der Post ..., aber bitte, Herr Kollege, lassen Sie sich nicht stören, sprechen Sie ruhig weiter!« Beobachten Sie bei dieser Gelegenheit wie Ihr Assistent mit dem Patienten umgeht.

42. Denken Sie daran, wenn Sie einen Assistenten im letzten Weiterbildungsabschnitt beschäftigen, daß Sie zwar einen i. allg. klinisch gut qualifizierten Kollegen in Ihre Praxis hereinnehmen, daß dieser aber meist intensiv mit der Suche nach einem eigenen Praxissitz oder gar mit der Gründung seiner eigenen Praxis beschäftigt ist und oft spezielle Termine wahrnehmen muß: mögliche Praxisabgeber, Zulassungsausschuß bei der KV, Besprechung mit Praxiseinrichter und Architekt usw.

43. Unterdrücken Sie von vornherein Überlegungen, daß Sie nun einen Jungarzt beschäftigen, den Sie »eigentlich gar nicht zu bezahlen brauchen«, der »viel eher Ihnen etwas zu bezahlen« hätte. Auch wenn Sie selbst noch heute den Eindruck haben mögen, daß Sie während Ihrer eigenen klinischen Weiterbildungszeit lediglich für ein schmales Butterbrot hatten schaffen müssen, so ist auch heute (und das trotz ärztlicher Überversorgung!) ein solcher Gedanke (oder gar eine solche Rede in der Öffentlichkeit!) ungerecht, unsozial und unkollegial. Zudem steht eine angemessene Bezahlung auch in der Berufsordnung.

44. Rufen Sie ruhig einmal den ehemaligen Klinikchef Ihres jetzigen Assistenten an und sagen Sie ihm offen, was sich von seiner Vermittlung klinischer Weiterbildungsinhalte speziell unter den Bedingungen des Praxisalltages eines niedergelassenen Arztes bewährt hat und was man ruhig neu überdenken sollte.

45. Halten Sie Ihren Assistenten immer wieder zur Lektüre von Fortbildungsschriften an (allgemeinmedizinische und spezialistische Fachzeitschriften und Bücher)! Erfahrungsgemäß beklagen die Fachprüfer in den Facharztprüfungen immer wieder einen Mangel an Literaturkenntnissen der Prüfungskandidaten. Eine Gelegenheit für Ihren Assistenzarzt, sich in die Fachliteratur zu vertiefen und Ihnen darüber zu berichten, ergibt sich im Praxisalltag, wenn beispielsweise in einem Arztbrief oder in einem Telefongespräch mit einem Konsiliarius spezielle Begriffe, diagnostische Schemata, medizinische Abkürzungen etc. auftreten.

46. Nach einer gewissen Einarbeitungsphase des Assistenten sollte der Praxisinhaber (möglichst zusammen mit den Arzthelferinnen) das Zeitmanagement des Assistenten kritisch überprüfen: Fügt der »Assi« sich in den Bestellrhythmus der Praxis? Sind seine Untersuchungsleistungen zeitlich für die Mitarbeiterinnen im Terminkalender einplanbar? Ist er »flott und spritzig« oder eher ein »Langweiler«?

47. Betrachten Sie die Bewerbungsgesuche von jenen Kolleginnen und Kollegen um eine Assistentenstelle in Ihrer Allgemeinpraxis besonders kritisch, die auffallend viele Jahre eindimensional in einem klinischen Spezialfach gearbeitet hatten, ohne das entsprechende Curriculum erfüllt zu haben; diese Ärzte drängen am Ende einer aussichtslosen Klinikkarriere bevorzugt in die Allgemeinpraxis und entdecken plötzlich ihre »Liebe zur Allgemeinmedizin«.

48. Vermitteln Sie Ihrem Assistenten nicht nur das nackte Know-how der allgemeinärztlichen Praxisführung, sondern geben Sie ihm auch einen guten theoretischen Einblick in das Fachgebiet selbst. Allgemeinmedizin ist nicht »allgemeine Medizin«. Allgemeinmedizin ist auch kein bloßes Querschnittsfach mit viel Innerer Medizin, etwas Chirurgie und ein bißchen HNO, Dermatologie und einem großen Rest Idealismus. Allgemeinmedizin ist ein eigenständiges, wissenschaftstheoretisch beneidenswert gut fundiertes Fachgebiet mit eigenen wissenschaftlich-rationalen Denkweisen und Gesetzmäßigkeiten. Lesen Sie in einer ruhigen Stunde einmal darüber mehr.

49. Vergessen Sie nicht ans Ende des Zeugnisses bei Ihrem Assistenten die Formulierung zu setzen: »Herr/Frau Dr. .... ist zur Ausübung des Arztberufes als Allgemeinarzt geeignet.«
50. Lernen Sie es zu ertragen, wenn Sie das Gefühl haben (oder wenn Sie es gar über Dritte gehört haben sollten), daß Ihr ehemaliger Assistent nicht mehr gerne an die Zeit in Ihrer Praxis zurückdenkt (oder gar gegenüber Kollegen sich abfällig über Sie und Ihre Praxis geäußert hat): Ärgern Sie sich nicht lange! Fühlen Sie sich nicht gekränkt, wenn Sie sich keiner »Schuld« bewußt sind! Häufig sind solche Kollegen auch schon bei anderen Chefs in der Klinik im Frust, Groll oder gar Streit ausgeschieden. Es gibt sie eben überall, die schwierigen Arbeitnehmer, die ihre Arbeit als Job herunterhauen und gar nicht groß daran interessiert sind, ihren Weiterbildungsabschnitt in der Praxis als Bildungschance, Herausforderung oder ärztlichen Erfahrungszuwachs zu begreifen. Freilich weiß man das erst nachher. Solche Jungärzte sind allerdings die Ausnahme.

13.2 Tips für den Assistenzarzt

1. Bedenken Sie, wenn Sie eine Weiterbildung bei einem Hausarzt antreten: Nur wenige Weiterbilder haben im Fachgebiet Allgemeinmedizin einen speziellen Unterricht über die Theorie Ihres Fachgebietes genossen. Für die meisten Weiterbilder stellt die jahrelange Tätigkeit in der eigenen Praxis mit den daraus resultierenden täglichen Erfolgen und Rückschlägen die wichtigste Lehre dar.
2. Wenn Sie ins Gespräch mit Ihrem neuen Arbeitgeber gehen, machen Sie sich zu Hause einige Notizen über jene Punkte, die Sie vorab gerne geklärt haben wollten (z.B. Möglichkeit der Teilnahme am vertragsärztlichen Notfalldienst mit der Aufbesserung des Salärs? Preiswerte Verpflegung am Ort? Möglichkeit, die bereits begonnenen Akupunkturkurse während der nächsten Weiterbildungsmonate zu Ende zu bringen?).
3. Bestehen Sie auf einem schriftlichen Anstellungsvertrag!
4. Vielleicht kann der Praxisinhaber eine *Sonographiequalifikation* (nach der WO oder der Sonographierichtlinie der KBV) vermitteln. Notfalls bei der regionalen Ärztekammer bzw. Kassenärztlichen Vereinigung nachfragen!
5. Jede Weiterbildungszeit in der Praxis eines niedergelassenen Arztes ist ein Beschäftigungsverhältnis besonderer Art: Vermeiden Sie grundsätzlich die (vielleicht in Einzelfällen sogar legitime Ausreizung) Ihrer Arbeitnehmeransprüche. Welcher Arbeitgeber wird Ihnen mit Verständnis begegnen, wenn Sie beispielsweise im Falle einer Erkrankung 3 Tage unentschuldigt Ihrem Arbeitsplatz fernbleiben und er sich umständlich über Ihre Kinder und Ihre Frau Auskunft über Ihren jetzigen und weiteren Verbleib beschaffen muß?

6. Seien Sie peinlich gewissenhaft in der Erfüllung Ihrer Pflichten! Gerade die Praxis eines niedergelassenen Arztes ist von ihrem System her als Ein-Mann-Betrieb angelegt auf eingefahrene Organisation und gleichbleibende Arbeitsleistung: Melden Sie sich beim Praxisinhaber oder bei der leitenden Helferin ab, wenn Sie zu Tisch gehen oder abends Ihren Dienst beenden. Geben Sie bei einer längeren Hausbesuchstour kurz telefonisch Ihren Standort an die Praxis durch. Schalten Sie zuverlässig und in funktionierender Weise den Anrufbeantworter ein, wenn Sie ins Wochenende gehen und als letzter die Praxis verlassen. Ein Krankenhausbetrieb mag solche Mängel, die sich häufig allein aus der Persönlichkeit des einzelnen Mitarbeiters ergeben, recht und schlecht verkraften, eine Kassenpraxis wird in ihrer Substanz getroffen.

7. Nehmen Sie jedoch unmißverständlich Ihre Rechte gegenüber Ihrem Arbeitgeber wahr, wenn Sie Ihr vertraglich vereinbartes Gehalt weit nach den üblichen Terminen erhalten (und Sie vielleicht auch System dahinter vermuten).

8. Vermeiden Sie möglichst den sog. »klinischen Aufzug«, d. h. weiße Hose, weiße Schuhe, weit herausragendes EKG-Rhythmometer (US-Literatur: »Je jünger der Assi, desto schwerer der Kittel«). Kleiden Sie sich während der Sprechstunde betont korrekt und schlicht, am besten in Anlehnung an die Konfektionsgewohnheit des Praxisinhabers. Fragen Sie nach den Wünschen des Chefs.

9. Spendieren Sie den Helferinnen gleich in der ersten Zeit Ihres Einstandes eine kleine Aufmerksamkeit: Sie werden so am besten in ihnen eine Stütze finden.

10. Meiden Sie jedoch falsche Vertraulichkeiten gegenüber den nichtärztlichen Mitarbeitern! Ein Gaststättenbummel beispielsweise mit den Helferinnen ohne Einladung an den Praxisinhaber mag Sie zwar als »flotten Hecht« gegenüber den »Mädchen« erscheinen lassen, könnte aber auch als Brüskierung Ihres Arbeitgebers aufgefaßt werden. Vermeiden Sie nach Möglichkeit das kumpelhafte Duzen, auch nicht auf Gegenseitigkeit.

11. Lassen Sie sich von den Helferinnen die für Ihr Praxisgebiet wichtigsten Telefonnummern und Adressen von den mit Ihrer Praxis zusammenarbeitenden Fachärzten notieren (nicht zu vergessen: Krankenhaus, Apotheke, Giftnotruf). Nehmen Sie diese Liste in Ihrer Arzttasche mit, damit Sie sie auch bei Hausbesuchen parat haben.

12. Sehen Sie sich in den ersten Tagen an Ihrer neuen Arbeitsstätte nach Sprechstundenschluß gründlich um! Machen Sie sich vertraut mit den Organisationsmitteln (Telefon, Sprechanlage, Bestellsystem), dem Dokumentationssystem (wie und wie ausführlich werden in dieser Praxis Untersuchungsbefunde notiert bzw. diktiert?) und spüren Sie all die zahlreichen (apparativen) Kleinigkeiten auf, die Ihr Chef im Laufe einer langjährigen Erfahrung in seiner Praxis zusammengetragen hat wie Klammernzange, Abszeßdrillbohrer, Gipsschere oder oszillierende Gipssäge, Lederfingerlinge, und, und, ...

13. Benutzen Sie grundsätzlich beim Hausbesuch die stereotype Vorstellungsformel, wenn Sie den Patienten noch nicht kennen: »Guten

Tag, ich bin Dr. Meier, der Assistenzarzt von Ihrem Hausarzt, Herrn Dr. Müller.« Das überwindet schnell eine mögliche Barriere zwischen dem Patienten und dem »Neuen« und schafft einen vertrauten Bezug zur Praxis des Hausarztes.

14. Lassen Sie nicht mit sich handeln, wenn Sie die Tage der Arbeitsunfähigkeit für einen Patienten festlegen! Seien Sie aber auch nicht zu rigoros, v.a. wenn Sie den Patienten nicht kennen. Auch als Assistenzarzt sind Sie der Anwalt des Patienten! Fragen Sie in solchen Fällen lieber diskret den Praxisinhaber um Rat. Er kennt »seine Pappenheimer«.

15. Überlassen Sie in den ersten Tagen Ihrer Einarbeitung bestimmte Untersuchungen (z. B. Säuglinge, vaginale Untersuchung) dem Praxisinhaber. Beobachten Sie seine Vorgehensweise und Untersuchungstechnik und seinen Umgangston: Vielleicht können Sie dabei manchen in der Praxis bewährten Tip abgucken.

16. Sie tun gut daran, sich dem »Praxisstil« Ihres Weiterbilders anzupassen. Großartige Behandlungspläne, welche der altbewährten Therapierichtung des Praxisinhabers entgegenstehen, sollten in der relativ kurzen Praxisassistenz nicht unbedingt ohne Absprache durchgezogen werden, auch wenn mitunter – Ihrer Meinung nach – nicht mehr nach der allerneuesten Klinikmeinung vorgegangen wird. Die Patienten werden nur unnötig verunsichert.

17. Die Stunde »X« wird relativ rasch auf Sie zukommen, wo Sie Ihren Chef – wenn auch nur kurzfristig – vertreten müssen oder wo Sie selbständig einen Hintergrund- oder Sonntagsdienst machen sollen. Hier fallen oftmals Leistungen an, die erfahrungsgemäß den »Praxisanfängern« Schwierigkeiten machen: männlicher und weiblicher Katheterismus (Einmal- und Dauerkatheter); Wechseln eines suprapubischen Katheters; selbständiges Anlegen und Ableiten eines EKGs und Schreiben von 12 Ableitungen; kleine Wundversorgung; Urinstreifentests; Glukoseschnelltest usw.

18. Krankenhauseinweisungen (abgesehen von Notfällen) sollte der Assistent möglichst mit seinem Chef kurz (ggf. von der Wohnung des Patienten aus telefonisch) besprechen. Der Praxisinhaber kennt am besten den Wunsch des Patienten nach Krankenhausbehandlung oder Vermeidung einer solchen und Bevorzugung bestimmter Abteilungen.

19. Halten Sie sich an die vorgegebene Form der Dokumentation des Praxisinhabers! Er muß sich auch Jahre nach Ihrem Fortgang aus der Praxis noch in seinen Krankenunterlagen auskennen. Dies gilt auch für die Dokumentation per EDV. Haben Sie Mut zu einer kurzen, jedoch exakten Dokumentation, obwohl Sie von der Klinik her umfangreiche Verbalisierungen in den Krankenblättern gewohnt sind. Notfalls Kurznotiz auf Schmierzettel – versehen mit dem Tagesdatum und Ihrer Unterschrift – als Gedächtnisbrücke in die Karteitasche einlegen.

20. Beobachten Sie genau die Verordnungsgewohnheiten des Praxisinhabers und orientieren Sie Ihre Rezeptiertätigkeit daran: Widerstehen Sie einerseits den Wunschverordnungen des Patienten, setzen

Sie aber andererseits nicht gleich von vornherein die gesamte »eingefahrene« Medikation um. Legen Sie sich einen kleinen Ärztemustervorrat nach Ihren eigenen Vorstellungen an. Lesen Sie sofort den Packungszettel jener Medikamente (beispielsweise Ampullen), die Sie in der Praxis vorfinden und die Ihnen bisher unbekannt waren.

21. Orientieren Sie die Ausrüstung Ihrer Arzttasche und Ihres Notfallkoffers[1] möglichst an der Bestückung der Tasche und des Koffers des Praxisinhabers, um dadurch eine betriebsinterne Standardisierung zu erreichen. Optimal ist eine eigene Arzt- und Notarzttasche für den Assistenten. Ein kleiner Kassenarztstempel sollte in jede Assistentenarzttasche gehören. Kontrollieren Sie regelmäßig, ob Sie noch ausreichend kassenärztliche Formulare, Ampullen und sonstige Nachfüllartikel in Ihrer Arzttasche haben.

22. Nehmen Sie auf Ihre Hausbesuchstour die Karteikarten in der Reihenfolge ihrer Erledigung mit (bzw. die entsprechenden EDV-Ausdrucke). Dadurch können Sie stets auf die alte (und ihnen unbekannte) Krankengeschichte zurückgreifen. Lassen Sie sich von den Helferinnen bereits in der Praxis Rezepte und einen Überweisungsschein ausfüllen. Vergessen sie jedoch nie, die Karteikarten (vertrauliche Dokumente!) wieder mit heimzubringen.

23. Schnappen Sie sich (nach Absprache mit dem Praxisinhaber) alle eingehenden Fachzeitschriften für Berufspolitik und Fortbildung, blättern Sie ausgiebig darin, Sie werden diese Blätter nur selten von Ihrer Kliniktätigkeit her kennen und viele wichtige Informationen entnehmen können.

24. Sehen Sie sich einmal in einer ruhigen Stunde die Flut an kassenärztlich-relevanten Formularen durch (z. B. Formblätter für die verschiedenen Vorsorgeuntersuchungen, Überweisungsschein, Kuranträge, Arbeitsunfähigkeitsbescheinigung, Überweisung zum D-Arzt, Bescheinigung für den Tag der Entbindung, Entgeltweiterzahlung bei Erkrankung des Kindes, Transportschein).

25. Informieren Sie sich über den Gesamtumfang des Laborprogramms, das in Ihrer Praxis angeboten wird: Was gehört zum Präsenzlabor in der eigenen Praxis? Was läuft über die Laborgemeinschaft? Was geht per Überweisungsschein ins Speziallabor? Schauen Sie in den für Sie gültigen »Inhalten für die Richtlinien zur Weiterbildungsordnung« nach, was den Nachweis von Laborkenntnissen betrifft.

26. Lassen Sie sich einmal durch Ihren Chef die Sammlung der Vertragsarztbestimmungen und ihrer quartalsweisen Ergänzungen zeigen. Sie können hier in einfacher und übersichtlicher Form eine ganze Menge Know-how des Kassenarztalltags und Vertragsarztrechtes entnehmen.

27. Auch wenn Ihre Praxis per EDV abrechnet, legen Sie sich dennoch eine kleine Aufstellung der wichtigsten Abrechnungsziffern für

---

[1] Vgl. die kleine Praxishilfe von Gatzenberger H, Sefrin P (1992) Arzttasche und Notfallkoffer. Bestückung, Einsatz, Notfalltherapie, Abrechnung. Kirchheim-Verlag, Mainz.

Kassen- und Privatpatienten auf Ihrem Schreibtisch zurecht, damit Sie diese gleich in den ersten Tagen »verinnerlichen« können.

28. Schlagen Sie großzügig in der »Roten Liste« nach den verschiedenen Packungsgrößen nach oder ziehen Sie das EDV-System zu Rate. Die Patienten sind oft ungehalten, wenn Sie in Unkenntnis der größten Packungseinheit aus Verlegenheit die kleinste Packung verschreiben; bedenken Sie aber andererseits eine mögliche Unwirtschaftlichkeit bei Verordnung der größten Packungseinheit. Verordnen Sie keine Säfte bei Patienten ab dem 14. Lebensjahr (Kassenwirtschaftlichkeit!).[1]

29. Nehmen Sie die Möglichkeit zu Gesprächen mit Pharmareferenten wahr, um sich vielleicht auch mit jenen Medikamenten vertraut zu machen, die speziell auf die Bedürfnisse des niedergelassenen Arztes zugeschnitten sind und Ihnen von Ihrer klinischen Tätigkeit nicht oder nur unzureichend bekannt sind. Lassen Sie sich aber durch den Pharmareferenten nicht in ein zu langes Gespräch verwickeln. Die Praxis braucht Sie!

30. Sagen Sie allen Pharmareferenten, daß Sie sich als Assistenzarzt zur Weiterbildung nur vorübergehend in der Praxis befinden. Es sei unzweckmäßig, Ihren Namen mit der Praxisanschrift in den Aussendungsverteiler eigens einzuweisen, da der Praxisinhaber sonst noch monatelang nach Ihrem Abgang aus der Praxis die an Sie gerichteten Sendung umadressieren bzw. rücksenden müßte.

31. Geben Sie möglichst keine einzige müde Mark für ein medizinisches Gerät aus und setzen Sie keine Unterschrift unter einen Praxisbauplan, so lange Sie nicht als Weiterbildungsassistent in einer Praxis beschäftigt waren. Selbst die kleinste und unorganisierteste Praxis ermöglicht Ihnen wertvolle Einblicke in Ihre eigene künftige Tätigkeit. Messen Sie beispielsweise nach Feierabend einzelne Zimmer oder Kabinen hinsichtlich ihrer alltagstauglichen Funktionalität aus, dann wissen Sie wesentlich realistischer als mancher Architekt, wie Sie Ihre Liegen, Untersuchungsstühle oder Schreibtische plazieren müssen. Machen Sie sich eindringlich mit sämtlichen elektrischen und elektronischen Geräten (z. B. Brutschrank, Sterilisator, Mikrowelle, EKG-Gerät) vertraut, damit Sie sich um so sachkundiger mit Ihrem künftigen Praxiseinrichter über mögliche Vorzüge anderer Geräte unterhalten könnten. Fragen Sie Ihren Chef, ob er diese Geräte wieder kaufen würde. Fragen Sie auch, ob Sie Ihren Lebenspartner zu einer solchen speziellen »Praxisbegehung« mitnehmen könnten.

32. Möglicherweise planen die Praxisinhaber schon lange die Neuanschaffung eines größeren Gerätes (z. B. EKG). Zusammen mit Ihrem Chef können Sie vielleicht dann 2 Geräte bei demselben medizintechnischen Händler erwerben und natürlich entsprechende Konditionen aushandeln.

---

[1] Vgl. ausführlich: 36 Arzneimitteltips. In: Brüggemann E, Mader FH (1996) Abrechnungstechnik – Praxistechnik – Finanztechnik, 3. Aufl. Springer, Berlin Heidelberg New York Tokyo

33. Empfehlen Sie diese Weiterbildungspraxis an Ihrer früheren Klinik oder befreundeten Kollegen, wenn Sie selbst mit Ihrem Weiterbildungsabschnitt zufrieden waren. Gerade für die sich erst nach Jahren herausbildende Tradition einer Weiterbildungspraxis ist es nicht selten vorteilhaft, wenn die Assistenten möglichst aus einer einzigen klinischen »Schule« hervorgegangen sind.

34. Da für längere Gespräche während der Sprechstunde und in Gegenwart von Patienten nicht viel Zeit bleibt, sollten Sie sich jene Stichworte notieren, die Sie nach Beendigung der Sprechstunde mit Ihrem Chef durchgehen wollen.

35. Sind Sie einmal anderer Meinung als Ihr Chef oder treten gar Spannungen in Ihrem beiderseitigen Verhältnis auf, so sprechen Sie möglichst rasch und ganz offen die Problematik unter vier Augen an. In aller Regel gelingt es, die Ursachen aufzuklären und abzustellen. Meist handelt es sich nur um Kommunikationsstörungen oder Eigentümlichkeiten des anderen.

36. Stürzen Sie sich möglichst von vornherein auf Dringlichkeitsfälle, auf Patienten, die nicht warten wollen, Versorgung von Verletzungen oder Verbanderneuerungen. Denken Sie daran, daß Sie über diese Patienten auch am ehesten einen Einstieg in eine längerfristige Arzt-Patienten-Beziehung erreichen können (mit »Nachfolgeleistungen« z. B. Check-up, Früherkennungsuntersuchungen, Impfungen).

37. Seien Sie nicht zu »eng« in Ihren Entscheidungen, die möglicherweise die ganze berufliche Karriere eines Menschen beeinflussen könnten und rückversichern Sie sich im Zweifelsfall bei Ihrem Chef: dieser kennt den Betreffenden in den meisten Fällen schon seit langem und vermag zusammen mit Ihnen die jeweils sicherlich optimale Entscheidung zu treffen (z. B. jede Form von Attesten). Gerade bei Jugendarbeitsschutzuntersuchungen können die Festlegungen des Arztes erhebliche Konsequenzen auf den späteren Berufsweg haben (z. B. Beurteilung der Sehtüchtigkeit oder der Allergiebereitschaft).

38. Machen Sie einen Computerkurs mit! Sie sollten sich mit Ihren EDV-Kenntnissen nicht durch den jüngsten Lehrling der Praxis überbieten lassen.

39. Führen Sie fortlaufend und peinlich genau in einer eigenen Kladde Protokoll über jede von Ihnen durchgeführte Leistung, die Ihnen im Hinblick auf die Anrechnung im Rahmen der Weiterbildung als wichtig erscheint (z. B. Rektoskopie, Ultraschall, Belastungs-EKG).

40. Trauen Sie sich auch mal, um einen Patienten zu kämpfen! Lassen Sie sich nicht entmutigen, auch wenn er zwischendurch mal beim »Chef« war. Es sollte mindestens 3 Patienten/Patientinnen geben, die um Sie wegen Ihrer guten ärztlichen Qualitäten »weinen«, wenn Sie die Praxis wieder verlassen haben.

41. Bedenken Sie: Die richtige Auswahl der Weiterbildungspraxis ist für Sie eine der wichtigsten Entscheidungen für den Erfolg in der eigenen späteren Praxis!

13.3 Tips für beide

1. Die Langzeitbeschäftigung (z. B. $1\frac{1}{2}$ Jahre) eines Assistenten, der in der Praxis »voll einschlägt«, hat natürlich für Praxisinhaber und Patient gleichermaßen ihre Vorzüge. Freilich wird ein erfolgreich arbeitender Assistent nach seinem Ausscheiden lange Zeit von den Patienten vermißt werden bzw. wird es sein Nachfolger recht schwer haben, sich einen ähnlichen Vertrauenskredit zu erwerben.

2. Besprechen Sie offen, wann und wo es Möglichkeiten gibt, daß der Assistent rasch und vermehrt nicht nur eigenverantwortlich, sondern auch selbständig in der Praxis arbeiten kann und nicht auf das bloße Erledigen von delegierten Hilfsarbeiten verwiesen bleibt, wie Ablesen eines Tine-Tests, Verlängerung von AU-Bescheinigungen, Spritzen, Verbanderneuerungen.

3. Sprechen Sie rechtzeitig Ihre Urlaubs- und Freizeittermine ab, damit die Helferinnen im Bestellsystem entsprechend disponieren können.

4. Wenn der Praxisinhaber in der Einführungsphase mit dem Assistenten einem Patienten gegenübertritt, grundsätzlich kurze Vorstellung des Assistenten mit einer raschen Handbewegung: »Das ist Dr. Maier«. Das unterstreicht die Souveränität der Praxisführung durch den Praxisinhaber, drückt Kollegialität aus und enthebt das Ärzte-Patienten-Gespräch der Anonymität.

5. Vereinbaren Sie ein Codewort für den Fall, daß ein Patient ausdrücklich den Praxisinhaber alleine sprechen will oder daß sich aus einem Gespräch heraus, an dem der Assistent von Anfang an teilgenommen hatte, die Notwendigkeit für ein vertrauliches Gespräch zwischen Praxisinhaber und Patient ergibt, vielleicht: »Sehen Sie mal bitte nach den heutigen Laborergebnissen!« Selbstverständlich entfernt sich der Assistent aus dem Zimmer und kreuzt nicht mehr während dieses Gespräches auf. Das vermeidet für alle Seiten die Peinlichkeit einer indiskreten Hinauskomplimentierung.

6. Versehen Sie bei den (wenigen) diffizilen Patienten, die ausschließlich die Behandlung durch den Praxisinhaber wünschen und es auch nicht wollen, daß ein Assistent bei dem ärztlichen Gespräch dabei ist, von vornherein die Karteikarte mit dem Vermerk: »solo«.

7. Ein Tip, der sich hunderte Male in vielen Praxen bestens bewährt hat: die Helferin fragt am Schalter jeden Patienten stereotyp: »Wünschen Sie die Behandlung durch einen bestimmten Arzt?« Erfahrungsgemäß antworten über 75% der Patienten mit »nein« oder »ist mir egal«. Diese Patienten können wesentlich gezielter dem Assistenten zur Behandlung zugewiesen werden. Zudem unterstreicht das den großen Vorteil des Rechts auf freie Arztwahl! Welcher Patient könnte sich dagegen für die Behandlung durch den Assistenten erwärmen, wenn er gefragt würde (wie es häufig geschieht!): »Wollen Sie durch unseren Doktor Schulze oder durch den Assistenten behandelt werden?«

8. Durch temporäre Markierungen oder ähnliche Kennungen in der EDV erkennt sofort die Helferin an der Anmeldung, ob ein bestimmter

Patient bereits vom Assistenten anbehandelt wurde und durch diesen weiterversorgt werden soll. Wünscht der Patient die Weiterbehandlung durch den Praxisinhaber (oder will der Praxisinhaber aufgrund einer vorausgegangenen epikritischen Besprechung mit seinem Assistenten die Weiterbehandlung selbst übernehmen), so wird die temporäre Markierung gezogen. Ein Blick in die laufende Kartei ermöglicht Assistent und Praxisinhaber rasch einen ungefähren Eindruck von der durch den Assistenten betreuten Patientenklientel.

9. Medizinstudenten, die in Ihrer Praxis famulieren, schließen sich erfahrungsgemäß häufiger dem Assistenten als dem Praxisinhaber an, da der Assistent aufgrund seiner größeren zeitlichen Nähe zur Klinik eher die Sprache des Famulus spricht; dasselbe Phänomen läßt sich bei einer Gemeinschaftspraxis mit 2 unterschiedlich alten Partnern beobachten. Zudem hat der Assistent während der Sprechstunde mehr Zeit als der Praxisinhaber.

10. Gewöhnen Sie sich an, Hausbesuche, die täglich anfallen und im Hausbesuchsbuch von den Helferinnen an der Rezeption eingetragen werden, mit den Initialen des Praxisinhabes bzw. des Assistenten, der jeweils den Hausbesuch erledigen soll, abzuzeichnen, damit sich nicht ein Arzt auf den anderen Arzt bei der Durchführung der Hausbesuche verläßt.

11. Diskutieren Sie über den Hausbesuchsmodus bei chronisch Kranken: z. B. fährt einmal der Praxisinhaber, einmal der Assistent diese Patienten an? Notfälle aus der Sprechstunde heraus sollte grundsätzlich der Assistent versorgen. Wer fährt die Hausbesuche bei welchen Privatpatienten?

12. Etwas zeitaufwendig, aber durch nichts zu ersetzen ist die morgendliche Antrittsbesprechung: Was gab's im Nachtbereitschaftsdienst? Welche zeitaufwendigeren Hausbesuchsfahrten stehen heute an? Was ist aus dem Herrn Moser mit dem unklaren Bauch geworden? Rufen Sie heute bitte mal im Krankenhaus an und fragen Sie nach? Ich muß heute nachmittag für eine Stunde zum Steuerberater. Bitte halten Sie sich zu dieser Zeit in der Praxis rufbereit!

13. Eine gleichzeitige Sprechstunde von Praxisinhaber und Assistent sollte ausnahmsweise nur in die »Stoßzeiten« (z. B. Abendsprechstunde) verlegt werden, da der Assistent (erwartungsgemäß!) gegenüber dem Praxisinhaber von den Patienten weniger bevorzugt werden wird. Für die Einzelpraxis möglichst getrennte Sprechstunden- und Praxistätigkeiten: beispielsweise Praxisinhaber hält Sprechstunde, Assistent fährt Besuche; oder Praxisinhaber ist auf Fortbildungskongreß, Assistent führt allein die Praxis, oder Praxisinhaber führt Vorsorgeuntersuchungen durch, Assistent hält Sprechstunde.

14. Richten Sie sich in der Anmeldezentrale ein kleines Heft an, in das der Praxisinhaber wie Assistent sämtliche Krankenhauseinweisungen mit Datum, Name, Einweisungsbezeichnung und Klinik notieren, damit jederzeit jeder Arzt in der Praxis über das Schicksal seines Patienten informiert ist.

15. Sehen Sie sich einmal zusammen das chirurgische Besteck und die vorhandenen Nahtmaterialien an: der Assistent weiß im Notfall, wo er auf welche Instrumente zurückgreifen kann, der Praxisinhaber erhält vielleicht eine Anregung über bestimmte kleinere Instrumente, die sich in der Klinik des Assistenten bewährt hatten.[1]

16. Unterhalten Sie sich einmal darüber, welche Nahtmaterialien, Einmal- oder Dauerblasenkatheter, Stomabeutel, Wasch- und Desinfektions- lösungen sich an den verschiedenen klinischen Abteilungen des Assi- stenten bewährt hatten. Vielleicht kann er einmal ein Muster aus sei- ner früheren Klinik mitbringen?

17. Atteste, um die der Patient speziell den behandelnden Assistenten bittet, werden auch vom Assistenten selbst erledigt (z. B. diktiert) und zusammen mit dem Praxisinhaber unterzeichnet. Darüber hinaus soll der Assistent von vornherein angehalten werden, auch z. B. Befund- berichte an das Versorgungsamt zu erstellen (wobei diese vor Rück- sendung mit dem Praxisinhaber nochmals durchgesprochen werden müssen). Die Vermittlung der Kenntnisse im vertragsärztlichen Schrift- verkehr gehört ebenfalls zur Weiterbildung in der Allgemeinmedizin und muß auch im Zeugnis belegt werden.

18. Die täglich einlaufende Post (Arzt- und Krankenhausberichte, Laborzettel, Praxisrechnungen) sollten möglichst vom Praxisinhaber wie auch vom Assistenten durchgesehen und durch ein Kürzel abge- zeichnet werden. Das bedeutet für manchen Praxisinhaber ein gewis- ses Umdenken, für den Jungarzt stellt dies eine unschätzbare Infor- mationsquelle dar.

19. Was halten Sie von dieser Form der gemeinsamen Fortbildung: ein- mal in der Woche die angefallenen EKG-Streifen oder Lungenfunk- tionsprüfungen zusammen nochmals auswerten?

20. Gehen Sie zusammen auf die Fortbildungsveranstaltungen des Ärzt- lichen Kreisverbandes oder Ärztevereins. Stellen Sie dort Ihren Assi- stenten den mit Ihnen zusammenarbeitenden Kollegen vor; das baut ein wenig Berührungsangst der (Nachbar)kollegen ab, die mit ängst- lichen (oder auch neidischen!) Blicken die Beschäftigung eines Assi- stenten in Ihrer Praxis unter dem Gesichtspunkt einer möglichen Praxisausweitung (oder vermehrten Freizeitzuwachses!) verfolgen.

21. Sowohl der weiterbildende als auch der weiterzubildende Arzt sollten überlegen, ob es nicht zweckmäßig wäre, den Weiterbildungsab- schnitt Allgemeinmedizin an das Ende des klinischen Weiterbildungs- curriculums zu legen. Dies könnte eine gewisse Erleichterung der Praxistätigkeit für den zukünftigen Assistenten darstellen, wenn er in der für ihn ohnedies neuen Umgebung einer Allgemeinpraxis nicht auch noch mit fachmedizinischen Problemen kämpfen muß.

---

[1] Empfohlen für Praxisinhaber und Assistenzarzt wird das Buch von Klein R (1997) Chirurgische Assistenz in der Allgemeinpraxis. Instrumente, Zuarbeit, Kosten. Leitfaden für den Hausarzt und seine Helferin. Kirhheim-Verlag, Mainz.

14 Anhang

14.1 Text der Weiterbildungsordnung im Gebiet Allgemeinmedizin

Beispielhaft wird die »Weiterbildungsordnung für die Ärzte Bayerns – Neufassung vom 1. Oktober 1993« für die mindestens 3jährige Weiterbildung in der Allgemeinmedizin auf der Basis der (Muster-)Weiterbildungsordnung des 95. Deutschen Ärztetages von 1992 in Köln vorgelegt.

I. Allgemeinmedizin

Definition

Die Allgemeinmedizin umfaßt die gesundheitlichen Aspekte des gesamten menschlichen Lebensbereichs, die Krankheitserkennung und -behandlung der Patienten, unabhängig von Alter, Geschlecht und Art der Gesundheitsstörung. Dazu gehören die Erkennung und Bewertung psychosomatischer Erkrankungen und psychosozialer Zusammenhänge, die Vorsorge und Gesundheitsführung, die Früherkennung von Krankheiten, die Behandlung lebensbedrohlicher Zustände, die ärztliche Betreuung von Familien, von chronisch Kranken und von alten Menschen, die Erkennung und Behandlung von milieu- und umweltbedingten Schäden, die Einleitung von Rehabilitationsmaßnahmen sowie die Integration der medizinischen, sozialen und psychischen Hilfen für die Kranken und die Zusammenarbeit mit niedergelassenen Ärzten anderer Gebiete, Ärzten in Krankenhäusern und anderen Einrichtungen des Gesundheitswesens.

Weiterbildungszeit

- 3 Jahre an einer Weiterbildungsstätte gem. § 7 Abs. 1.
- $1\frac{1}{2}$ Jahre Allgemeinmedizin. Angerechnet werden können auf die $1\frac{1}{2}$jährige Weiterbildung in der Allgemeinmedizin bis zu $\frac{1}{2}$ Jahr Weiterbildung in Anästhesiologie oder Arbeitsmedizin oder Chirurgie oder Frauenheilkunde und Geburtshilfe oder Haut- und Geschlechtskrankheiten oder Hals-Nasen-Ohren-Heilkunde oder Innerer Medizin oder Kinderheilkunde oder Laboratoriumsmedizin oder Neurologie oder Orthopädie oder Psychiatrie und Psychotherapie oder Urologie.

- 1 Jahr Innere Medizin im Stationsdienst.
- $\frac{1}{2}$ Jahr Chirurgie. Angerechnet werden können auf die $\frac{1}{2}$jährige Weiterbildung in der Chirurgie 3 Monate in Frauenheilkunde und Geburtshilfe oder Hals-Nasen-Ohren-Heilkunde oder Orthopädie oder Urologie.
- Teilnahme an Kursen von insgesamt 240 Stunden.

Inhalt und Ziel der Weiterbildung

Vermittlung, Erwerb und Nachweis eingehender Kenntnisse, Erfahrungen und Fertigkeiten in der allgemeinärztlichen Beratung, Diagnostik und Therapie, der Gesundheitsförderung und Prävention, der Früherkennung von Krankheiten, der Erkennung und primärärztlichen Behandlung von Notfällen und komplizierten oder gefährlichen Krankheitsverläufen, der Integration medizinischer, sozialer und psychischer Hilfen einschließlich der Rehabilitation, unter Beachtung des familiären und sozialen Umfeldes.

Hierzu gehören in der Allgemeinmedizin:

1. Eingehende Kenntnisse, Erfahrungen und Fertigkeiten in
   - der primärärztlichen Diagnostik, Therapie und Beratung bei allen auftretenden Gesundheitsstörungen;
   - den Besonderheiten ärztlicher Behandlung von Patienten in ihrem häuslichen Milieu und ihrem weiteren sozialen Umfeld in Kenntnis der erlebten Langzeitanamnese;
   - primärärztlicher Akut- und Notfallversorgung;
   - Besonderheiten der ärztlichen Hausbesuchstätigkeit und der dazu notwendigen Ausstattung;
   - hausärztlichen Funktionen und der Familienmedizin;
   - Aufbau und Erhaltung eines persönlichen Patienten-Arzt-Verhältnisses;
   - dem Erwerb von Fähigkeiten zur Kontaktaufnahme und zum dauernden Umgang mit dem Patienten und seinen Bezugspersonen, verbale und nonverbale Kommunikation;
   - Fähigkeiten zur Führung eines ärztlichen Gespräches;
   - der Erkennung der Lebensweise von Patienten und deren Verhalten bei Beeinträchtigung der Gesundheit;
   - der Gesundheitsberatung und Prävention;
   - dem Impfwesen;
   - den Auswirkungen von Noxen am Arbeitsplatz und aus der Umwelt;
   - der Früherkennung von Gesundheitsstörungen und Erkrankungen;
   - der Motivierung des Patienten zur therapeutischen Mitarbeit, auch durch die Bildung von therapeutischen Patientengruppen;
   - langfristiger Behandlung und ärztlicher Betreuung chronisch kranker, multimorbider sowie bettlägeriger und sterbender Patienten;
   - Besonderheiten bei der Diagnostik und Therapie geriatrischer Patienten;

- gezielter Einbeziehung weiterer ärztlicher, pflegerischer und sozialer Hilfen in die Behandlung als soziale Integrationsfunktion;
- Koordinierung der ärztlichen Behandlung als Hausarzt in Zusammenarbeit mit den Ärzten anderer Gebiete;
- der Einleitung und Durchführung rehabilitativer Maßnahmen und Verfahren;
- der Begutachtung und Bewertung der Leistungsfähigkeit und Belastbarkeit, der Arbeitsfähigkeit, der Berufs- und Erwerbsfähigkeit sowie der Pflegebedürftigkeit;
- Krisenintervention;
- der psychosomatischen Grundversorgung;
- den Grundsätzen der Qualitätssicherung in der Allgemeinmedizin;
- der Pharmakologie der im Gebiet gebräuchlichen Pharmaka und Kontrastmittel (Pharmakokinetik, Wechsel- und Nebenwirkungen) einschließlich ihres therapeutischen Nutzens (auch Kosten-/Nutzenrelation), medikamentöser Therapie einschließlich der Dauertherapie chronisch Kranker, der Probleme der Mehrfachverordnungen, Risiken des Arzneimittelmißbrauchs, gesetzliche Auflagen bei der Arzneimittelverschreibung und Arzneimittelprüfung sowie den hierbei zu beachtenden ethischen Grundsätzen ;
- dem Krankenversicherungswesen und in der Sozialgesetzgebung;
- Dokumentation von Befunden, ärztlichem Berichtswesen, einschlägigen Bestimmungen der Sozialgesetzgebung (Reichsversicherungsordnung, Sozialgesetzbuch, Krankenkassenverträge, Rentenversicherung, Unfallversicherung, Mutterschutzgesetz, Jugend- und Arbeitsschutzgesetz und andere Bestimmungen) und für die Arzt-Patienten-Beziehung wichtigen Rechtsnormen;
- der Diagnostik und Behandlung von Erkrankungen der anderen Gebiete, soweit sie für die allgemeinmedizinische Tätigkeit in ihrer primärärztlichen Funktion erforderlich sind.

Hierzu gehören für die Allgemeinmedizin
aus dem Gebiet der inneren Medizin:

2. Eingehende Kenntnisse, Erfahrungen und Fertigkeiten in
   - Diagnostik, Differntialdiagnostik und Therapie der häufig in der Allgemeinpraxis vorkommenden inneren Krankheiten;
   - Diagnostik und Therapie akuter Notfälle einschließlich Wiederbelebung;
   - der Indikation, Durchführung und Bewertung elektrokardiographischer Untersuchungen, der Kreislauf- und der Lungenfunktionsdiagnostik;
   - der medikamentösen und diätetischen Therapie;
   - der physikalischen Therapie einschließlich der Gerätekunde;
   - der Indikation, Durchführung, Bewertung und Dokumentation von Ultraschalluntersuchungen innerer Organe, ausschließlich der Echokardiographie;

- der Endoskopie des Enddarmes;
- der Beherrschung der für die Allgemeinpraxis grundlegenden instrumentellen Techniken sowie Infusionen und Punktionen;
- der Methodik und Durchführung des Grundleistungslabors des Gebietes sowie der Bewertung der Befunde;
- der Probeentnahme und sachgerechten Probenbehandlung von Körperflüssigkeiten und Ausscheidungen für das Labor des Gebietes sowie in der Einordnung der Befunde in das Krankheitsbild;
- der Methodik und Durchführung des speziellen Labors des Gebietes sowie der Bewertung der Befunde.

2.1 Vermittlung und Erwerb von Kenntnissen über
- die Durchführung der Laboruntersuchungen.

Hierzu gehören für die Allgemeinmedizin aus dem Gebiet der Chirurgie:

3. Eingehende Kenntnisse, Erfahrungen und Fertigkeiten in
- Diagnostik, Differentialdiagnostik und Therapie der häufig in der Allgemeinpraxis vorkommenden chirurgischen Krankheiten;
- der kleinen Chirurgie;
- der Versorgung Unfallverletzter, Wiederbelebung und Erstversorgung chirurgischer Notfälle;
- der Beratung beim Stellen der Operationsindikation unter Berücksichtigung des Lebensalters, des Gesundheitszustandes und der Patientenumwelt;
- der präoperativen Diagnostik und nachstationären Behandlung.

14.2 »Richtlinien über den Inhalt der Weiterbildung« im Gebiet Allgemeinmedizin gemäß § 4 Abs. 4 der (Muster-)Weiterbildungsordnung des 95. Deutschen Ärztetages von 1992 in Köln

Beispielhafter Text der Bayerischen Landesärztekammer nach dem Beschluß des Vorstands der Bayerischen Landesärztekammer vom 19. November 1994.

I. Allgemeinmedizin

1   Erwerb der in der Weiterbildungsordnung aufgeführten Weiterbildungsinhalte. Hierzu sind nachfolgende Richtzahlen oder Weiterbildungsinhalte nachzuweisen:
1.1 Untersuchungsverfahren und Behandlungsverfahren
   - Selbständige Durchführung, Befundung und Dokumentation der Ultraschalldiagnostik durch
   - 400 B-mode-Sonographien des Abdomen und Retroperitoneum;

- Indikationsstellung zu und Einordnung des Befundes in das Krankheitsbild von B-mode-Sonographien der Schilddrüse, der Gesichtsweichteile und Weichteile des Halses, der Brustdrüse, der Bewegungsorgane (ohne Säuglingshüften), des Magen-Darm-Traktes, der extremitätenversorgenden Gefäße, der abdominellen und retroperitonealen Gefäße;
- selbständige Durchführung und Befundung von 500 Elektrokardio-grammen, davon 100 mit definierter Belastung;
- selbständige Durchführung und Befundung von 20 Langzeit-Blutdruckmessungen (ABDM);
- selbständige Durchführung und Befundung von 100 spirometri-schen Untersuchungen;
- selbständige Durchführung und Befundung von 50 Proktoskopien;
- Indikationsstellung zu und Einordnung des Befundes in das Krankheitsbild bei je 10 Patienten
  - Langzeit-EKG,
  - Rektoskopie;
- 10 selbständig durchgeführte und dokumentierte Fälle der Diagnostik, Differentialdiagnostik und Behandlung psychosomatischer Krankheitsbilder aus der Allgemeinmedizin mit den Schwerpunkten psychogene Symptombildungen, somatopsychische Reaktionen;
- Balint-Guppenarbeit durch selbständige Darstellung und Dokumentation von 3 eigenen Fällen;

- Methodik und Durchführung des Grundleistungslabors des Gebietes sowie der Bewertung der Befunde, hierzu gehören:
  1 orientierende Untersuchung in einem Körpermaterial durch visuellen Farbvergleich mittels vorgefertigter Reagenzträger oder Reagenzzubereitungen, auch bei apparativer Auswertung oder Verwendung von Mehrfachreagenzträgern,
  2 mikroskopische Untersuchungen des Harnsedimentes,
  3 Bestimmung in einem Körpermaterial mit quantitativer physikalischer oder chemischer Messung oder Zellzählung,
  3.1 Erythrozytenzählung,
  3.2 Leukozytenzählung,
  3.3 Thrombozytenzählung,
  3.4 Hämoglobin,
  3.5 Hämatokrit,
  4 Untersuchung auf Blut im Stuhl,
  5 Bestimmung der Blutkörperchensenkungsgeschwindigkeit.

- Indikationsstellung, Probeentnahmen, sachgerechte Proben-behandlung und Einordnung der Befunde in das Krankheitsbild für die der Fachkunde in Laboruntersuchungen des Gebietes zugeordneten Laboratoriumsuntersuchungen;

- Methodik und Durchführung des speziellen Labors des Gebietes sowie der Bewertung der Befunde,
  1 mikroskopische Untersuchung eines Körpermaterials als Nativpräparat, ggf. nach einfacher Aufbereitung und/oder Anreicherung,
  2 mikroskopische Untersuchung eines Körpermaterials nach einfacher Färbung, ggf. nach einfacher Aufbereitung und/oder Anreicherung,
  3 orientierender Bakteriennachweis unter Verwendung eines Trägers mit einem oder mehreren vorgefertigten Nährböden, einschließlich Bebrütung, Prüfung auf Bakterienwachstum, Bakterienart und Keimzahlschätzung,
  4 orientierender Pilznachweis (z. B. Candida) ggf. semiquanitativ, unter Verwendung eines hierfür vorgefertigten Nährbodens, ggf. einschließlich nachfolgender mikroskopischer Prüfung.
2 Teilnahme an Kursen von insgesamt mindestens 240 Stunden Dauer gemäß den Empfehlungen zur inhaltlichen und zeitlichen Gestaltung der in der Weiterbildungsordnung vorgeschriebenen Kurse.

14.3 (Muster-)Weiterbildungsordnung für eine mindestens fünfjährige Weiterbildung im Gebiet Allgemeinmedizin, die vom 100. Deutschen Ärztetag in Eisenach am 30.05.1997 verabschiedet wurde

I. Allgemeinmedizin

Definition

Die Allgemeinmedizin umfaßt die lebensbegleitende hausärztliche Betreuung von Menschen jeden Alters bei jeder Art der Gesundheitsstörung, unter Berücksichtigung der biologischen, psychischen und sozialen Dimensionen ihrer gesundheitlichen Leiden, Probleme oder Gefährdungen und die medizinische Kompetenz zur Entscheidung über das Hinzuziehen anderer Ärzte und Angehöriger von Fachberufen im Gesundheitswesen. Sie umfaßt die patientenzentrierte Integration der medizinischen, psychischen und sozialen Hilfen im Krankheitsfall, auch unter Berücksichtigung der Wirtschaftlichkeit.

Dazu gehören auch die Betreuung von akut oder chronisch Erkrankten, die Vorsorge und Gesundheitsberatung, die Früherkennung von Krankheiten, die Einleitung von Rehabilitationsmaßnahmen, die Zusammenarbeit mit allen Personen und Institutionen, die für die gesundheitliche Betreuung der Patienten Bedeutung haben, die Unterstützung gemeindenaher gesundheitsfördernder Aktivitäten, die Zusammenführung aller medizinisch wichtigen Daten des Patienten.
– Weiterbildungszeit
– 5 Jahre an einer Weiterbildungsstätte gemäß § 8 Abs. 1,
– 1$\frac{1}{2}$ Jahre Allgemeinmedizin,

– 1 Jahr Innere Medizin Weiterbildung im Stationsdienst, sowie mindestens ein weiteres 1/2 Jahr im Stationsdienst,
– $\frac{1}{2}$ Jahr Chirurgie,
– $\frac{1}{2}$ Jahr Kinderheilkunde,
– $1\frac{1}{2}$ Jahre Weiterbildung, wobei auch Weiterbildungsabschnitte von mindestens 3 Monaten angerechnet werden können.

Anrechnungsfähig auf diese Weiterbildung sind jeweils bis zu
– $1\frac{1}{2}$ Jahre Allgemeinmedizin oder Innere Medizin,
– 1 Jahr Frauenheilkunde und Geburtshilfe oder Kinderheilkunde oder Orthopädie,
– $\frac{1}{2}$ Jahr Anästhesiologie oder Arbeitsmedizin oder Augenheilkunde oder Chirurgie oder Hals-Nasen-Ohren-Heilkunde oder Haut- und Geschlechtskrankheiten oder Kinderchirurgie oder Kinder- und Jugendpsychiatrie und Psychotherapie oder Nervenheilkunde oder Neurologie oder Physikalische und Rehabilitative Medizin oder Psychiatrie und Psychotherapie oder psychotherapeutische Medizin oder Urologie.
– Teilnahme an Kursen von insgesamt 80 Stunden.
– 3 Jahre der Weiterbildung können bei einem niedergelassenen Arzt abgeleistet werden.

Inhalt und Ziel der Weiterbildung

Vermittlung, Erwerb und Nachweis eingehender Kenntnisse, Erfahrungen und Fertigkeiten der Gesundheitsförderung, Prävention, Früherkennung von Krankheiten, Beratung, Diagnostik und Therapie, insbesondere beim unausgelesenen Krankengut unter Berücksichtigung der biologischen, psychischen und sozialen Dimensionen, in der Langzeitbetreuung chronisch Kranker, in den Maßnahmen der ersten ärztlichen Hilfe beim Notfallpatienten, der Integration medizinischer, sozialer, pflegerischer und psychischer Hilfen einschließlich der Rehabilitation in den Behandlungsplan unter Einbeziehung des familiären und sozialen Umfeldes des Patienten.

Hierzu gehören in der Allgemeinmedizin:

1. Eingehende Kenntnisse, Erfahrungen und Fertigkeiten im Hinblick auf eine hausärztliche Tätigkeit in
   – der allgemeinmedizinischen Diagnostik, Therapie und Beratung bei allen auftretenden Gesundheitsstörungen im unausgelesenen Krankengut einschließlich der allgemeinmedizinischen Akut- und Notfallversorgung unter besonderer Berücksichtigung der abwendbar gefährlichen Verläufe;
   – der Koordinierung der ärztlichen Behandlung ggf. einschließlich der spezialistischen Diagnostik und Therapie, auch durch Zusammenführen, Bewerten und Aufbewahren der Befunde sowie durch Führung des Patienten im medizinischen Versorgungssystem;

– der Einbeziehung weiterer ärztlicher, pflegerischer und sozialer Hilfen in die Behandlung;
– der Gesundheitsberatung, der Früherkennung von Gesundheitsstörungen, der Prävention einschließlich des Impfwesens, der Einleitung und Durchführung rehabilitativer Maßnahmen und Verfahren sowie der Nachsorge;
– der Familienmedizin und den Besonderheiten ärztlicher Behandlung von Patienten in ihrem häuslichen Milieu, in Pflegeeinrichtungen sowie in ihrem weiteren sozialen Umfeld, auch im Rahmen der Hausbesuchstätigkeit;
– der Vermeidung von Gesundheitsrisiken für Patienten durch Abwägung von Nutzen und Risiken diagnostischer und therapeutischer Maßnahmen;
– der gemeindenahen Vernetzung von gesundheitsfördernden Maßnahmen sowie in der Erkennung und Beurteilung der Auswirkungen von Noxen aus der Umwelt und am Arbeitsplatz;
– der hausarztspezifischen Kommunikation;
– der Behandlung und Betreuung chronisch kranker, multimorbider und sterbender Patienten;
– der hausärztlichen psychiatrischen und psychosomatischen Versorgung einschließlich der Krisenintervention sowie der Grundzüge der Beratung und Führung Suchtkranker;
– der Begutachtung und Bewertung der Leistungsfähigkeit und Belastbarkeit, der Arbeitsfähigkeit, der Berufs- und Erwerbsfähigkeit sowie der Pflegebedürftigkeit;
– der Pharmakologie der im Gebiet gebräuchlichen Pharmaka einschließlich der Dauertherapie chronisch Kranker, der Probleme der Mehrfachverordnungen, der Risiken des Arzneimittelmißbrauchs sowie der gesetzlichen Auflagen bei der Arzneimittelverschreibung und Arzneimittelprüfung unter den Bedingungen der hausärztlichen Praxis und den hierbei zu beachtenden ethischen Grundsätzen;
– den Grundsätzen der Qualitätssicherung in der Allgemeinmedizin;
– Dokumentation von Befunden, ärztlichem Berichtswesen, einschlägigen Bestimmungen der Sozialgesetzgebung (Sozialrecht, Krankenkassenverträge, Rentenversicherung, Unfallversicherung, Mutterschutzgesetz, Jugend- und Arbeitsschutzgesetz und andere Bestimmungen) und für die Arzt-Patienten-Beziehung wichtigen Rechtsnormen.;
– Diagnostik und Therapie akuter Notfälle einschließlich Wiederbelebung;
– der Indikation, Durchführung und Bewertung der Basis-, Kreislauf- und der Lungenfunktionsdiagnostik zum Ausschluß von Lungenventilationsstörungen (Ruhespirographie) einschließlich der hierfür erforderlichen apparativen Untersuchungen im Rahmen der hausärztlichen Versorgung;
– der physikalischen Therapie einschließlich der Gerätekunde im Rahmen der hausärztlichen Versorgung;

– der Indikation zur und Dokumentation von Ultraschalluntersuchungen innerer Organe einschließlich der ableitenden Harnwege und der Prostata im Rahmen der hausärztlichen Versorgung;
– der Indikation, Durchführung, Bewertung und Dokumentation von Doppleruntersuchungen der peripheren Gefäße im Rahmen der hausärztlichen Versorgung;
– der Prokto-/Rektoskopie;
– der Beherrschung der für die hausärztliche Versorgung erforderlichen instrumentellen Techniken einschließlich der Punktionen sowie der Infusionstechnik;
– den für die hausärztliche Versorgung erforderlichen Techniken der Wundversorgung und der Wundbehandlung, der Inzision, Extraktion, Exstirpation, Probeexzision bei in der allgemeinärztlichen Praxis zu versorgenden Verletzungen und Erkrankungen auch unter Anwendung der Lokal- und peripheren Leitungsanästhesie;
– der Behandlung mit ruhigstellenden Schienen, mit starren und funktionellen Verbänden im Rahmen der hausärztlichen Versorgung;
– der Versorgung Unfallverletzter und Erstversorgung chirurgischer Notfälle einschließlich der Organisation begleitender und weiterführender Maßnahmen;
– der Schmerzbehandlung bei akuten und chronischen Schmerzen, die keinen eigenständigen Krankheitswert haben;
– der Methodik und Durchführung des Grundleistungslabors des Gebietes sowie der Bewertung der Befunde;
– der Probeentnahme und der sachgerechten Probenbehandlung von Körperflüssigkeiten und Ausscheidungen für das allgemeine Labor des Gebietes sowie der Bewertung der Befunde.

2. Vermittlung und Erwerb von Kenntnissen über
   – die Durchführung der Laboruntersuchungen;
   – die Durchführung und Bewertung von Ultraschalluntersuchungen innerer Organe einschließlich der ableitenden Harnwege und der Prostata im Rahmen der hausärztlichen Versorgung;
   – Vorsorgeuntersuchungen (U2 bis U6, J1) im Kindesalter;
   – spezifische Maßnahmen für die Früherkennung von Krankheiten.

14.4 Zusammenstellung von ärztlichen Leistungen in einer Allgemeinpraxis nach Standard, Spektrum und Highlights in Abhängigkeit von Weiterbildungskenntnissen, Fortbildung und Erfahrungen des Praxisinhabers

Modifiziert nach [78] und [115]. Die Definition von »Standard«, »Spektrum« und »Highlights« findet sich in Kap. 9.3.2.6.

Vorbemerkungen

Die Zusammenstellung wurde nach den Gebührenordnungsnummern der Einzelleistungsvergütung vorgenommen, wie sie zuletzt im EBM '87 (Stand Dezember 1993) angewandt wurden. Nicht berücksichtigt wurden die Nummern aus dem Laborkatalog. Die Zusammenstellung nach *Standard, Spektrum, Highlights* geht auf einen Entwurf der »Arbeitsgemeinschaft Allgemeinärztliche Gebührenordnung (AGO)« im Fachverband Deutscher Allgemeinärzte (FDA) e.V. zurück, veröffentlicht in Weber G (1983) Leistung und Gebühren. Katalog und Kommentar für die Allgemeinpraxis«, 10. Aufl., Mainz (Modifizierung und Aktualisierung durch F.H. Mader, 1998).

Der besseren Übersichtlichkeit halber sind die Standardleistungen in gewöhnlicher Schrift, die **Spektrumleistungen** in **halbfett**, die *Highlightsleistungen* in *kursiv* gedruckt.

Standardleistungen

- Beratung (auch nachts und am Wochenende), ggf. mit Kurzuntersuchung
- Therapieplanung und Erörterung bei chronischen oder Mehrorganerkrankungen u. a. betreffs Änderung der Lebensführung oder zwecks Medikamenteneinsparung
- Intensive Krankheitserörterung bei lebensverändernder oder lebensbedrohender Erkrankung, ggf. inkl. Einbeziehung der Bezugsperson
- Organisation (sozio)therapeutischer Maßnahmen bei Behinderten bis 16 Jahre
- Erörterung bei Sexual-, bzw. Schwangerschaftskonflikt, Sterilität
- Betreuung von Demenzkranken und geistig Behinderten, auch mit Betreuung geistig behinderter Kinder (ggf. bei Heimunterbringung)
- Sterbebegleitung (ggf. ärztliche Führung der betreuenden Angehörigen)
- Einzelvisite in Alters- und Pflegeheimen (ggf. auch nachts und am Wochenende)
- Hausbesuch (ggf. auch dringend, in der Nacht und am Wochenende)
- Ärztliche Begleitung bei Einweisung eines psychisch Kranken
- Konsil mit einem anderen Facharzt in der Wohnung des Patienten
- Ganzkörperstatus
- Organstatus (z. B. Augen-, HNO-, Mund- und Kiefer-Status)
- Kurzes ärztliches Zeugnis, Krankheitsbericht, Befundbericht mit Behandlungsempfehlung
- Ausführlicher Arztbrief
- Schriftlicher Diätplan
- Krebsfrüherkennung (Männer)
- Gesundheitsuntersuchung (»Check-up«).
- Empfängnisberatung (ggf. mit Erstuntersuchung)
- Vaginale Untersuchung (ggf. mit Portioabstrich)

- Beratung bei Sterilisationswunsch
- Verband (auch Fertig- und Schlauchverbände, Klebeverband, zirkulärer Verband)
- Schienenverbände (Anlegen und Abnahme, kleine und große Gelenke – auch Gipsschienenverband)
- Abnahme des zirkulären Gipsverbandes
- Blutabnahme i.v
- Injektion i.c., s.c., i.m., i.v
- Hyposensibilisierung s.c
- Arzneiinjektion in parenteralen Katheter
- Auffüllung von Arzneiplombe, Skin-Expander, Port-Spülung
- Quaddelbehandlung, therapeutische Lokalanästhesie
- Infusion und Kurzinfusion
- Fistelsondierung
- Kleine Punktion
- Kleine Gelenkpunktion
- Künstliche Beatmung
- Wiederbelebungsversuch
- Notfall-EKG
- Kutane Testung
- Stempeltests (z. B. Mendel-Mantoux, Tine)
- Reib-Scratch-Skarifikationstest
- Rektale Untersuchung
- Mastdarmausräumung
- Anästhesie (Oberflächen-, Stichkanal-, Infiltrationsanästhesie)
- Inhalation
- Kältetherapie
- Wickel, Packungen
- Heißluft- und Infrarotbehandlung
- Kurz-, Mikro-, Dezimeterwellenbehandlungen
- Schellong-Test
- EKG mit bis zu mehr als 12 Ableitungen
- Anlegen eines Langzeit-EKG
- Anlegen eines Langzeit-Blutdruckmeßgerätes, einschließlich Auswertung des Meßergebnisses
- Spirographie (Vitalkapazität)
- Legen einer Magensonde zur Ernährung
- Verbale Intervention bei psychischer Dekompensation
- Führung der Bezugsperson von psychisch Kranken
- Einleitung von flankierenden Maßnahmen, begleitende Betreuung bei psychisch Kranken
- Kauterisation (thermochirurgisch oder hochfrequenz-chirurgisch)
- Warzenentfernung einschließlich Nachbehandlung
- Aknesticheln
- Einfacher Sehtest beim Kind und beim Erwachsenen
- Farbsinnprüfung

- Entfernung eines oberflächlichen Fremdkörpers aus Haut und Schleimhaut
- Stillung von Nasenbluten
- Zerumenentfernung
- Fremdkörperentfernung (z. B. Nase, Gehörgangsbehandlung)
- Nasendusche nach Politzer
- Harnröhreninstillation und -spülung (Männer und Frauen)
- Einmal- und Dauerkatheterismus (Männer und Frauen)
- Zurückbringen einer Paraphimose
- Lösung einer Vorhautverklebung
- Erstversorgung kleine Wunde
- Erstversorgung große Wunde
- Entfernen von Fäden und Klammern bei Wunden
- Spaltung eines oberflächlichen Abszesses
- Eröffnung einer Pyodermie
- Nageltrepanation (z. B. bei subungualem Hämatom)
- Einfach lokale neurologische Untersuchung, auch im Notfall
- Sämtliche Impfleistungen für Kinder, Erwachsene und Fernreiseprophy-laxe (außer Gelbfieberimpfung)

Spektrumleistungen

- **Gruppenschulung bei Diabetikern Typ 2**
- **Erstfeststellung einer Schwangerschaft (ggf. mit Sonographie, Schwangerenberatung)**
- **Kinderuntersuchung 4. bis 6. Lebenswoche (U3)**
- **Kinderuntersuchung 3. bis 4. Lebensmonat (U4)**
- **Kinderuntersuchung im 6. bis 7. Monat (U5)**
- **Kinderuntersuchung im 10. bis 12. Monat (U6)**
- **Kinderuntersuchung im 21. bis 24. Monat (U7)**
- **Kinderuntersuchung im 43. bis 48. Lebensmonat (U8)**
- **Kinderuntersuchung im 60. bis 64. Lebensmonat (U9)**
- **Jugendgesundheitsberatung ab dem vollendeten 10. Lebensjahr (J1)**
- **Krebsfrüherkennung (Frauen)**
- **Kontrolle eines Intrauterinpessars (ggf. mit Sonographie)**
- **Beratung bei Interruptiowunsch**
- **Tapeverband (kleine und große Gelenke)**
- **Zinkleimverband**
- **Stärke- und Gipsfixation**
- **Gipsfingerling**
- **Gipsschienenverband**
- **Zirkulärer Gips oder Gipstutor**
- **Gipsabänderung, Gehstöckel**
- **Injektion intraartikulär**
- **Aderlaß**
- **Punktion des Ellbogen-, Kniegelenks**

- Organpunktion eines kleinen Organs
- Blasen-, Hydrozelenpunktion
- Intubation
- Koniotomie
- Notfalldefibrillation
- Magenspülung
- Epikutantest
- UV-Bestrahlung
- Pricktest
- Provokationstests (konjunktival, nasal, oral)
- Proktoskopie
- Reposition eines Mastdarmvorfalls
- Dehnung einer Analstenose
- Spaltung einer Perianalthrombose
- Sklerotherapie bzw. Infrarotkoagulation von Hämorrhoidalknoten
- Rektoskopie mit Probeexzision
- Sonographie (Oberbauch einschließlich Pankreas; Harntrakt; Uterus und Adnexe)
- Schilddrüsensonographie
- Laryngoskopie
- Infiltrationsanästhesie, groß (auch bei Schmerztherapie)
- Lokalanästhesie kleiner Wirbelgelenke
- Leitungsanästhesie
- Transkutane elektrische Nervenstimulation (TENS)
- Intermittierende Überdruckinhalation
- Atemgymnastik
- Bewegungsübungen
- Extensionsbehandlung mit Schlinge
- Teilmassage
- Extramuskuläre Massage
- Intermittierende Kompression eines Beines oder Armes
- Ultraschalltherapie
- Reizstrom-, Hochvolttherapie
- Iontophorese
- Belastungs-EKG
- Unidirektionaler Doppler (in Ruhe und nach Belastung)
- Spirographie (in- und exspiratorisch, ggf. mit Broncholysetest)
- Neurologischer Status
- Psychiatrischer Status
- Psychiatrisch-therapeutisches Gespräch (ggf. auch Kontaktperson)
- Psychosomatische Differentialdiagnostik
- Übende Verfahren (auch als Gruppentherapie)
- Orientierende Testverfahren
- Chemochirurgische Behandlung von Kondylomata
- Spaltung eines Varixknotens
- Vaginale Behandlung
- Lageverbesserung des Uterus durch Pessar (einschl. Wechsels)

- Entfernung eines Intrauterinpessars
- Differenzierte Farbsinnprüfung
- Spiegelung des Augenhintergrunds
- Tonometrie mit Impressionstonometer
- Oberflächliche instrumentelle Fremdkörperentfernung an der Hornhaut
- Gleichgewichtsprüfung
- Audiometrie
- Versorgung einer kleinen und großen Wunde
  (ggf. einschließlich Ausschneidung)
- Fremdkörperentfernung durch Schnitt
- Probeexzision
- Abszeßspaltung (tiefliegend)
- Nagelextraktion und -ausrottung
- Eröffnung eines subkutanen Panaritiums
- Nekrosenabtragung
- Einrichtung eines Endgliedes
- Einrenkung einer Finger-, Zehenluxation
- Einrenkung einer Daumen-, Unterkieferluxation
- Mobilisierende Wirbelsäulenbehandlung
- Besprechung wegen eines orthopädischen Hilfsmittels
- Prothesengebrauchsschulung

Highlightsleistungen

- *Methadonsubstitution*
- *Abduktionsschienenverband*
- *Streckverband*
- *Zirkulärer großer Gips*
- *Quengelverband*
- *Venenverweilkatheter*
- *Zytostatikainfusion*
- *Pleura-, Bauchhöhlenpunktion*
- *Sternalpunktion*
- *Entfernung eines Mastdarmfremdkörpers*
- *Hämorrhoidenligatur n. Barron*
- *Elektrostimulation bei Lähmungen*
- *Auswertung eines Langzeit-EKG*
- *Oszillographie oder Rheographie, ggf. nach Belastung*
- *Lichtreflektionsrheographie (LRR)*
- *Bidirektionaler Doppler der Arterien*
- *Partielle Sigmoidoskopie*
- *Rektoskopie mit Abtragen eines Polypen*
- *Psychopathologische Anamnese (bis 18 Jahre)*
- *Psychiatrisch-therapeutisches Gespräch (bis 18 Jahre)*
- *Funktionelle Testverfahren*

– *Entwicklungsprüfungen im Säuglings-, Kleinkind- und Kindesalter*
– *Legen eines IUP*
– *Exzision einer tiefliegenden bzw. großen Geschwulst*
– *Nagelwallplastik nach Emmert*
– *Muskel- oder Fasziennaht*
– *Einrichtung bei Luxation von Schlüsselbein, Kniescheibe, Schulter-, Knie- oder Ellbogengelenk*
– *Chirotherapeutischer Eingriff an Extremitäten und Wirbelsäule*

14.5 Beispiel für das Diarium eines Assistenten

Zusammenstellung von Leistungen, die der Assistenzarzt Dr. med. G.B. während seiner allgemeinmedizinischen Weiterbildung in einer großen allgemeinmedizinischen Gemeinschaftspraxis auf dem Lande vom 01.01.1996 bis 30.06.1997 erbracht hatte und die mehrmals durch die Praxisinhaber überprüft wurden. Beispiel für einen Anhang zu einem Weiterbildungszeugnis in der Allgemeinmedizin (vgl. Abb. 10 in 6.4.12).

Innere Organe

Zahl	Leistung
400	EKG-Auswertung
22	selbständige EKG-Anlage
32	Durchführung und Auswertung von Belastungs-EKG
49	Durchführung und Auswertung von automatischen Langzeit-Blutdruckmessungen (ABDM)
154	Durchführung und Auswertung von Lungenfunktionsanalysen
10	Durchführung und Auswertung von Schellong-Tests
17	Neueinstellung/Umstellung bei Diabetes mellitus auf Insulin
32	Ernährungsberatung bzw. Diabetikerschulung
4	Blutdruckmessung bei Kindern

Operative Leistungen

Zahl	Leistung
200	kleine Wundversorgungen
110	Versorgungen von große oder schwer heilenden Wunden
15	Versorgung von Brandwunden
13	operative Entfernung von Nävi/Fibromen mit Schnitt und Naht
12	Fremdkörperentfernung mit Schnitt
32	Fremdkörperentfernung ohne Schnitt
19	hochfrequenzchirurgischer Eingriff (z. B. Fibrome, Warzen)
32	Eröffnung von Abszessen und Paronychien
3	Atherom-Exstirpation

4	Nagelextraktion
9	Inzision und Ausräumung von Perianalthrombosen
4	Probeexzision von Haut und Schleimhaut
59	primäre Versorgung von kleinen Wunden
108	Entfernung von Fäden bzw. Klammern
2	Betreuung von Patienten mit Fixateur externe
132	Versorgung schlecht heilender Wunden ggf. inkl. Drainage-behandlung

Punktionen und Infiltrationen/Injektionen

Zahl	*Leistung*
16	Punktion einer Bursa
3	Punktion eines Kniegelenks
15	intraartikuläre Injektion
35	Facetteninfiltration (therapeutische Lokalanästhesie/TLA)
271	Neuraltherapie/Infiltrationen sowie Quaddelungen
46	sonstige Lokalanästhesien (inkl. Oberst) ohne nähere Eingriffsbezeichnung
8	Fortsetzung der eingeleiteten Hyposensibilisierungsbehandlung
27	Infusionsbehandlung

Schienen, Verbände und Orthesen

Zahl	*Leistung*
21	gestrichene Unterarmgipsschienen (dorsal und volar)
3	zirkuläre/teilzirkuläre Gipse
58	funktioneller Tape-Verband an kleinen (z. B. Daumen) sowie zu großen Gelenken
10	Zinkleimverband
101	Kompressionsverband am Unterschenkel nach Fischer-Haid
3	Nachstellen von Rucksack-Verband nach Claviculafraktur
27	Anfertigung von Abdrücken für Einlagen
3	Schuhsohlen-Ausgleichsverordnung nach Ausmessen mit Brettchenunterlage
8	Ausmessen und Anlegen von Zervikalstützen (»Halskrawatte«)
5	individuelle Rollstuhlverordnung
6	Verordnen und Anlegen von Aircastschienen

Bildgebende Verfahren

Zahl	*Leistung*
514	Ultraschalluntersuchung des Abdomens (kompletter Status)
11	Ultraschalluntersuchung der Pleura

9	Ultraschalluntersuchung der Schilddrüse
22	sonographische Restharnbestimmungen

Apparative Leistungen

Zahl	Leistung
34	unidirektionaler Extremitätendoppler
88	Durchführung und Befundung von Proktoskopien
12	Durchführung und Befundung von Rektoskopien
15	Laryngoskopie
77	Audiometrie-Screeningtest
20	Auflichtmikroskopie (Dermatoskopie)
32	Durchführung von elektrophysikalischer Therapie (Reizstrom, Iontophorese, Mikrowelle, Ultraschall)

Sonstige Leistungen

Zahl	Leistung
41	Zerumenspülung
31	Salbeneinlage im äußeren Gehörgang
30	Tubenbelüftung nach Politzer
17	Dauerkatheteranlage (männlich)
6	Dauerkatheteranlage (weiblich)
2	Wechsel einer Trachealkanüle
1	Reposition einer vorderen Schulterluxation
3	Reanimation
4	Erste-Hilfe-Leistung außerhalb der Praxis bei Unfällen
10	Leichenschau
7	Sterbebegleitung
13	vaginale Untersuchung inkl. Spekulumuntersuchung
47	präoperative Untersuchung
48	Untersuchung auf Polyneuropathie u. a. mit Stimmgabel und Nadelrädchen

Labor

Zahl	Leistung
21	Anlegen eines Abstrichs auf Scharlach und Beurteilung der Kultur
10	mikroskopische Untersuchung des Harnsediments
3	Nagelmaterialgewinnung und Mikroskopie auf Pilze im Nativpräparat
7	orientierenden Bakteriennachweis mittels Nährboden (Uricult)
107	Blutzuckeruntersuchung mittels Teststreifen
4	Untersuchungen auf okkultes Stuhlblut mittels Gujak-Test
3	Anlegen einer Blutkörperchensenkung (BKS)

Prävention und Nachsorge einschließlich Impfungen

Zahl	Leistung
27	Jugendarbeitsschutzuntersuchung (inkl. Hör- und Sehtest)
18	Früherkennungsuntersuchung bei Frauen
32	Früherkennungsuntersuchung bei Männern
13	Kindervorsorgeuntersuchung (Assistenz) (U3–U9)
14	Kindergartenuntersuchung
23	onkologische Nachsorge
67	Gesundenuntersuchungen (»Check-up«)
x-mal	Organisation und Durchführung der Grippeschutzkampagne, Überwachung der Impfausweise, Reiseimpfberatungen

Psyche und Soma

Zahl	Leistung
23	Krisenintervention durch psychotherapeutische Gesprächsführung
35	diagnostische und therapeutische Gespräche zu psychosomatischen Problemen nach GNr. 850/851
12	Sexualberatung
9	Suchtberatung
5	Intervention bei akuter Psychose nach Drogenabusus
5	entspannende Übung (respiratorisches Feedback/RFB)
1	Zwangseinweisung bei Suizidversuch (Erstellung eines Attests und Begleitung des Kranken)

Allgemeines

Zahl	Leistung
6	Wochenendbereitschaftsdienst
52	allgemeine Atteste (z. B. Sporttauglichkeit, Versicherungsanfragen)
38	Einleitung von BG-Behandlung mittels Dokumentation auf Formblatt
10	Gutachten für Sozialgericht/Versorgungsamt
7	Kuranträge
6	Versicherungs-/Führerscheinuntersuchung
14	Praxisorganisationsbesprechung im Team
3	Teilnahme an Fortbildungsveranstaltungen (Impfkunde, Ultraschall, Notfallmedizin)
6	Teilnahme am hausärztlichen Qualitätszirkel »Naturheilverfahren«

Geriatrische Fälle

Zahl   Leistung
5   Einmalkatheterismus bei Frau
1   Einmalkatheterismus bei Mann (Überlaufblase)
7   Versorgung von Dekubitalulzera im Pflegeheim
2   Indikationsstellung für eine PEG, Überwachung der Sonden-
         ernährung
5   Einleitung von Verfahren zur Bestellung einer Pflegschaft

14.6 Muster für den Arbeitsvertrag eines Landkreis-krankenhauses mit Krankenhausärzten, für die der BAT gilt nach dem Gesetz über befristete Arbeitsverträge mit Ärzten in der Weiterbildung (Ausfertigung für den Arbeitnehmer). Stand: 1995

Arbeitsvertrag
mit Krankenhausärzten, für die der BAT gilt nach dem Gesetz über befristete Arbeitsverträge
mit Ärzten in der Weiterbildung

Zwischen dem Landkreis Regensburg, vertreten durch den Eigenbetrieb "Krankenhäuser Hemau und Wörth a. d. Donau des Landkreises Regensburg", dieser vertreten durch Herrn Krankenhausdirektor Karl,

und

Herrn Wolfgang Blank, geb. 25.05.1965,
wohnhaft Bergmatting Rosengartenstr. 7, 93161 Sinzing,

wird folgender

Arbeitsvertrag

geschlossen:

§ 1

Herr Wolfgang Blank wird ab 01.01.1996

[X] als vollbeschäftigte/r Angestellte/r

[ ] als nicht vollbeschäftigte/r Angestellte/r

    [ ] mit der Hälfte der durchschnittlichen regelmäßigen wöchentlichen Arbeitszeit eines/einer entsprechenden vollbeschäftigten Angestellten

    [ ] mit _____ der durchschnittlichen wöchentlichen Arbeitszeit eines/einer entsprechenden vollbeschäftigten Angestellten

    [ ] mit einer durchschnittlichen regelmäßigen wöchentlichen Arbeitszeit von _____ Stunden

[ ] zu seiner / ihrer Weiterbildung zum Gebietsarzt

[X] zum Erwerb einer Anerkennung für ein Teilgebiet

[ ] zum Erwerb einer Zusatzbezeichnung

befristet nach dem Gesetz über befristete Arbeitsverträge mit Ärzten in der Weiterbildung in der jeweiligen Fassung bis zum 31.12.1998 eingestellt und im Rahmen der jeweiligen Aufgaben des Krankenhauses des Arbeitgebers als Arzt beschäftigt.

§ 2

Das Arbeitsverhältnis bestimmt sich nach dem Bundesangestelltentarifvertrag (BAT) und den diesen ergänzenden, ändernden oder ersetzenden Tarifverträgen in der für den Bereich der Vereinigung der kommunalen Arbeitgeberverbände (VKA) jeweils geltenden Fassung. Außerdem finden die für den Arbeitgeber jeweils geltenden sonstigen einschlägigen Tarifverträge Anwendung. Von den in den SR 2 y BAT enthaltenen Regelungen gelten die Nrn. 1 und 2 nicht.

§ 3

Die Probezeit beträgt sechs Monate. Hat der Angestellte in der Probezeit an insgesamt mehr als 10 Arbeitstagen nicht gearbeitet, verlängert sich die Probezeit um die Zahl von Arbeitstagen, die der Zahl der über 10 hinausgehenden Fehltage entspricht.

§ 4

Der Angestellte ist in der Vergütungsgruppe II BAT/VKA Anlage 1a eingruppiert (§ 22 Abs. 3 BAT).

§ 5

Es wird zu der gesonderten Nebenabrede über die Zuweisung des Bereitschaftsdienstes zu den Stufen folgende **Nebenabrede** vereinbart:

- keine -

Die Nebenabrede kann mit einer Frist

☐ von 2 Wochen zum Monatsschluß

☐ von

schriftlich gekündigt werden.

§ 6

Die Angestellte ist verpflichtet, ihre ganze Arbeitskraft in den Dienst des Krankenhauses zu stellen. Die ihr obliegenden Arbeiten hat sie entsprechend den gesetzlichen Vorschriften sowie den allgemeinen und besonderen Weisungen des Arbeitgebers bzw. seiner Bevollmächtigten gewissenhaft und unter Beachtung der Unfallverhütungsvorschriften durchzuführen. Sie hat - im Rahmen der ausreichenden und zweckmäßigen Versorgung der Patienten- insbesondere auf Wirtschaftlichkeit zu achten. Die Ausübung einer eigenen Praxis oder von Praxisvertretungen ist ihr nicht gestattet.

§ 7

Änderungen und Ergänzungen des Arbeitsvertrages einschließlich von Nebenabreden sowie Vereinbarungen weiterer Nebenabreden sind nur wirksam, wenn sie schriftlich vereinbart werden.

Wörth a. d. Donau, 08.11. 1995

Landkreis Regensburg

Karl
Krankenhausdirektor

Wolfgang Blank
Wolfgang Blank

14.7 Muster für einen Anstellungsvertrag als Ärztin/Arzt (Praxisarzt) bei einem Praxisinhaber

Dieser Vertragsmusterentwurf der Kassenärztlichen Bundesvereinigung (KBV) und des Marburger Bundes (mb) (Stand: 1. Januar 1997) enthält die allgemeinen Arbeits- und Vergütungsbedingungen sowohl für langfristige Beschäftigung von angestellten Praxisärzten (§ 32 b Ärzte-ZV) als auch für die vorübergehende Anstellung von Weiterbildungs- und Entlastungsassistenten.

Anstellungsvertrag

zwischen

 Herrn/Frau   (Praxisinhaber)
 Praxisanschrift:

und

 Herrn/Frau   (Praxisarzt)
 Privatanschrift:

wird folgender Anstellungsvertrag geschlossen:

§ 1 Beginn und Dauer

1) Herr/Frau ....
.... wird ab ....
als Ärztin/Arzt angestellt. Das Anstellungsverhältnis wird auf unbestimmte Zeit abgeschlossen
oder
Das Anstellungsverhältnis wir auf Zeit bis zum .... fest abgeschlossen. Die Einstellung erfolgt zum Zwecke der
[1]a) Weiterbildung
[1]b) Entlastung
[1]c) ständigen Mitarbeit (angestellter Arzt im Sinne von § 32b ÄrzteZV)

2) Die ersten 3 Monate des Anstellungsverhältnisses gelten als Probezeit.

§ 2 Pflichten des Praxisarztes

1) Der Praxisarzt ist verpflichtet, den organisatorischen Weisungen des Praxisinhabers oder seines Vertreters Folge zu leisten und alle seinen Fähigkeiten entsprechenden ärztlichen Leistungen zu erbringen.

2) Der Praxisarzt hat die kassenärztlichen Bestimmungen zu beachten.

§ 3 Pflichten des Praxisinhabers

1) Der Praxisinhaber gibt dem Praxisarzt Gelegenheit, alle in der Praxis anfallenden ärztlichen Tätigkeiten auszuüben.

2) Der Praxisinhaber hat sich nach Vorlage der Approbationsurkunde/Berufserlaubnis gemäß § 10 Bundesärzteordnung vergewissert, daß der Praxisarzt die Erlaubnis zur Ausübung des ärztlichen Berufes in seiner Praxis besitzt. Die Kassenärztliche Vereinigung hat die Beschäftigung des Praxisarztes genehmigt. Der Ärztekammer wird die Beschäftigung des Praxisarztes angezeigt. Der Praxisinhaber besitzt die Weiterbildungsermächtigung der Ärztekammer im Gebiet/Teilgebiet/Bereich
....
.... für die Dauer[2] von
....

3) Der Praxisinhaber meldet den Praxisarzt unverzüglich bei der gesetzlichen Unfallversicherung an.

§ 4 Arbeitszeit

1) Die regelmäßige Arbeitszeit beträgt ..... Stunden wöchentlich.

2) Der Praxisarzt nimmt nach Absprache mit dem Praxisinhaber am allgemeinen kassenärztlichen Notfalldienst teil, sofern er die dafür erforderlichen Voraussetzungen erfüllt.

§ 5 Vergütung

1) Der Praxisarzt erhält eine monatliche Vergütung von .... DM.
Die Vergütung ist nachträglich zum Monatsende zu entrichten.

2) Mehrarbeitsleistungen werden durch entsprechende Freizeit bis zum Ende des darauffolgen-

---

[1] Unzutreffendes bitte streichen
[2] Angabe nur bei der Einstellung zum Zwecke der Weiterbildung erforderlich.

den Monats ausgeglichen. Nach Ablauf des Ausgleichszeitraumes sind sie pro Stunde mit der monatlichen Vergütung[3] für Vollzeitbeschäftigte zu vergüten. Die Vergütung für die Mehrarbeitsleistung kann pauschaliert werden.

3) Für die dem Praxisarzt vom Praxisinhaber übertragenen gutachterlichen Äußerungen oder Gutachten steht dem Praxisarzt das Honorar nach Abzug der Sachkosten zu.

4) Für die Teilnahme am allgemeinen kassenärztlichen Notfalldienst erhält der Praxisarzt die von der Kassenärztlichen Vereinigung gezahlte Vergütung.

5) Der Praxisarzt erhält eine Weihnachtszuwendung gemäß der für das sonstige Praxispersonal geltenden Regelungen.

6) Der Praxisarzt hat für jede auf Erwerb gerichtete Nebentätigkeit die Zustimmung des Praxisinhabers einzuholen; sie darf nur aus wichtigem Grund versagt werden.

§ 6 Fernbleiben von der Tätigkeit

1) Der Praxisarzt hat dem Praxisinhaber die Arbeitsunfähigkeit und deren voraussichtliche Dauer unverzüglich anzuzeigen. Dauert die Arbeitsunfähigkeit länger als drei Kalendertage, hat der Praxisarzt eine ärztliche Bescheinigung über die Arbeitsunfähigkeit und deren voraussichtliche Dauer spätestens an dem darauffolgenden allgemeinen Arbeitstag vorzulegen.

2) Der Praxisarzt darf von seiner Tätigkeit nur mit vorheriger Zustimmung des Praxisinhabers fernbleiben. Kann die Zustimmung den Umständen nach nicht vorher eingeholt werden, ist sie unverzüglich zu beantragen. Für die Zeit eines nicht genehmigten Fernbleibens besteht kein Anspruch auf Vergütung.

§ 7 Fortzahlung der Vergütung bei Arbeitsunfähigkeit

1) Der Praxisarzt erhält als Krankenbezüge die Vergütung nach § 5 Absatz 1
   a) im Falle einer durch Unfall oder durch Krankheit entstandenen Arbeitsunfähigkeit für die Dauer von sechs Wochen;
   b) bei einer Arbeitsunfähigkeit, die durch einen bei dem Praxisinhaber erlittenen Arbeitsunfall oder durch eine bei dem Praxisinhaber zugezogene Berufserkrankung verursacht ist, bis zum Ende der 26. Woche seit dem Beginn der Arbeitsunfähigkeit, wenn der zuständige Unfallversicherungsträger den Arbeitsunfall oder die Berufserkrankung anerkennt, jedoch nicht über das Ende des Arbeitsverhältnisses als Praxisarzt hinaus.

§ 8 Erholungsurlaub

Der Praxisarzt erhält einen Jahresurlaub von .... Arbeitstagen.

War er weniger als 12 Monate im Kalenderjahr beschäftigt, so erhält er für jeden vollen Monat seiner Tätigkeit anteiligen Urlaub. Der Zeitpunkt und die Dauer der einzelnen Urlaubsabschnitte sind im gegenseitigen Einvernehmen festzulegen.

§ 9 Benutzung des Kraftfahrzeuges

Dem Praxisarzt wird ein Kraftfahrzeug des Praxisinhabers für Dienstfahrten (z. B. Krankenbesuche) zur Verfügung gestellt. Benutzt er ein eigenes Fahrzeug, so erhält er pro Kilometer .... DM ersetzt.

§ 10 Haftpflicht

Der Praxisinhaber stellt den Praxisarzt von Haftpflichtansprüchen Dritter frei und gewährleistet die Einbeziehung des Praxisarztes in seine Berufshaftpflichtversicherung.

§ 11 Kündigung

1) Die Kündigung bedarf der Schriftform.

2) Während der Probezeit beträgt die Kündigungsfrist einen Monat zum Monatsende.

3) Nach der Probezeit beträgt die Kündigungsfrist sechs Wochen zum Schluß eines Kalendervierteljahres.

§ 11 Zeugnis

Auf Verlangen erhält der Praxisarzt ein Zeugnis über Führung, Leistung und besondere fachliche Fähigkeiten.

§ 13 Ausschlußfrist

1) Ansprüche aus dem Arbeitsverhältnis verfallen, wenn sie nicht innerhalb einer Ausschlußfrist von drei Monaten nach Fälligkeit von dem Praxisarzt oder dem Praxisinhaber schriftlich geltend gemacht werden.

2) Für denselben Sachverhalt reicht die einmalige Geltendmachung des Anspruches aus, um die Ausschlußfrist auch für später fällig werdende Leistungen wirksam zu machen.

§ 14 Sonstiges

Änderungen und Ergänzungen des Anstellungsvertrages sind nur wirksam, wenn sie schriftlich vereinbart werden.

(Ort:) ....

(Datum:)............................

....
Praxisinhaber   Praxisarzt

---

3 Bei einer regelmäßigen Arbeitszeit von 38,5 Stunden pro Woche handelt es sich um 1/167 der monatlichen Vergütung für Vollzeitbeschäftigte.

14.8 Schiedsvertrag zum Praxisassistentenvertrag des Marburger Bundes aus dem Jahre 1983 [71]

Schiedsvertrag zum Praxisassistentenvertrag

zwischen
Frau/Herrn Dr.med.   ....
(Praxisinhaber)   ....
(Straße, PLZ und Ort) ....
und
Frau/Herrn Dr.med.   ....
(Assistent)   ....
(Straße, PLZ und Ort) ....

§ 1

Über alle Streitigkeiten aus dem Praxisassistentenvertrag sowie seinen Bestandteilen und ggf. vorhandenen Anlagen zwischen

Frau/Herrn Dr.med. ....
und
Frau/Herrn Dr.med. ....
soll unter Ausschluß des ordentlichen Rechtsweges ein Schiedsgericht endgültig entscheiden. Dieses Schiedsgericht soll auch dann zuständig sein, wenn über die Gültigkeit des genannten Vertrages, seiner Anlagen und Ergänzungen sowie über die Gültigkeit dieses Schiedsvertrages gestritten wird.

Das Schiedsgericht besteht aus drei Personen, nämlich aus einem von der streitenden Partei und aus einem von der Gegenpartei zu benennenden Beisitzer, die jeweils Ärzte des betreffenden Gebietes der Vertragspartei bzw. Praktische Ärzte oder Ärzte für Allgemeinmedizin sein müssen, die sie benannt hat, und aus einem Schiedsrichter, der die Befähigung zum Richteramt haben muß, als Vorsitzendem.

§ 2

Falls eine betreibende Partei ihrerseits einen Beisitzer benennt und die Gegenpartei zur Benennung eines zweiten Beisitzers schriftlich aufgefordert hat, kann sie den zweiten Beisitzer nach Ablauf von zwei Wochen seit Zugang der schriftlichen Aufforderung von der zuständigen Ärztekammer (Sitz der Arztpraxis) bestimmen lassen, sofern die Gegenpartei inzwischen keine Beisitzer benannt hat. Die schriftliche Aufforderung gilt hierbei drei Tage nach ihrer Aufgabe zur Post als zugegangen.

§ 3

Der Vorsitzende (Schiedsrichter), der die Befähigung zum Richteramt haben muß, ist nach Möglichkeit im Einvernehmen zwischen Praxisvergeber und Praxisübernehmer und den von ihnen benannten Beisitzern zu benennen.

Kommt eine Einigung nicht zustande, so soll der Vorsitzende des Schiedsgerichts auf Antrag einer Vertragspartei oder eines Beisitzers von der für den Sitz der Arztpraxis zuständigen Rechtsanwaltskammer benannt werden.

§ 4

Für das Schiedsverfahren gelten im übrigen die Vorschriften des 10. Buches der Zivilprozeßordnung (ZPO).

§ 5

Dieser Schiedsvertrag tritt mit seiner Unterzeichnung in Kraft.

(Ort:) .... (Datum:).......................................
             (Sitz der Arztpraxis)

Frau/Herr Dr. med. .... Frau/Herr Dr. med. ....
             (Praxisinhaber)   (Assistent)

14.9 Hinweise zur Kursweiterbildung Allgemeinmedizin der Bayerischen Landesärztekammer (Stand: Mai 1997)

1 Allgemeines

Mit der *Weiterbildungsordnung vom 01.10.1993* wurde in Bayern eine Änderung des Weiterbildungsganges im Gebiet Allgemeinmedizin in Kraft gesetzt, die neben geänderten Weiterbildungszeiten und -inhalten auch einen 240stündigen Kurs fordert.

Alle Ärztinnen und Ärzte, die für die Allgemeinmedizin *anrechenbare Weiterbildungsabschnitte erst nach dem 01.10.1993* begonnen haben, müssen grundsätzlich die Anforderungen der neuen Weiterbildungsordnung erfüllen.

Kolleginnen und Kollegen, die *anrechenbare Weiterbildungszeiten vor dem 01.10.1993 belegt haben*, können ihre Weiterbildung gem. den Übergangsbestimmungen noch nach der vorhergehenden Weiterbildungsordnung – in der Regel die Weiterbildungsordnung vom 01.01.1988 – ab-

schließen; sie können jedoch auch die neue Weiterbildungsordnung in Anspruch nehmen, sofern sie die dort geforderten Voraussetzungen erfüllen.
In § 4 Abs. 8 der Weiterbildungsordnung für die Ärzte Bayerns vom 01.10.1993 ist festgelegt, daß, sofern in der Anlage zur Weiterbildungsordnung Kurse vorgeschrieben werden, eine vorherige Anerkennung des Inhalts und des Leiters des Kurses durch die für den Ort der Veranstaltung oder den Leiter des jeweiligen Kurses zuständige Ärztekammer erforderlich ist. Es wird anheimgestellt, diese Anerkennung möglichst vor der Kursanmeldung mit der zuständigen Landesärztekammer abzuklären, sofern diese nicht selbst Veranstalter ist.

Davon zu trennen sind Kurse außerhalb der vorgeschriebenen berufsrechtlichen Weiterbildung.

Kurse, die im Rahmen von Fortbildungsveranstaltungen oder zum Erwerb von Qualifikationserfordernissen, z. B. für den vertragsärztlichen Bereich oder einzelne Versicherungsträger besucht wurden, können nur in den Einzelfällen anerkannt werden, in denen eine eindeutige Kompatibilität mit einem klar umgrenzten Kursteil Allgemeinmedizin und ein unmittelbarer Bezug zur Allgemeinmedizin festgestellt werden kann.

1.1 Anerkennung anderer Kurse

Sofern Ärztinnen und Ärzte beantragen, andere Kurse bzw. Fortbildungsveranstaltungen, die nicht von einer Landesärztekammer als Kurse für Allgemeinmedizin anerkannt wurden, auf den 240stündigen Kurs für Allgemeinmedizin anzurechnen, wird von der Kammer im Einzelfall die Anrechnungsfähigkeit geprüft.

1.1.1 Block 15 – Stufen A/1 und A/2 des Fachkundenachweises »Rettungsdienst«

Die Prüfung der Anrechenbarkeit anderer Kursabschnitte betrifft u. E. im wesentlichen die von der Bayerischen Landesärztekammer (BLÄK) mit der Kassenärztlichen Vereinigung Bayerns (KVB) durchgeführten Kurse der Stufen A/1 und A/2 zum Erwerb des Fachkundenachweises »Rettungsdienst« gem. Art. 21 Bayer. Rettungsdienstgesetz (BayRDG), die seitens der Bayerischen Landesärztekammer als Äquivalent für den 16-stündigen Block 15 des Kurses Allgemeinmedizin akzeptiert werden.

1.1.2 Blöcke 16 und 17 – Fort-/Weiterbildung in der Psychosomatischen Grundversorgung

Der Block 16 entspricht einem Theorieseminar (-anteil) von 20 Stunden zum Themenkreis der psychosomatischen Grundversorgung in der vertragsärztlichen Versorgung. Dies bedeutet nach momentanem Stand, daß die Bayerische Landesärztekammer Kurse zur psychosomatischen Grundversorgung in der vertragsärztlichen Versorgung stundenbezogen auf die Weiterbildung in der Allgemeinmedizin anrechnet.

Des weiteren werden seitens der BLÄK unter Leitung eines von der Landesärztekammer anerkannten Balint-Gruppenleiters durchgeführte Balint-Gruppen (z. B. 10 Doppelstunden) als – höherwertiges – Analogon für den 20stündigen Block 17 (Einführung in die patientenzentrierte Interaktion/Balint-Gruppenarbeit und Gesprächsführung) des Kurses Allgemeinmedizin gewertet.

2 Themenkreis Psychosomatische Grundversorgung

2.1 In der Weiterbildung zum Allgemeinarzt

Die Teilnahme am Kurs Allgemeinmedizin (speziell Block 16 und 17) wird als theoretische Weiterbildung anerkannt. Zusätzlich zum Nachweis über den Besuch der beiden Kursblöcke müssen noch die in der Richtlinie geforderten Inhalte (s. oben) nachgewiesen werden, so daß damit die in der Weiterbildungsordnung festgelegten Anforderungen bezüglich der psychosomatischem Grundversorgung erfüllt sind.

Die Regelungen der Richtlinien für den Erwerb der in der Weiterbildungsordnung aufgeführten Weiterbildungsinhalte bedeuten z. B. bezüglich

– »... 10 selbständig durchgeführter und dokumentierter Fälle in der Diagnostik, Differentialdiagnostik und Behandlung psychosomatischer Krankheitsbilder aus der Allgemeinmedizin mit den Schwerpunkten psychogene Symptombildungen, somatopsychische Reaktionen ...«, daß diese beispielsweise vom befugten allgemeinmedizinischen Weiterbilder bestätigt werden können;

– »... Balint-Gruppenarbeit durch selbständige Darstellung und Dokumentation von 3 eigenen Fällen ...«, daß diese in der Regel bei geeignet ermächtigten Balint-Gruppenleitern erfolgt, auch begonnen im Rahmen der Seminarweiterbildung.

Die Zielsetzung der Balint-Gruppenarbeit liegt dabei in der von einem Weiterbildungsverhältnis unabhängigen Reflexion der Arzt-Patienten-Beziehung im sozio-ökonomischen Umfeld. (Der Balint-Gruppenleiter soll nach Balint Arzt und Psychoanalytiker sein).

2.2 In der vertragsärztlichen Abrechnung

Maßgeblich für die Abrechnung der Psychotherapie und der psychosomatischen Grundversorgung sind z. Z. die Richtlinien des Bundesausschusses der Ärzte und Krankenkassen in der Fassung vom 01.10.1991 und die dazu erlassene Psychotherapie-Vereinbarung vom 01.10.1990, die Bestandteile des Bundesmantel- und Ersatzkassenvertrages sind. Im Ersatzkassenbereich gilt seit 01.01.1994 die (zwischenzeitlich zweimal) geänderte Fassung der Anlage 1 zum Arzt-/Ersatzkassenvertrag, die die

Voraussetzungen der Abrechenbarkeit der GOP 850 und 851 E-GO fest-
schreiben.

Nach der Vereinbarung über die Anwendung von Psychotherapie in der
kassenärztlichen Versorgung – zwischen KBV und dem AOK-Bundes-
verband, Bundesverband der Betriebskrankenkassen, Bundesverband
der Innungskrankenkassen und Bundesverband der Landwirtschaftlichen
Krankenkassen geschlossen –, dürfen Ärzte nach § 2 Abs. 6 Maßnahmen
der psychosomatischen Grundversorgung nach dem Leistungsinhalt der
Nummern 850 und 851 BMÄ mit Einwilligung der für den Kassenarztsitz
zuständigen Kassenärztlichen Vereinigung ausführen, wenn diese ihrer
Kassenärztlichen Vereinigung eine mindestens *dreijährige* Erfahrung in
selbstverantwortlicher ärztlicher Tätigkeit, den Erwerb von Kenntnissen in
einer psychosomatisch orientierten Krankheitslehre sowie reflektierte
Erfahrungen über die psychodynamische und therapeutische Bedeutung
der Arzt-Patient-Beziehung nachweisen. Für den Ersatzkassenbereich ist
in dem einheitlichen Bewertungsmaßstab für die Leistungen nach den
GOP 850 und 851 eine ähnliche Formulierung explizit eingefügt worden.
Art und Umfang der Nachweise sind in der zum 01.01.1994 geänderten
Fassung der Psychotherapie-Vereinbarung festgelegt.

Die Entscheidung über die Anerkennung der erforderlichen Nachweise
obliegt der zuständigen Kassenärztlichen Vereinigung.

Da die Kursteilnehmer aus verschiedenen Bundesländern kommen,
kann – selbst, wenn mit der Kassenärztlichen Vereinigung Bayern ein Kon-
sens hierzu herbeigeführt wäre – von seiten der Bayerischen Landesärztekammer keine Festsetzung getroffen werden, inwieweit andere
Kassenärztliche Vereinigungen diese Kursblöcke als Voraussetzung für die
Abrechenbarkeit von psychosomatischen Leistungen gemäß den Ziffern
850 und 851 E-GO anrechnen.

2.2.1 Hinweise zu den Voraussetzungen für die Abrechenbarkeit von
Maßnahmen der Psychosomatischen Grundversorgung in Bayern

Gemäß dem Vertrag zwischen KBV und VdAEK über die »Anwendung von
Psychotherapie in der vertragsärztlichen Versorgung« vom 01.01.1994
sind folgende Voraussetzungen für die Abrechenbarkeit von Maßnahmen
der psychosomatischen Grundversorgung nach dem Leistungsinhalt der
GOP 850 und 851 »Ersatzkassen-Gebührenordnung« erforderlich:

eine mindestens dreijährige Erfahrung in selbstverantwortlicher ärztlicher Tätigkeit sowie Kenntnisse in einer psychosomatisch orientierten
Krankheitslehre, reflektierte Erfahrungen über die Psychodynamik und
therapeutische Relevanz der Arzt-Patient-Beziehung und Erfahrungen in
verbalen Interventionstechniken als Behandlungsmaßnahme.

Aus den Zeugnissen und Bescheinigungen muß hervorgehen, daß entsprechende Kenntnisse und Erfahrungen in einem Umfang von insgesamt
mindestens 80 Stunden erworben wurden.

Im Rahmen dieser Gesamtdauer müssen gesondert belegt werden:

1) Theorieseminare von mindestens 20stündiger Dauer, in denen Kenntnisse zur Theorie der Arzt-Patienten-Beziehung, Kenntnisse und Erfahrungen in psychosomatischer Krankheitslehre und der Abgrenzung psychosomatischer Störungen von Neurosen und Psychosen und Kenntnisse zur Krankheit und Familiendynamik, Interaktion in Gruppen, Krankheitsbewältigung (Coping) und Differentialindikation von Psychotherapie-Verfahren erworben wurden.
2) Reflexion der Arzt-Patient-Beziehung durch kontinuierliche Arbeit in Balint- oder Selbsterfahrungsgruppen von mindestens 30stündiger Dauer (d. h. bei Balint-Gruppen mindestens 15 Doppelstunden) und
3) Vermittlung und Einübung verbaler Interventionstechniken von mindestens 30-stündiger Dauer.

Ob die unter den Ziffern 1) bis 3) festgelegten Kenntnisse und Erfahrungen ausreichend sind, bleibt der Prüfung im Einzelfall überlassen.

2.2.2 Mögliche Anerkennbarkeit von Teilen der Seminarweiterbildung Allgemeinmedizin

Es ist denkbar, Kenntnisse und Erfahrungen gemäß den genannten Ziffern 1, 2 und 3 im Rahmen der Kursweiterbildung Allgemeinmedizin der Bayerischen Landesärztekammer bei von dieser anerkannten Balint-Gruppenleitern bzw. anerkannten Supervisoren zu erwerben.

Der für Sie zuständigen Kassenärztlichen Vereinigung obliegt es, den 240stündigen Block 16 gegebenenfalls als Analogon für die unter 2.2.1 Abs. 1) geforderten Theorieseminare von 20stündiger Dauer zu werten.

Im Rahmen der Einführung in die patientenzentrierte Interaktion des Blockes 17 erfolgt bei den entsprechenden Kursen der Bayerischen Landesärztekammer an zwei aufeinanderfolgenden Tagen eine Balint-Gruppenarbeit von 2 Doppelstunden; die diesbezügliche Anrechenbarkeit und die oben genannte Ziffer 2) des Arzt-Ersatzkassenvertrages im Sinne von ggf. 4 Doppelstunden Balint-Gruppenarbeit, hat ebenfalls die für Sie zuständige Kassenärztliche Vereinigung zu prüfen.

Entsprechend der Bedeutung der verbalen Interaktionstechniken werden diese im zeitlichen Umfang der verbleibenden 12 Unterrichtsstunden des Blockes 17 im Sinne einer Einführung zur patientenzentrierten Interaktion hinsichtlich der Gesprächsführung gesondert thematisiert; die für Sie zuständige Kassenärztliche Vereinigung hat wiederum zu entscheiden, ob die erwähnten Lehreinheiten für die oben erwähnte Ziffer 3) im genannten Umfang anrechenbar sind.

Sollte die für Sie zuständige Kassenärztliche Vereinigung nach Absolvierung der Blöcke 16 und 17 der Seminarweiterbildung Allgemeinmedizin den oben erwähnten Themen- und Zeitumfang anerkennen zur Erfüllung der Voraussetzungen für die Abrechenbarkeit der GOP 850 und 851 der Ersatzkassengebührenordnung, so wären noch mindestens 11 Doppel-

stunden Balint-Gruppenarbeit sowie 18 Stunden Vermittlung und Einübung verbaler Interventionstechniken zu belegen.

Im Interesse einer eventuell erst zu einem späteren Zeitpunkt erwünschten oder erforderlichen Nachweisführung der (partiellen) Erfüllung von
Voraussetzungen für die Abrechenbarkeit von Maßnahmen der psychosomatischen Grundversorgung ist es empfehlenswert, das jeweilige Kurs-
programm mit dem Testatbuch geeignet aufzubewahren und ggf. zur Vorlage bei der zuständigen Kassenärztlichen Vereinigung bereitzuhalten.

Erforderlichenfalls können zur entsprechenden Nachweisführung
gegenüber der für Sie zuständigen Kassenärztlichen Vereinigung auch
Kopien des Lehrstoffkataloges aus dem Kursbuch Allgemeinmedizin der
Bundesärztekammer beigezogen werden.

14.10 Fragebogen für die Teilnehmer der Seminarweiterbildung Allgemeinmedizin
nach H. Sandholzer [97]

❑   männlich   ❑   weiblich

Alter:

19.... Jahr des Staatsexamens

19.... (Beabsichtigter) Beginn der Seminarweiterbildung

19.... (Beabsichtigter) Termin der Facharztprüfung

Ihr Anreiseweg in Kilometern zum Veranstaltungsort:

1. Welche Weiterbildungsabschnitte haben Sie bereits abgeleistet?
(Bitte abgeleistete Monate eintragen)
❑ Allgemeinpraxis
❑ Innere Medizin
❑ Chirurgie
❑ andere:
❑ Monate insgesamt in Kliniken:
❑ Monate insgesamt in der Praxis:

2. Wie schätzen Sie Ihre allgemeinmedizinischen Vorkenntnisse ein, die Sie in die Seminarweiterbildung mitbringen?
(Schulnoten von 1 = sehr gut bis 6 = ungenügend)
Spezifika der Allgemeinmedizin (z. B. Koordinationsfunktion, Entschei-
dungsfindung, Klassifizierung und Diagnose)
Diagnostik und Therapie in der Allgemeinpraxis wichtiger Beschwer-
den und Beratungsursachen (z. B. Fieberzustände)
Erkennung und Behandlung psychosomatischer/psychischer psycho-
sozialer Probleme (z. B. Partnerschaftskonflikte)
Betreuungskonzepte für den geriatrischen Patienten

Betreuungskonzepte bei chronischen Erkrankungen
(z. B. Diabetes mellitus, Krebs)
Notfälle in der Allgemeinmedizin
Spezifisch- allgemeinärztliche Aufgaben
(Prävention, Nachsorge, Arzneiverordnung, vertragsärztliche Tätigkeit)

3. Welche Wünsche haben Sie bezüglich der Seminarweiterbildung?

Organisation (Zutreffendes bitte ankreuzen)
❏ Blockkurse
❏ Wochenendkurse
❏ Termine unter der Woche (z. B. Mittwoch-Nachmittag)
❏ Besuch von Kursen mehrerer Ärztekammern
❏ Kontinuierliche Teilnahme an einem Veranstaltungsort

Unterrichtskonzept (Zutreffendes bitte ankreuzen)
❏ Vortrag der Lehrinhalte mit Diskussionsteil (»Vorlesung«)
❏ Interaktive Darstellung der Lehrinhalte durch den Dozenten mit Beteiligung der Teilnehmer (»Seminar«)
❏ Schrittweises Erarbeiten der Lernziele durch die Teilnehmer in der Kleingruppe, Moderation und Ergänzung durch Dozent (»Lernzirkel«)

Didaktische Mittel
(Zutreffendes bitte ankreuzen; Mehrfachantworten möglich)
❏ Patientenbeispiele (»Papercases«)
❏ Patientenvorstellung
❏ Rollenspiele
❏ Fertigkeitentraining (z. B. gegenseitige Untersuchung)
❏ Selbsterfahrung
❏ Balint-Gruppe
❏ Exkursion (z. B. in eine Praxis)
❏ Gäste (z. B. Selbsthilfegruppen, Spezialisten)
❏ »Hausaufgaben« (z. B. Selbststudium eines Patientenbeispiels)
❏ Video-/Audioaufnahmen
❏ Materialien zum Selbststudium
❏ Metaplantechnik
❏ andere (bitte nennen):

4. Wie wichtig sind folgende Gestaltungselemente für Sie?

(Bewertungsskala: 1 = sehr wichtig bis 6 = sehr unwichtig)
Starke Einbeziehung der Teilnehmer
(Diskussionsmöglichkeiten, Themenwahl, Themenbearbeitung)
Ausgiebige Unterrichtung von Hintergrundwissen
Starke Gewichtung der Praxis

Interdisziplinarität
Orientierung an Themen/Problemen statt an Diagnosen/Fächern
Persönlicher Kontakt mit einem Dozenten
Kontinuierlicher Austausch mit Kollegen (feste Gruppe)
Freiwillige Erfolgskontrolle während der Weiterbildung
Entwicklung eigener Lernstrategien (»lernen zu lernen«)
Verstärkter Einsatz von Medien (z. B. Video)

5. **Welche Ziele sollte die Seminarweiterbildung vorrangig verfolgen?**
(Bitte durchnumerieren: von 1 = wichtigstes bis 8 = unwichtigstes Ziel)
Diagnostik und Therapie von Krankheiten, die für die künftigen Allgemeinärzte wichtig sind
Spezifische Inhalte und Aufgaben des Allgemeinarztes (Funktionen des Allgemeinarztes, besondere Entscheidungsfindung und Vorgehensweise)
Vermittlung der besonderen Arzt-Patient-Beziehung (z. B. Kommunikation, psychosoziale Komponente, Patientenerwartungen)
Vorbereitung auf die Tätigkeit eines niedergelassenen Arztes, Praxismanagement, Sozialmedizin
Darstellung von vermutlich zu kurz gekommenen, besonderen Verfahren (z. B. Naturheilverfahren, Manuelle Medizin, Gesundheitsförderung, Verhaltenstherapie)
Lernstrategien vermitteln (Motivierung zur berufsbegleitenden Fortbildung, kollegialem Austausch, kritischer Umgang mit Literatur, Förderung von Qualitätszirkeln)
Vollständige Vermittlung des Lehrzielkatalogs und bestmögliche Vorbereitung auf die Facharztprüfung
andere (bitte nennen):.

6. **Wieviel Stunden haben Sie schätzungsweise für Selbststudium, Vor- und Nachbereitung zur Verfügung?**
Stunden pro Monat:

7. **Halten Sie eine Befragung der Teilnehmer zur Qualität des Unterrichts für wichtig?**

❑ Ja, halte ich für wichtig
❑ Nein, lehne ich ab
❑ Unentschieden

14.11 Teilnehmer-Fragebogen zur Beurteilung der Kursweiterbildung Allgemeinmedizin der Bundesärztekammer

In: Deutsche Gesellschaft für Allgemeinmedizin (DEGAM) und Bundesärztekammer (Hrsg.) (1995) Kursbuch Allgemeinmedizin. Teil 2. Methodische Empfehlungen und Literaturhinweise für die theoretischen Weiterbildungskurse im Fach Allgemeinmedizin. Köln

Block Nr. .... des Kursbuches Allgemeinmedizin

Sehr geehrte Damen und Herren,

mit diesem Bogen bitten wir um Ihre Einschätzungen, Meinungen und Beurteilungen zu dem Seminarblock der Kursweiterbildung Allgemeinmedizin, an dem Sie teilgenommen haben. Wir sind ständig darum bemüht, die Qualität unserer Bildungsveranstaltungen zu sichern und zu verbessern. Ihre Mitarbeit ist uns dabei eine wichtige Hilfe. Die Auswertung des Fragebogens ist selbstverständlich anonym.
Vielen Dank für Ihre Mitarbeit.

– Veranstalter –

1. Meine Erwartungen hinsichtlich der Ziele und Themen des Blockseminars haben sich erfüllt   **vollständig** ① ② ③ ④ ⑤ ⑥ **überhaupt nicht**

2. Während des Blockseminars habe ich fachlich gelernt   **sehr viel** ① ② ③ ④ ⑤ ⑥ **gar nichts**

3. Das Blockseminar hat meiner Meinung nach Relevanz für meine angestrebte berufliche Tätigkeit   **sehr große** ① ② ③ ④ ⑤ ⑥ **gar keine**

4. Meiner Meinung nach hätte ich einen vergleichbaren Gewinn erreicht durch
   – Lektüre   **vollständig** ① ② ③ ④ ⑤ ⑥ **überhaupt nicht**
   – meine jetzige praktische Tätigkeit   **vollständig** ① ② ③ ④ ⑤ ⑥ **überhaupt nicht**

5. Während des Block-   **sehr häufig**   ① ② ③ ④ ⑤ ⑥   **gar nicht**
seminars bestand die
Möglichkeit zum fach-
lichen Austausch mit
den anderen Teilnehmern

6. Das Blockseminar hat   **sehr**   ① ② ③ ④ ⑤ ⑥   **gar nicht**
mich zu weiteren ver-
tiefendem Selbststudium
behandelten Themen angeregt

7. Folgendes fand ich
gut an diesem
Blockseminar:

8. Folgendes fand ich
schlecht an diesem
Blockseminar:

9. Gemessen am zeitlichen   **sehr**   ① ② ③ ④ ⑤ ⑥   **überhaupt nicht**
und organisatorischen
Aufwand hat sich die
Teilnahme an diesem
Blockseminar für mich
gelohnt

10. Ich halte eine Befragung **sehr**   ① ② ③ ④ ⑤ ⑥   **überhaupt nicht**
der Seminarteilnehmer zur
Qualität der Veranstaltung
für wichtig

Ich bin   (Bitte ankreuzen)

❑   weiblich

❑   männlich

❑   Ärztin/Arzt in der Weiterbildung für Allgemeinmedizin

❑   Ärztin/Arzt in der Weiterbildung für ....

❑   Ärztin/Arzt im Praktikum

❑   Praktische Ärztin/Praktischer Arzt

❑   Fachärztin/Facharzt für ....

Staatsexamen: Mein Staatsexamen habe ich abgelegt im Jahr 19......

Weiterbildung: Ich habe bisher folgende Weiterbildungsabschnitte absolviert
                   (Bitte die Zahl der geleisteten Monate eintragen):

                   Allgemeinpraxis: .... Monate

                   Innere Medizin: .... Monate

                   Chirurgie: .... Monate

                   andere: .... Monate

Evaluationsbogen zum Allgemeinmedizin - Kursblock Nr. ....

bitte ankreuzen!
(verwenden Sie bitte die Schulnotenskala 1-6)

trifft genau zu   trifft überhaupt nicht zu

	1	2	3	4	5	6
1. Einschätzung der Kursqualität	☐	☐	☐	☐	☐	☐
2. Der Kurs verbesserte meine Qualifikation	☐	☐	☐	☐	☐	☐
3. Die Ziele des Kurses wurden klar dargestellt	☐	☐	☐	☐	☐	☐
4. Die fachlichen Inhalte des Kurses waren für mich wichtig	☐	☐	☐	☐	☐	☐
5. Die Art und Weise der Durchführung des Kurses hat mein Lernen unterstützt	☐	☐	☐	☐	☐	☐
6. Die im Kurs verwendeten Präsentationsmedien unterstützten mich darin, die Kursinhalte leicht aufzunehmen	☐	☐	☐	☐	☐	☐
7. Im Kurs fand mein Vorwissen Berücksichtigung	☐	☐	☐	☐	☐	☐
8. Ich möchte mich weiter mit den Kursthemen beschäftigen	☐	☐	☐	☐	☐	☐
9. Im Kurs ging der Dozent auf die Teilnehmer ein	☐	☐	☐	☐	☐	☐
10. Während des Kurses wurden fachliche Probleme konkret behandelt	☐	☐	☐	☐	☐	☐
11. Während des Kurses waren kollegiale Gespräche möglich	☐	☐	☐	☐	☐	☐
12. Die erworbenen Kenntnisse sind geeignet, meine berufliche Praxis zu verändern	☐	☐	☐	☐	☐	☐
13. Der Stoffumfang war angemessen	☐	☐	☐	☐	☐	☐
14. Während des Kurses erhielt ich Rückmeldung über meinen Lernfortschritt	☐	☐	☐	☐	☐	☐
15. Durch den Kurs konnte ich mein Wissen vertiefen	☐	☐	☐	☐	☐	☐
16. Im Kurs erlebte ich mich als fachlich kompetent	☐	☐	☐	☐	☐	☐
17. Die Atmosphäre im Kurs empfand ich als angenehm	☐	☐	☐	☐	☐	☐
18. Im Kurs konnte ich neue Kenntnisse erwerben	☐	☐	☐	☐	☐	☐
19. Im Kurs wurde Teamarbeit ermöglicht	☐	☐	☐	☐	☐	☐
20. Im Kurs fand ein Wechselgespräch zwischen den Dozenten und den Teilnehmern statt	☐	☐	☐	☐	☐	☐
21. Der Kurs vermittelte Wissen, das ich in meiner Praxis anwenden will	☐	☐	☐	☐	☐	☐
22. Der Kurs hat mich gefordert	☐	☐	☐	☐	☐	☐
23. Im Kurs konnte ich meine eigene Meinung einbringen	☐	☐	☐	☐	☐	☐
24. Ich kann den Kurs uneingeschränkt weiterempfehlen	☐	☐	☐	☐	☐	☐

14.12 Mehrseitiger Evaluationsbogen zum Kursblock Allgemeinmedizin
(Vorderseite; nach F. Eitel, München 1997)

14.13 Evaluationsbogen nach Eitel zum Allgemeinmedizin-Kompaktkurs III/2 10/1996 (Block 5); n=60; Rücklaufquote 100% von 60 Teilnehmern

Beispielhaft ergibt die Auswertung eines solchen Evaluationsbogens folgendes: Eine große Streuung (>1 s) weist darauf hin, daß die *Qualität des Kurses* von den Veranstaltern einer eingehenderen Evaluation zugeführt werden sollte. Der Scheitelpunkt der Säule repräsentiert den Mittelwert, der mittig darüber aufgetragene vertikale Balken die Standardabweichung s. Die Fragen Nr. 10, 15, 20, 24, 26 deuten auf *Interaktivität* und Problemorientiertheit hin, eine wesentliche Zielgröße für *professionelle Didaktik*. Faktoren, welche die *intrinsische Motivation*, sich weiter- oder fortzubilden, ansprechen, beinhalten die Fragen Nr. 3, 7, 8, 9, 14, 17, 25. Die *didaktische Qualität* spiegelt sich in den Items 1, 2, 4, 5, 6, 11, 12, 13, 16, 18, 19, 22, 23 und 24 wider.

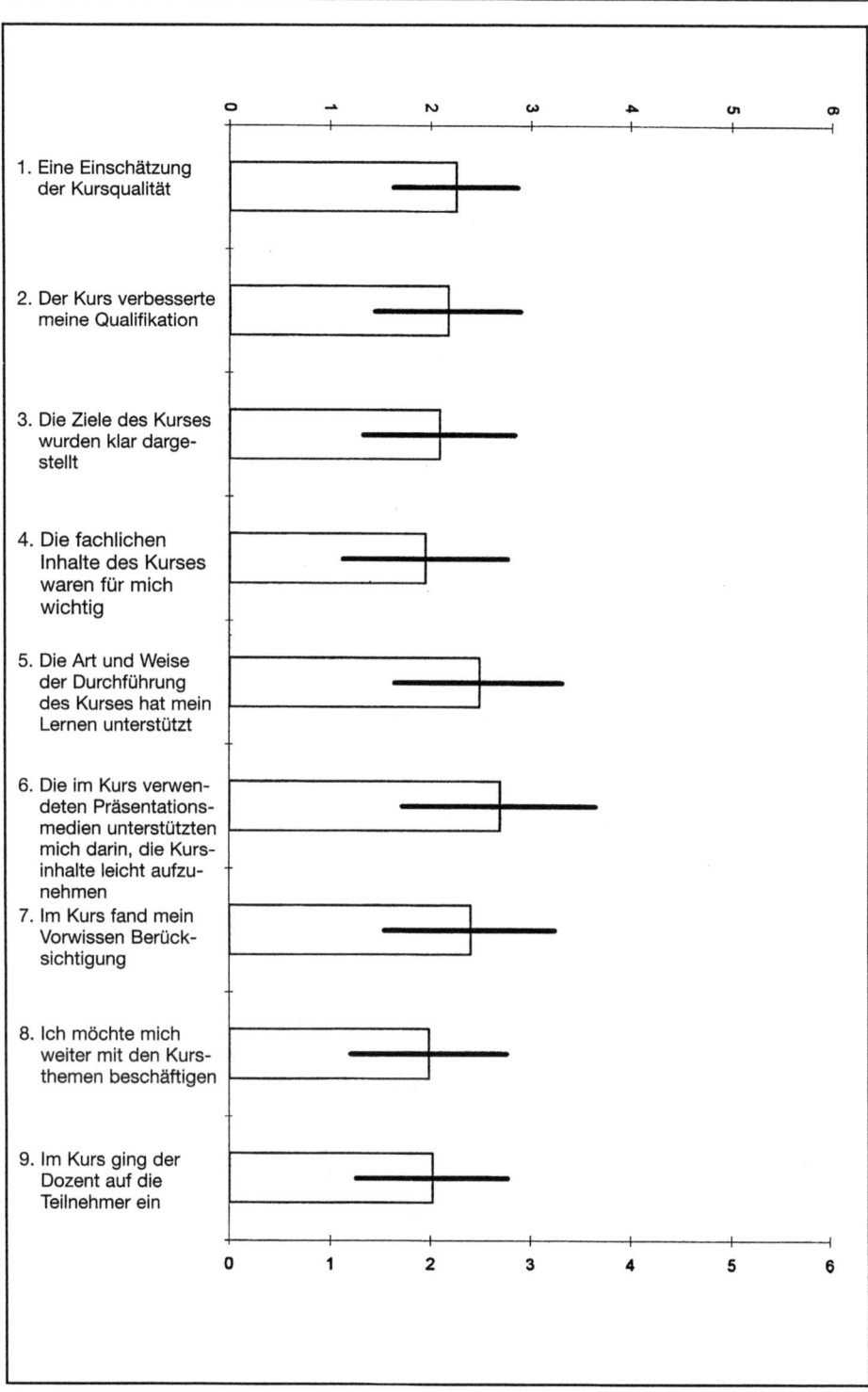

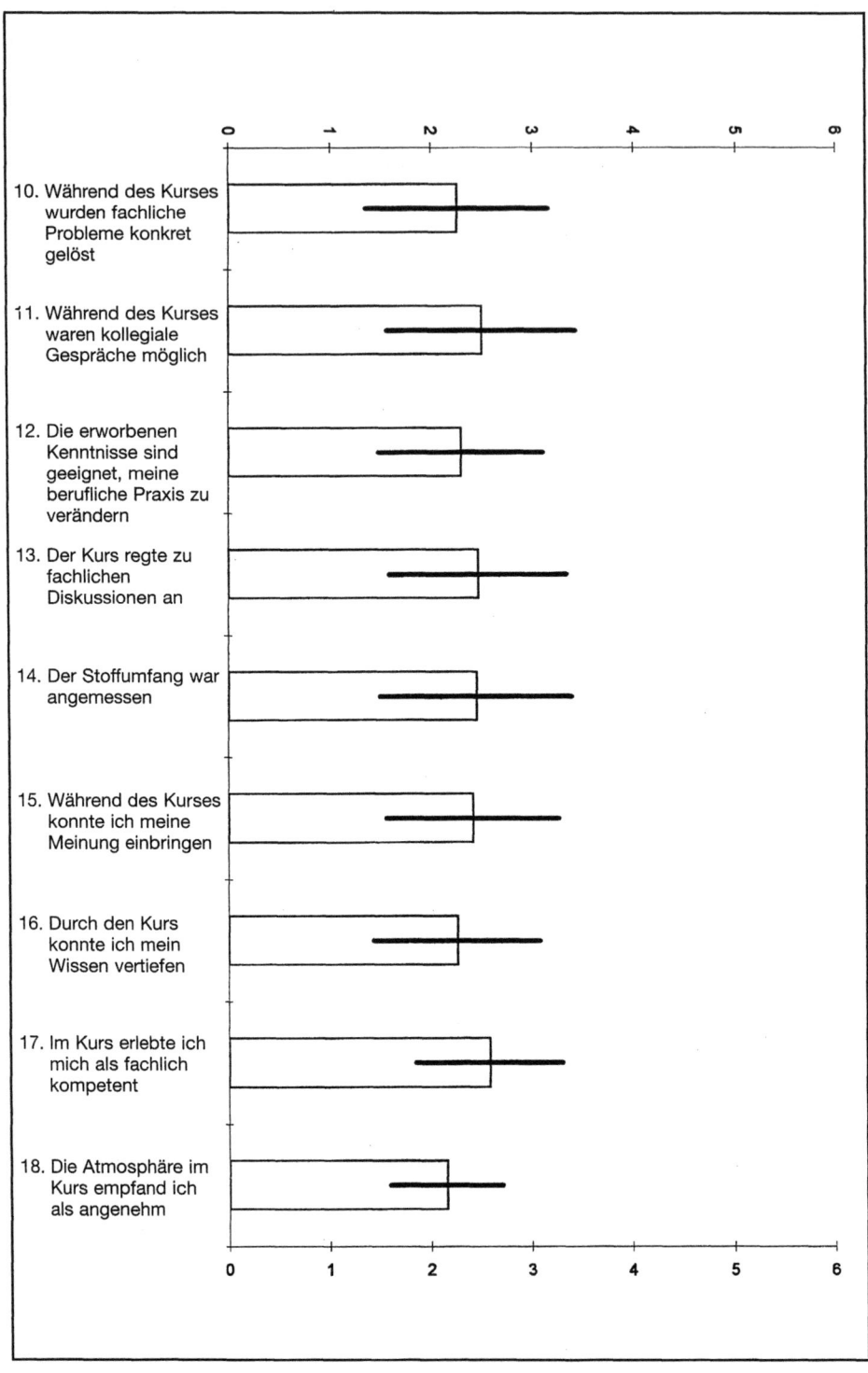

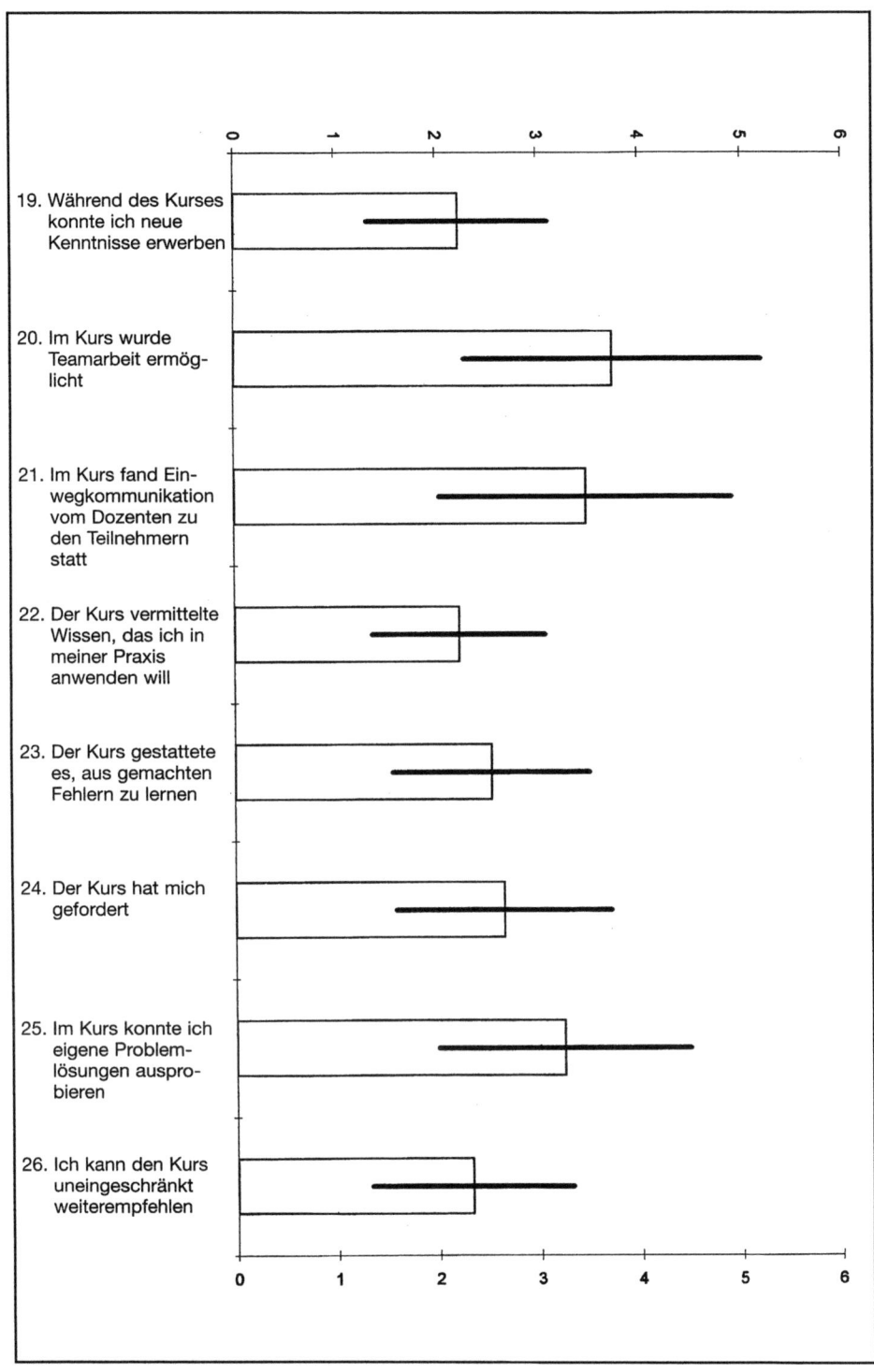

Literatur

1. Abholz H-H in Kochen MM (Hrsg) (1992) Allgemeinmedizin. Hippokrates, Stuttgart
2. Abholz H-H (1995) Thesen. Praktikum Allgemeinmedizin. Seminar »Lehre und Didaktik« der Vereinigung der Hochschullehrer und Lehrbeauftragten für Allgemeinmedizin. Köln 25.11.95
3. Ascher W (1993) Zulassung – Vertreter – Dauerassistent. Prakt Arzt 30: 22–25
4. Bahrs O, Beyer M, Ertel M, Klein-Lange M, Sturm E, Weiß-Plumeyer M (1996) Allgemeinmedizinische Kursweiterbildung in Niedersachsen. Entwicklung und Evaluation. ZFA 72: 756–765
5. Brandlmeier P (1979) Der Praktische Arzt im Wandel der Zeiten. Forum Prakt Arzt 7
6. Brandlmeier P. In: Pillau H (1982) Der Arzt und sein Patient. Einsichten eines Allgemeinarztes. Hippokrates, Stuttgart
7. Braun H (1978) Vielfältige Bemühungen um den allgemeinärztlichen Nachwuchs. Bericht über Famulaturvermittlung und Weiterbildung zum Allgemeinarzt. Bay Ärztebl 12: 1362–1369
8. Braun RN (1955) Über fundamental wichtige, bisher unbekannte, die allgemeine Morbidität betreffende Gesetzmäßigkeiten. Vortrag Ges Ärzte 11.3. Wien (referiert in: Wien Klin Wochenschr 25.03.1955)
9. Braun RN (1958) Der Erkältungsbegriff und seine Bedeutung für die praktisch angewandte Medizin. Med Welt 43: 1705–1701
10. Braun RN (1970) Lehrbuch der ärztlichen Allgemeinpraxis. Urban & Schwarzenberg, München Berlin Wien
11. Braun RN (1982) Allgemeinmedizin. Standort und Stellenwert in der Heilkunde. Kirchheim, Mainz
12. Braun RN (1986) Lehrbuch der Allgemeinmedizin. Theorie, Fachsprache und Praxis. Kirchheim, Mainz
13. Braun RN (1994) Mein Fall. Allgemeinmedizin für Fortgeschrittene. Springer, Berlin Heidelberg New York Tokio
14. Braun RN, Mader FH, Danninger H (1994) Programmierte Diagnostik in der Allgemeinmedizin. 82 Handlungsanweisungen für den Hausarzt, 3. Aufl. Springer, Berlin Heidelberg New York Tokio
15. Brüggemann E, Mader FH (1996) Abrechnungstechnik – Praxistechnik – Finanztechnik, 3. Aufl. Springer, Berlin Heidelberg New York Tokio
16. Bulte J, Tielens V, Visser S, Van der Ende J, Groenier K (1990) Die Weiterbildung zum Allgemeinarzt. Allgemeinmedizin 19: 3–6
17. Bundesärztekammer, Arbeitsgruppe: Vom Praktikum (Universität) zum Kurs (Weiterbildungsseminar) Allgemeinmedizin. Unterschiedliche Schwerpunkte – Verbindendes. (o. J.)
18. Bundesärztekammer (1994) Nomenklatur Ausbildung/Weiterbildung/Fortbildung in der Medizin. Köln 11.11.94
19. Bundesärztekammer (1996) Arbeitskreis der ständigen Konferenz »Ärztliche Weiterbildung«. Hamburg 24./25.10.96
20. Bundesminister für Jugend, Familie und Gesundheit (1973) Berufsabsichten und Motivationen der deutschen Mediziner. Kohlhammer, Stuttgart

21. Cokke F et al. (1996) Medical students in general practice. Br J Gen Pract 46: 361–362
22. Danninger H (1997) Fälleverteilung in der Allgemeinmedizin. 5 Einjahresstatistiken (1991–1996) einer österreichischen Allgemeinpraxis. Allgemeinarzt 19: 1800–1810
23. Danninger H, Khoutani FA (1992) Der Zeitfaktor in der Allgemeinmedizin. ZFA 68: 189–191
24. DEGAM Hodenhagener Beschlüsse von 1979 in der Neufassung nach den Baden-Badener Beschlüssen der Deutschen Gesellschaft für Allgemeinmedizin vom 16.02.1990
25. Dombrowski J, Dierks C (1996) Gefahrgeneigte Tätigkeit. Praxisbedingte Fahrt mit dem Privat-Pkw. Allgemeinarzt 16: 1482–1483
26. Donner-Banzhoff N (1996) Die Marburger Position. ZFA 72: 1298–1300
27. Dreibholz J, Haehn K-D (1982) Hausarzt und Patient. Lehrbuch der Allgemeinmedizin. Schlütersche Verlagsanstalt, Hannover
28. Drews M, Kölling W, Mader FH (1994) Unternehmen Arztpraxis. Strategien zum Erfolg. Springer, Berlin Heidelberg New York Tokio
29. Dükert M (1991) Der Praktische Arzt und Hausarzt in Deutschland nach 1945. Allgemeinarzt 13: 77–78
30. FDA (1987) Fachverband Deutscher Allgemeinärzte. Definition der Allgemeinmedizin anläßlich des 87. Deutschen Ärztetags in Aachen
31. Feld E (1981) Das Verhältnis der Patienten zum Weiterbildungsassistenten. Hausarzt in Westfalen 6
32. Feld E, Kalinski S, Mader FH, Sturm E (1981) Weiterbildungsseminar Lehrpraxis, Frankfurt am Main
33. Folan D, Administrator of the Irish College of General Practitioners (1996) Schriftliche Mitteilung an die SGAM (inkl. Beispiele für Prüfungsfragen) vom 21.08.96
34. Gesundheitspolitisches Programm der Deutschen Ärzteschaft (1994) 94. Deutscher Ärztetag. Ärzte-Verlag, Köln
35. Grethe H (Hrsg) (1978) Mitteilungen der Gesellschaft für Allgemeinmedizin der DDR, Sonderheft
36. Grethe H (1990) Der Facharzt für Allgemeinmedizin in der DDR. Geschichtliche Aspekte. Allgemeinarzt 12: 766–768
37. Großkreutz J (1995) Famulatur in der Allgemeinpraxis: Etwas ganz anderes? Allgemeinarzt 17: 603–607
38. Härter G, Faust G, Riese W (1996) Lehrstoffkatalog Allgemeinmedizin und Familienmedizin. Neufassung, 2. Aufl. ZFA-Spezial: 1–12
39. Häußler S (1970) Tagesgespräch war die Weiterbildungsordnung. Selecta 12: 158
40. Haltenhof H (1993) Die psychosoziale Kompetenz des Hausarztes. Allgemeinarzt 15: 802–811
41. Hamm H (1983) Allgemeinmedizin, 3. Aufl. Thieme, Stuttgart
42. Hammerschlag L (1996) Verunsicherung statt verbesserter Arbeitsschutz. Auswirkungen des Arbeitszeitgesetzes auf das Krankenhaus. Dtsch Ärztebl 93: 1438–1439
43. Hammerschlag L (1997) Der Weiterbildungsassistent in der Allgemeinpraxis. Allgemeinarzt 19: 242–247; 19: 322–325; 19: 419–424
44. Handfield-Jones R et al. (1996) Certification examination of the College of Family Physicians of Canada. Part 3: Short-answer management problems. Can Family Physician 42: 1353–1361
45. Heinemann GW, Liebold R (1986) Kassenarztrecht in 4 Bd. Engel, Berlin Wiesbaden
46. Helmich P (1993) Allgemeinmedizin. Grundlagen hausärztlichen Handelns. Urban & Schwarzenberg, München Wien Baltimore
47. Hesse E, Sturm E (1994) Die Niederlassung als Allgemeinarzt. Leitfaden für die Weiterbildung, 8. Aufl. Dtsch Ärzteverlag, Köln

48. Hönmann W, Klinsing U, Wilm S, Sohn W (1996) Anforderungen an einen Lehrarzt für Allgemeinmedizin, einen Lehrbeauftragten für Allgemeinmedizin und Qualitätsstandards einer akademischen Lehrpraxis. Abteilung Allgemeinmedizin, Düsseldorf. Inst Allgemeinmedizin, Frankfurt am Main

49. Hoppe J-D (1990) Arzt im Praktikum und Praktisches Jahr. Fischer, Stuttgart New York

50. Hoppe J-D (1997) Die Weiterbildungsordnung. Dtsch Ärztebl 94: 2483–2492

50a. Hoppe J-D (1998) Zusammenführung der Ärzteschaft in Deutschland am Beispiel der ärztlichen Weiterbildung. Rhein Ärztebl 2: 14–17

51. Höppener P (1994) Formele evaluatis in de huisartsopleiding. Rijksuniversiteit Limburg

52. Jochum M (1997) Die Famulatur in der Allgemeinpraxis. Med. Dissertation, Med Fak LMU, München

52a. Kassenärztliche Bundesvereinigung (1998) Richtlinie über die Beschäftigung von angestellten Praxisärzten in der Vertragsarztpraxis (»Angestellte-Ärzte-Richtlinien«). Dtsch Ärztebl (Beilage zu H. 12, 20.03.98): 6

53. Kirch P (1994) Perspektiven der hausärztlichen Versorgung. In: Der Arzt Ihrer Wahl. Das hausärztliche Versorgungskonzept der AOK. AOK im Dialog, Bonn

54. Koch HH (1996) 49. Bayerischer Ärztetag, Füssen

55. Koch U, Kahlke W (1975) Tagesfamulatur bei Hamburger Ärzten. Prakt Arzt 12: 1086–1196

56. Kochen MM (Hrsg) (1992) Allgemeinmedizin. Hippokrates, Stuttgart

57. Kochen MM (1995) Zulassungs- und Facharzterneuerung (Reaccreditation and Certification). Europäische Entwicklungen. ZFA 71: 1207–1208

58. Krannich H-W (1996) Grundlagen der Weiterbildung. Luchterhand, Neuwied

59. Kroker PB (1991) Die Auswahlprüfung der britischen Internisten. Dtsch Ärztebl 88: 1053–1057

60. Kümpel W (1981) Zusammenarbeit aus der Sicht des Assistenten, Allgemeinarzt 5: 302–304

61. Landolt-Theus P (1992) Fälleverteilung in der Allgemeinmedizin. 5 Einjahresstatistiken einer Schweizer Allgemeinpraxis. Allgemeinarzt 14: 254–268

62. Landolt-Theus P, Braun RN, Danninger H (1994) Kasugraphie. Benennung der regelmäßig häufigen Fälle in der Allgemeinpraxis, 2. Aufl. Kirchheim, Mainz

63. Lang H-U (1992) Vergütung des Weiterbildungsassistenten. Allgemeinarzt 14: 1444

64. Lau K-P (1994) Das Abwartende Offenlassen. Allgemeinarzt 16: 14–17

65. Lau K-P (1994) Der Abwendbar gefährliche Verlauf. Allgemeinarzt 16: 161–164

66. Lau KP (1996) Allgemeinmedizin – Fach ohne Grenzen? Ziele und Aufgaben einer neuen Allgemeinmedizin in einer arbeitsteiligen Versorgungslandschaft. Allgemeinarzt 18: 1598–1604

67. Lüth P. In: Vom Nutzen der Medizin (1977) Heft 26 der Schriftenreihe der Bezirksärztekammer Nordwürttemberg, Stuttgart

68. Mader FH (1979) Patientenverteilung. In: Pünktlichkeitsverhalten und Wartezeiten in einer allgemeinmedizinischen Gemeinschaftspraxis mit Weiterbildungsassistenten auf dem Lande. 4. Internationaler Kongreß für Gruppenmedizin, Berlin

69. Mader FH (1980) Das Sprechzimmer des Assistenten. Allgemeinarzt 10: 464–465

70. Mader FH (1982) Handbuch der ärztlichen Berufsplanung, 2. Aufl. Hartmannbund-Verlag, Bonn

71. Mader FH (1983) Der Assistenzarzt in der Kassenpraxis. Ein Ratgeber für den Praxisinhaber und seine ärztlichen Mitarbeiter. Kirchheim, Mainz

72. Mader FH (1983) Was Assistenten in der Allgemeinpraxis leisten. Allgemeinarzt 5: 508

73. Mader FH (1987) Analyse der gezielten und ungezielten Überweisungen in 22 bundesdeutschen Allgemeinpraxen. Allgemeinarzt 9: 1193–1196

74. Mader FH. In: Mohr J, Schubert C (Hrsg) (1990) Ethik der Gesundheitsökonomie. Springer, Berlin Heidelberg New York Tokyo
75. Mader FH (1992) Was ist Allgemeinmedizin? Berufstheoretische und praktische Gesichtspunkte. Allgemeinarzt 14: 270–279
76. Mader FH (1994) Fälleverteilung in der Allgemeinmedizin. Allgemeinarzt 16: 202–204
77. Mader FH, Weber G (1987) Standard, Spektrum, Highlights. Zusammenfassung allgemeinärztlicher Leistungen nach Praxisschwerpunkten. Allgemeinarzt 9: 429–434
78. Mader FH, Weißgerber H (1999) Allgemeinmedizin und Praxis. Anleitung in Diagnostik und Therapie. Mit Fragen zur Facharztprüfung, 3. Aufl. Springer, Berlin Heidelberg New York Tokyo
79. Marburger Bund (1993) Der Arzt im Praktikum. Entwicklung, Status, Tarifverträge, 5. Aufl. Köln
80. Moehr JR, Haehn K-D (1977) Verden-Studie. Strukturanalyse allgemeinmedizinischer Praxen. Deutscher Ärzte-Verlag, Köln
81. Montgomery FU (1993) Praxisassistenten. Arzt und Wirtschaft 15: 17–18
82. Müller J (1989) Beitrag zur Analyse der Allgemeinmedizin (Rostocker Studie). Dissertation B. Akademie für ärztliche Fortbildung, Berlin
83. Narr H (1980) Rechtsfragen für den Famulus. ZFA 56: 1431–1433
84. Narr H. In: Pillau H (1982) Der Arzt und sein Patient. Einsichten eines Allgemeinarztes. Hippokrates, Stuttgart
85. Narr H (1983) Wie signiert der Weiterbildungsassistent ein Kassenrezept? Allgemeinarzt 5: 624
86. Narr H (1981) Ärztliches Berufsrecht, 2. Aufl. Ärzteverlag, Köln
87. Neighbour R, Convenon-Elect, Panel of MRCGP Examiners (1996) Schriftliche Mitteilung an die SGAM (inkl. Beispiele für Prüfungsfragen) vom 20.09.96
88. Nentwig MW (1994) Juramed. Recht des Arztes. Loseblattsammlung mit Ergänzungslieferung. Kirchheim, Mainz
89. Niedermayer JWA (1989) Darf ein »schwarzes (Kassenarzt-)Schaf« Weiterbildungsassistenten beschäftigen? Allgemeinarzt 11: 1088
90. Niedermayer JWA (1993) Praxiswert, Lebensqualität und Dauerassistenz. Allgemeinarzt 15: 418
91. Pillau H (1982) Der Arzt und sein Patient. Einsichten eines Allgemeinarztes. Hippokrates, Stuttgart
92. Pillau H (1996) Die Moderatoren der Kurse sollten Allgemeinärzte sein. MMW für den Hausarzt 1: 8
93. Pillau H (1996) Facharztprüfung Allgemeinmedizin. Vorurteile halten länger. MMW 138: 84
94. PRAFO (1995) Institut für Praxisforschung im BDA. Definition der Allgemeinmedizin für die Neuauflage der Enzyklopädie von Brockhaus
95. Pranschke-Schade S (1990) Der Arzt und sein Personal. UNAS, Aachen
96. Rieger HJ (1984) Lexikon des Arztrechtes. De Gruyter, Berlin New York
97. Sandholzer H (o.J.) Fragebogen für die Teilnehmer der Seminarweiterbildung, Göttingen
98. Schallen R (1993) Die Qualifikation des Dauerassistenten muß der des Chefs entsprechen. Ärzte Z 192: 30
99. Schallen R (1993) KV darf Arztanstellung zur Praxisvergrößerung nicht ablehnen. Ärzte Z 171
100. Schirmer U (1997) Seit 20 Jahren habe ich Medizinstudenten in meiner Praxis. Allgemeinarzt 19: 354–356
101. Schläppi P, Hofer R, Nussbaum T, Bloch R (1997) Facharztexamen Allgemeinmedizin 1997. 1. Teil: Schriftliche Prüfung mit Kurzantwortfragen. Schweiz Ärzte Z 78: 1879–1882

102. Schlopsnies W. In: Fischer GC, Busse V, Brause F et al. (Hrsg) (1993) Allgemein-medizin. Springer, Berlin Heidelberg New York Tokio
103. Simons R et al. (1995) Patient attitudes toward medical student participation in a general internal medicine clinic. J Gen Intern Med 10: 251–254
104. Stemmermann W (1993) Der Arzt und sein Team. Die erfolgreiche Mitarbeiterfüh-rung in der Praxis. Springer, Berlin Heidelberg New York Tokio
105. Stiegler I, Falck-Ytter Y, Hupe K (1995) Kursweiterbildung Allgemeinmedizin. Erste Erfahrungen mit dem problemorientierten Lernen in einem Weiterbildungs-gang. Z Ärztl Fortbild 89: 355–358
106. Sturm E (1975) Famulatur in der Allgemeinpraxis. Prakt Arzt 12: 1892–1892
107. Sturm E (1978) Wertsystem und Sozialisation. Prakt Arzt 23/24: 2686–2690
108. Sturm E (1975) Renaissance des Hausarztes. Springer, Berlin Heidelberg New York
109. Sturm E (1993) Persönliche Mitteilung
110. Thies-Zajonc S, Köhle M, Szecsenyi J (1990) Überweisungsverhalten von Haus-ärzten, Gebietsärzten und Klinikern. Allgemeinarzt 12: 568–580
111. Tönies H (1981) Der Hausbesuch des Allgemeinarztes. Eine Studie aus der Allge-meinpraxis. Hippokrates, Stuttgart
112. Tönies H (1991) Hausbesuch und Diagnostik im Notdienst. Springer, Berlin Heidelberg New York Tokio
113. Vilmar K, Lorenz G (1994) In: Kursbuch Allgemeinmedizin, 2. Aufl., Teil 1
114. Weber G (1983) Leistung und Gebühren. Katalog und Kommentar für die Allge-meinpraxis. Kirchheim, Mainz
115. Weiler E (1995) Weiterbildungsassistent in der Praxis: Kostet er Sozialversiche-rung? MT 27: 33
116. Weinforth B (1975) Meine Famulatur nach der neuen Ausbildungsordnung. ZFA 51: 288–289
117. Wilm S, Erbe M (1997) Zukünftige Allgemeinärzte und ihre Probleme in der Weiterbildung. Hürdenlauf oder Rettungsring? ZFA 73: 512–514
118. Winsloe H (1997) Partner in einer Gemeinschaftspraxis: Was bei Job-sharing zu beachten ist. Dtsch Ärztebl 94: 2556
119. Ziemer H (1995) Arbeitgeber Arzt. Alles was Recht ist: Überstunden. Allgemein-arzt 17: 1268–1270

Sachverzeichnis

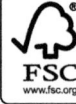

MIX
Papier aus verantwortungsvollen Quellen
Paper from responsible sources
FSC® C105338

If you have any concerns about our products,
you can contact us on
ProductSafety@springernature.com

In case Publisher is established outside the EU,
the EU authorized representative is:
Springer Nature Customer Service Center GmbH
Europaplatz 3, 69115 Heidelberg, Germany

Printed by Libri Plureos GmbH
in Hamburg, Germany